精神科护理工作标准与流程图

主 编　许冬梅　王绍礼

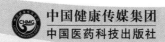

中国健康传媒集团
中国医药科技出版社

内容提要

本书是指导精神科护理工作的专业图书，以护理工作标准与流程图的方式呈现护理工作内容和要求，使精神科护理工作过程简明、清晰、规范、标准地呈现出来，可提升精神科临床护理能力，缩小精神科护理水平差距。编者均为全国精神科护理学届具有丰富临床经验和较高写作水平的专家。本书内容翔实、专业、实用，适合临床及社区临床精神科护理工作者使用。

图书在版编目（CIP）数据

精神科护理工作标准与流程图/许冬梅，王绍礼主编. — 北京:中国医药科技出版社，2020.11

ISBN 978-7-5214-2183-5

Ⅰ.①精⋯　Ⅱ.①许⋯　②王⋯　Ⅲ.①精神病学−护理学　Ⅳ.①R473.74

中国版本图书馆CIP数据核字(2020)第221888号

美术编辑　陈君杞
版式设计　友全图文

出版　**中国健康传媒集团** | 中国医药科技出版社
地址　北京市海淀区文慧园北路甲22号
邮编　100082
电话　发行：010-62227427　邮购：010-62236938
网址　www.cmstp.com
规格　787 × 1092 mm ¹/₁₆
印张　16 ¹/₄
字数　345千字
版次　2020年11月第1版
印次　2020年11月第1次印刷
印刷　三河市百盛印装有限公司
经销　全国各地新华书店
书号　ISBN 978-7-5214-2183-5
定价　**69.00元**

获取新书信息、投稿、为图书纠错，请扫码联系我们。

编委会

前言

　　精神科护理是针对异常的精神活动和行为的护理，以维护患者的安全、促进患者的健康及发展患者的能力为主旨，始终以护理程序为核心，综合性应用理论、知识和技能等，实施系统化的整体护理。随着医学模式的发展，精神科护理日趋成熟，为了满足临床护理工作的要求，护理工作流程化、标准化已在临床应用，但护理工作十分繁杂，护理人员面对大量信息的涌入很难做到熟知熟用，同时缺乏规范化的流程及精细化的管理标准指导临床应用，成为制约护理能力迅速提升的瓶颈。据此我们走访精神科护理前辈及同仁，充分验证临床需要，再结合当下精神科护理现状，精神科护理内容、要求、管理等诸多影响要素，最终决定以护理工作标准与流程图的方式呈现护理工作内容及要求，以满足精神科临床护理能力的提升，缩小精神科护理水平差距的需要，主任护师许冬梅对此起到巨大推动作用，寄希望于推动精神科护理工作标准化、程序规范化。流程图成为当下改进工作方法的有效工具，可对准确了解事情的发生、发展（经过）及改进过程提供帮助。流程图基本上是按照业务处理步骤和过程绘制，用图形或图表反映工作程序及步骤，使工作过程简明、清晰、规范、标准地呈现出来。本书为惠及护理人员的不同需求，除呈现工作关键步骤外，还融入了护理人员应遵守的准则、具体措施等。本书为精神科护理类专业书籍，编者均为全国精神科护理学界具有丰富临床经验及管理经验的护理专家，他们以自己丰富的阅历和实践经验为本，参阅了国内外大量相关文献及书籍，为本书的撰写做出了贡献。

　　由于编者水平有限，再加上时间仓促，本书在编写过程中难免有不妥或疏漏之处，敬请广大读者提出宝贵意见或建议，以便不断提高质量。

编者

2020 年 8 月

目 录

第一章　护理岗位工作标准

一、N0级护士工作标准与流程图

（一）N0级护士工作标准及要求

1.目的　新入职护士适应职业环境，掌握工作程序，获得护理专业技能，落实岗位职责，维护患者安全。

2.基本要求

（1）资质：未取得护士执业资格证书；参加医院岗前培训合格；试用期满，考核合格。

（2）管理要求

①专人带教：有指定执业护士带教。

②定岗专责：在执业护士指导下，熟悉工作程序及要求。

③带教期间掌握各项规章制度及护理常规。

④知晓重点患者护理问题。

⑤在执业护士指导下，能够完成患者基础护理，实践一般护理操作。在执业护士带教下共同实践各班工作，不独立完成各种创伤性、侵入性及无菌性技术操作。

⑥掌握一般沟通技巧。

⑦在执业护士指导下，实现岗位衔接，保持工作的完整性及一致性。

3.工作内容

（1）在执业护士带教下，完成岗位工作。

（2）在执业护士带教下，完成日常护理及其他工作任务。

（3）发现紧急事件，及时向带教老师汇报，采取应急处置，措施得当。

（4）能与患者进行一般性沟通。

（5）在执业护士带教下，与其他岗位护士无缝衔接。

（6）熟悉所在科室疾病特点，掌握患者基本情况。

4.质量考核

（1）定岗专责：不私自离岗，不空岗。

（2）掌握责任区重点患者病情：知道重点患者基本信息、诊疗方案、护理风险，明确护理措施。

（3）安全措施及巡视到位，落实各项规章制度。

（4）基础护理措施到位，做到六洁、四无。

（5）实现环境安全、患者安全管理目标。

（6）按要求完成规范化培训及考核。

5.效果评价

（1）新入职护士适应工作环境。

（2）考核合格，顺利出科。

（3）具备基本护理工作能力。

（4）建立安全意识。

（二）N0级护士工作流程图

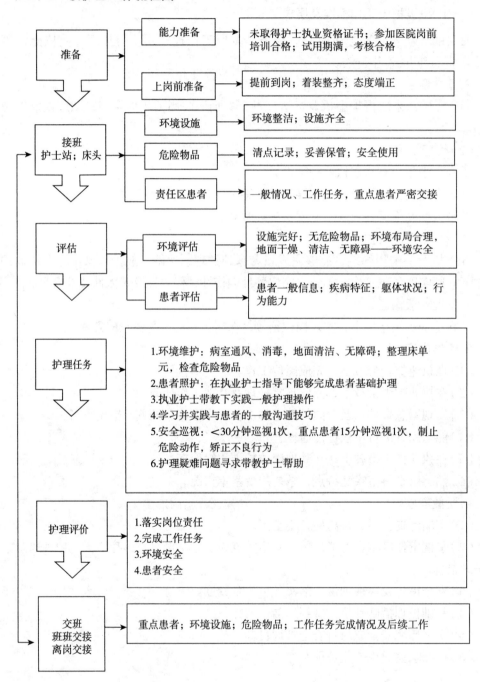

二、N1级护士工作标准与流程图

（一）N1级护士工作标准及要求

1.目的 落实岗位职责，执行护理程序，规范护理行为，提高业务能力，维护患者安全。

2.基本要求

（1）资质：取得护士执业资格证书，但未确认初级护师资格；参加医院岗前培训合格。试用期满，考核合格。

（2）管理要求

①定岗专责：指定岗位，明确岗位责任，熟悉工作程序及要求。

②知晓重点患者护理问题。

③在执业护士指导下，能够独立完成患者基础护理，实践一般护理操作。

④在执业护士指导下，准确执行医嘱，诊疗及时，采取护理措施恰当并有效。

⑤在执业护士指导下，实现岗位衔接，保持工作的完整性及一致性。

⑥能完成及发现并解决护理问题中存在的问题，具有一定的应变能力。

3.工作内容

①在执业护士带教下，完成岗位工作。

②在执业护士带教下，评估责任区患者情况，明确护理风险及等级，采取恰当的护理措施。重点患者重点评估。

③在执业护士带教下，完成日常护理及其他工作任务。

④发现紧急事件，及时向带教老师汇报，采取应急处置，措施得当。

⑤在执业护士带教下，遵照医嘱实施诊疗，确保准确无误。

⑥在执业护士带教下，与其他岗位护士无缝衔接。

⑦保持病区整洁、安静、安全、舒适。

4.质量考核及工作标准

（1）定岗专责：不私自离岗，不空岗。

（2）掌握责任区患者病情：知道重点患者基本信息、诊疗方案、护理风险，明确护理措施。

（3）遵医嘱诊疗，严格"三查十对"，确保诊疗措施准确无误。

（4）安全措施及巡视到位，落实各项规章制度。

（5）基础护理措施到位，做到六洁、四无。

（6）实现环境安全、患者安全管理目标。

（7）完成N1级护士核心能力目标训练计划及相应继续教育要求。

5.效果评价

（1）护理能力提高，具备专业素养。

（2）执行护理程序，落实护理规范。

（3）环境安全、设施完好。

（4）岗位安全。

（5）有职业发展规划。

（二）N1级护士工作流程图

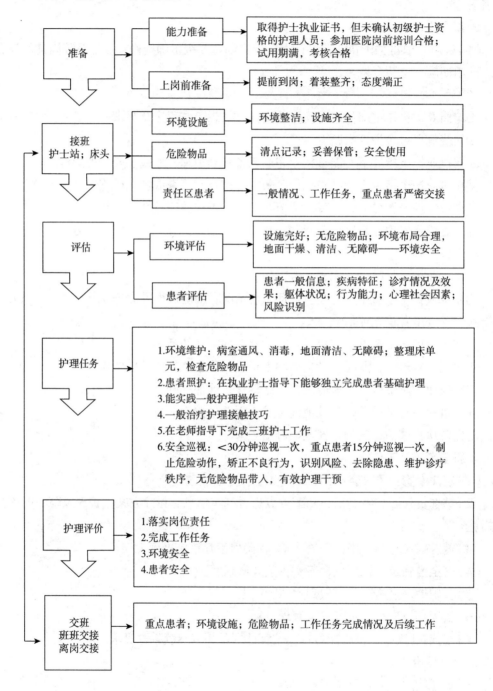

准备
- 能力准备 → 取得护士执业证书，但未确认初级护士资格的护理人员；参加医院岗前培训合格；试用期满，考核合格
- 上岗前准备 → 提前到岗；着装整齐；态度端正

接班
护士站；床头
- 环境设施 → 环境整洁；设施齐全
- 危险物品 → 清点记录；妥善保管；安全使用
- 责任区患者 → 一般情况、工作任务，重点患者严密交接

评估
- 环境评估 → 设施完好；无危险物品；环境布局合理，地面干燥、清洁、无障碍——环境安全
- 患者评估 → 患者一般信息；疾病特征；诊疗情况及效果；躯体状况；行为能力；心理社会因素；风险识别

护理任务
1. 环境维护：病室通风、消毒，地面清洁、无障碍；整理床单元，检查危险物品
2. 患者照护：在执业护士指导下能够独立完成患者基础护理
3. 能实践一般护理操作
4. 一般治疗护理接触技巧
5. 在老师指导下完成三班护士工作
6. 安全巡视：<30分钟巡视一次，重点患者15分钟巡视一次，制止危险动作，矫正不良行为，识别风险、去除隐患、维护诊疗秩序，无危险物品带入，有效护理干预

护理评价
1. 落实岗位责任
2. 完成工作任务
3. 环境安全
4. 患者安全

交班
班班交接
离岗交接
→ 重点患者；环境设施；危险物品；工作任务完成情况及后续工作

三、N2级护士工作标准与流程图

（一）N2级护士工作标准及要求

1.目的 落实岗位职责，执行护理程序，规范护理行为，提高业务能力，维护患者安全。

2.基本要求

（1）资质：已通过初级护师资格确认；能独立承担初级护士工作。

（2）管理要求

①定岗专责：指定岗位，明确岗位责任，熟练完成各岗位工作。

②掌握所在科室的治疗、护理及特殊检查常规，能够独立识别、判断、处理患者的各种护理问题。

③准确执行医嘱，诊疗及时，采取护理措施恰当并有效。

④能够运用教育原则和方法，进行健康教育。

⑤掌握护理评估技巧、告知技术。

⑥实现岗位衔接，保持工作的完整性及一致性。

3.工作内容

（1）熟练完成各岗位工作。

（2）应用护理评估技巧，评估责任区患者情况，明确护理风险及等级，采取恰当的护理措施。重点患者重点评估。

（3）熟练完成日常护理及其他工作任务。

（4）遵照医嘱实施诊疗，确保准确无误。

（5）开展健康教育。

（6）发现紧急事件，采取应急处置，措施得当。

（7）参与临床护理实习生教学和管理工作。

4.质量考核

（1）掌握责任区患者病情：知道重点患者基本信息、诊疗方案、护理风险，明确护理措施。

（2）遵医嘱诊疗，严格"三查十对"，确保诊疗措施准确无误。

（3）安全措施及巡视到位，落实各项规章制度。

（4）基础护理措施到位，做到六洁、四无。

（5）实现环境安全、患者安全管理目标。

（6）完成N2级护士核心能力目标训练计划及相应继续教育要求。

5.效果评价

（1）具备专业能力，可独立解决问题。

（2）护理过程规范。

（3）发现隐患，评估风险，患者安全。

（4）环境安全、设施完好。

（5）岗位安全：不发生差错、无不良事件。

（6）有职业发展规划。

（二）N2级护士工作流程图

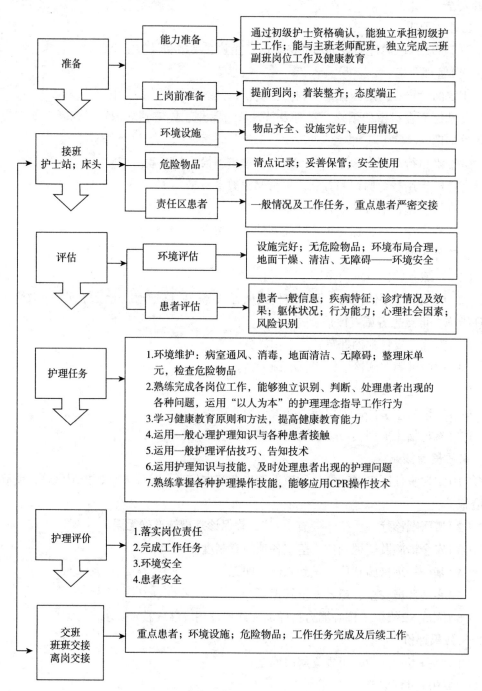

准备	能力准备	通过初级护士资格确认，能独立承担初级护士工作；能与主班老师配班，独立完成三班副班岗位工作及健康教育
	上岗前准备	提前到岗；着装整齐；态度端正

接班 护士站；床头	环境设施	物品齐全、设施完好、使用情况
	危险物品	清点记录；妥善保管；安全使用
	责任区患者	一般情况及工作任务，重点患者严密交接

评估	环境评估	设施完好；无危险物品；环境布局合理，地面干燥、清洁、无障碍——环境安全
	患者评估	患者一般信息；疾病特征；诊疗情况及效果；躯体状况；行为能力；心理社会因素；风险识别

护理任务

1. 环境维护：病室通风、消毒，地面清洁、无障碍；整理床单元，检查危险物品
2. 熟练完成各岗位工作，能够独立识别、判断、处理患者出现的各种问题，运用"以人为本"的护理理念指导工作行为
3. 学习健康教育原则和方法，提高健康教育能力
4. 运用一般心理护理知识与各种患者接触
5. 运用一般护理评估技巧、告知技术
6. 运用护理知识与技能，及时处理患者出现的护理问题
7. 熟练掌握各种护理操作技能，能够应用CPR操作技术

护理评价

1. 落实岗位责任
2. 完成工作任务
3. 环境安全
4. 患者安全

交班 班班交接 离岗交接	重点患者；环境设施；危险物品；工作任务完成及后续工作

四、N3级护士工作标准与流程图

（一）N3级护士工作标准及要求

1.目的 落实岗位职责，执行护理程序，规范护理行为，提高业务能力，维护患者安全。

2.基本要求

（1）资质：具备护师职称或未取得护师职称的高年资护士，能够指导下级护士工作。

（2）管理要求

①定岗专责：指定岗位，明确岗位责任，熟练完成各岗位工作。

②能够独立识别、判断、处理患者的各种护理问题。

③准确执行医嘱，诊疗及时，采取护理措施恰当并有效。

④能够运用教育原则和方法进行健康教育。

⑤掌握护理评估技巧、告知技术。

⑥实现岗位衔接，保持工作的完整性及一致性。

3.工作内容

（1）熟练完成各岗位工作。

（2）应用护理评估技巧，评估责任区患者情况，明确护理风险及等级，采取恰当的护理措施，保证分管患者护理质量。重点患者重点评估。

（3）遵照医嘱实施诊疗，确保准确无误。熟练完成日常护理及其他工作任务。

（4）运用护理程序开展工作，及时评价与指导下级护士的工作。

（5）开展健康教育。

（6）发现紧急事件，采取应急处置，措施得当。

（7）承担新护士、实习护生、进修护士的临床教学工作。

4.质量考核

（1）掌握责任区患者病情：知道重点患者基本信息、诊疗方案、护理风险，明确护理措施。

（2）遵医嘱诊疗，严格"三查十对"，确保诊疗措施准确无误。

（3）安全措施及巡视到位，落实各项规章制度。

（4）基础护理措施到位，做到六洁、四无。

（5）实现环境安全、患者安全管理目标。

（6）完成N3级护士核心能力目标训练计划及相应继续教育要求。

5.效果评价

（1）专业能力、组织能力、教学能力提高。

（2）护理过程规范。

（3）发现隐患，识别风险，护理措施得当。

（4）环境安全、设施完好。

（5）患者安全。

（6）岗位安全：不发生差错、无不良事件。

（二）N3级护士工作流程图

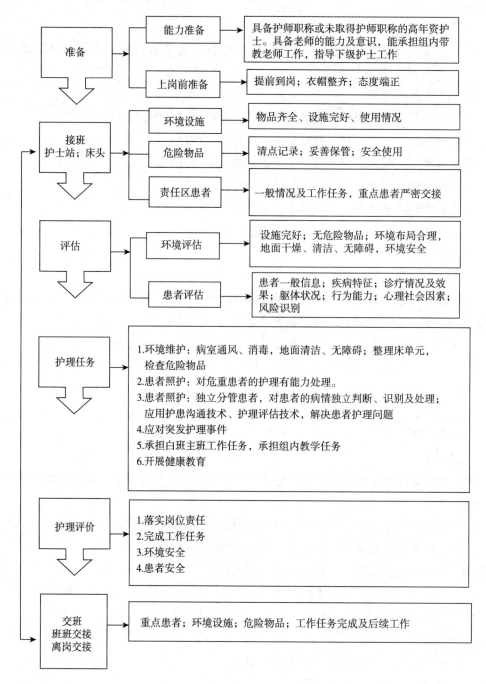

| 准备 | 能力准备 | 具备护师职称或未取得护师职称的高年资护士。具备老师的能力及意识，能承担组内带教老师工作，指导下级护士工作 |
| 上岗前准备 | 提前到岗；衣帽整齐；态度端正 |

接班
护士站；床头
- 环境设施 → 物品齐全、设施完好、使用情况
- 危险物品 → 清点记录；妥善保管；安全使用
- 责任区患者 → 一般情况及工作任务，重点患者严密交接

评估
- 环境评估 → 设施完好；无危险物品；环境布局合理，地面干燥、清洁、无障碍，环境安全
- 患者评估 → 患者一般信息；疾病特征；诊疗情况及效果；躯体状况；行为能力；心理社会因素；风险识别

护理任务
1. 环境维护：病室通风、消毒，地面清洁、无障碍；整理床单元，检查危险物品
2. 患者照护：对危重患者的护理有能力处理。
3. 患者照护：独立分管患者，对患者的病情独立判断、识别及处理；应用护患沟通技术、护理评估技术，解决患者护理问题
4. 应对突发护理事件
5. 承担白班主班工作任务，承担组内教学任务
6. 开展健康教育

护理评价
1. 落实岗位责任
2. 完成工作任务
3. 环境安全
4. 患者安全

交班
班班交接
离岗交接 → 重点患者；环境设施；危险物品；工作任务完成及后续工作

五、N4级护士工作标准与流程图

（一）N4级护士工作标准及要求

1. 目的 落实岗位职责，执行护理程序，规范护理行为，提高业务能力，维护患者安全，促进专业发展。

2. 基本要求

（1）资质：具备主管护师及以上职称，能够承担各层级护理教学工作。

（2）管理要求

①病房整体护理工作顺利开展。

②各层次教学任务顺利进行。

③病房各项护理质量合格。

④能够指导下级护士进行危重症、疑难患者护理。

⑤应用沟通技术，解决患者心理问题。开展康复护理。

⑥开展护理科研，促进学科发展。

3. 工作内容

①质控病房内各项护理工作质量。

②承担各层次教学任务。

③分层级培训病房内护士，并指导各级护士开展护理工作。

④负责护生的临床实习，担任部分课程的讲授、带教、出科考试。

⑤开展健康教育。

⑥处理各种紧急事件，采取应急处置措施得当。

⑦总结发现临床护理工作中的问题，带领、指导护士开展护理科研，撰写护理文章。

4. 质量考核

（1）病房环境设施完好、安全，无安全隐患、风险，各项标识准确齐全。

（2）病房内患者护理风险及等级明确，护理措施恰当。重点患者重点评估，妥善安置，保证患者安全。

（3）病房内日常护理及各项工作任务合理分配，顺利开展。

（4）病房内各项医嘱准确执行，遵照医嘱实施诊疗，确保准确无误。

（5）各班次各岗位护士无缝隙，保质保量完成各项工作任务。

（6）健康教育、康复护理及时完成，有记录。

（7）各层次教学任务顺利完成。

（8）各种紧急事件应急处置措施得当。

（9）完成护理科研任务。

5. 效果评价

（1）护理过程规范。

（2）排除隐患，有效应对突发事件。

（3）质量持续改进。

（4）环境安全，设施完善。

（5）专业、组织、管理、科研、教学能力提高。

（6）有职业规划。

（二）N4级护士工作流程图

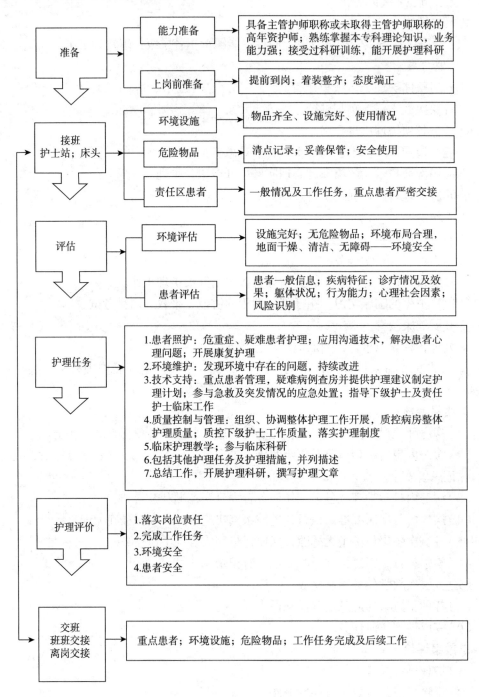

六、N5级护士工作标准与流程图

（一）N5级护士工作标准及要求

1.目的 全面指导护理业务工作，护理教学任务，护理科研工作，促进专业发展。

2.基本要求

（1）资质：具备本科及以上学历；高级技术职称；亚专业护理学科带头人，能够承担、指导各层级护理教学工作，能够指导、开展护理科研工作。

（2）管理要求

①对全院护理队伍建设、业务技术管理和组织管理提出建设性意见，全面指导护理业务工作。

②承担、指导各层次教学任务顺利进行。

③质控院内各项护理质量。

④处理专科急症、重症、疑难护理问题，并提出指导意见。

⑤开展护理科研，促进学科发展。

⑥承担护理制度、常规的制定、修订。

3.工作内容

（1）参与院护理质量督导、检查。

（2）处理专科急症、重症、疑难护理问题，并提出指导意见。

（3）组织、指导专科急症、重症、疑难及抢救患者的护理工作。

（4）指导、承担各层级护理教学工作，参与护理教材的编写。

（5）指导、参与护理科研工作。

（6）承担护理制度及常规的制定及修订工作。

（7）总结发现临床护理工作中的问题，推进护理工作模式改革。

4.质量考核

（1）病房环境设施完好、安全，无安全隐患、风险，各项标识准确齐全。

（2）病房内患者护理风险及等级明确，护理措施恰当。重点患者重点评估，妥善安置。保证患者安全。

（3）病房内日常护理及各项工作任务合理分配，顺利开展。

（4）病房内各项医嘱准确执行，遵照医嘱实施诊疗，确保准确无误。

（5）各班次各岗位护士无缝隙，保质保量完成各项工作任务。

（6）健康教育、康复护理及时完成，有记录。

（7）各层次教学任务顺利完成。

（8）各种紧急事件应急处置措施得当。

（9）完成护理科研任务。

5.效果评价

（1）岗位职责落实，护理过程规范。

（2）科研有产出，完成教学任务。

（3）应对突发事件，解决疑难问题。

（4）专业发展。

（二）N5级护士工作流程图

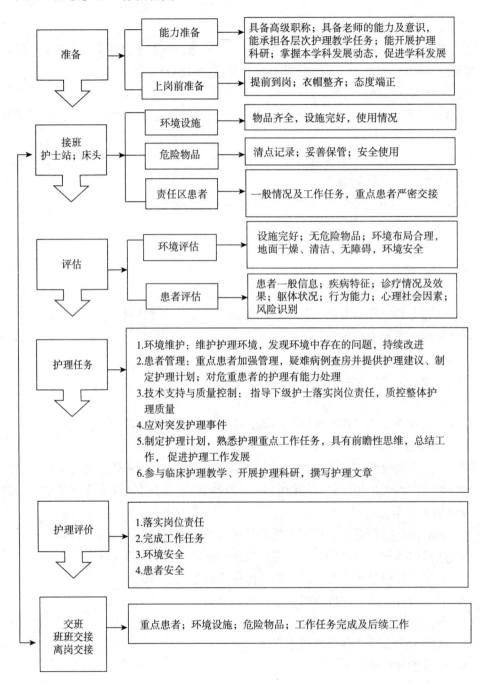

七、治疗班护士工作标准与流程图

（一）治疗班护士工作标准及要求

1.目的 落实岗位职责，执行护理程序，规范护理行为，提高业务能力，维护患者安全。

2.基本要求

（1）资质：从事本专业临床护理工作1年以上，取得护士执业资格。

（2）管理要求

①治疗室、处置室、抢救室环境整洁及设施完好。

②各项设施、设备完好，处于备用状态。

③一次性物品均在有效期内，数量充足，放置合理。

④准确执行医嘱，诊疗及时。

3.工作内容

（1）随时评估治疗室、处置室、抢救室环境及设施情况，保持完好，及时发现隐患并去除风险。

（2）检查、补充一次性物品，保证物品均在有效期内。

（3）核对当班主班处理的医嘱，确保准确无误。

（4）查对各种治疗用药，遵医嘱完成各种注射、输液等诊疗任务，确保准确无误。

（5）协助主班发放口服药，并保证患者服下。

（6）完成各项临时任务。

4.质量考核

（1）定岗专责：不私自离岗，不空岗。

（2）医嘱核对准确，各种治疗用药查对准确。

（3）确保患者口服药物服下，无藏药。

（4）遵医嘱诊疗，严格"三查十对"，诊疗措施准确无误。

（5）各项护理操作规范，符合操作流程。

（6）治疗室、处置室、抢救室环境整洁，设施完好。

（7）职业防护规范。

（8）实现患者用药、诊疗安全管理目标。

（9）一次性物品充足且均在有效期内。

5.效果评价

（1）熟悉护理流程。

（2）护理过程规范。

（3）诊疗及时、准确。

（4）环境安全，设施完好，物品齐全。

（5）不发生感染、差错及不良事件。

（6）患者安全。

（二）治疗护士工作流程图

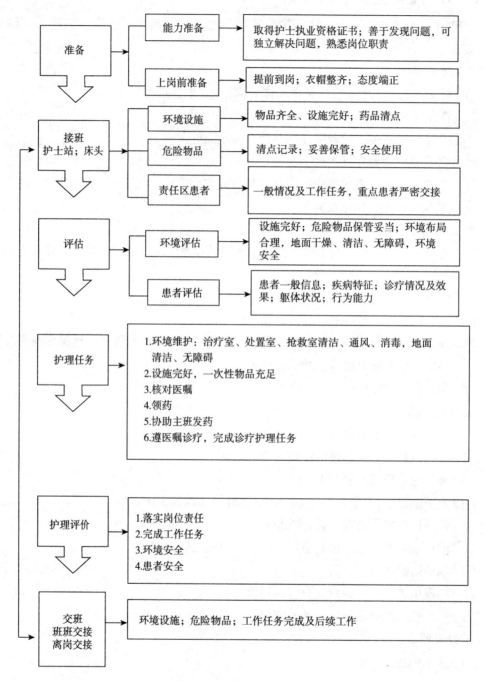

八、巡回班护士工作标准与流程图

（一）巡回班护士工作标准及要求

1.目的 落实岗位职责，执行护理程序，规范护理行为，提高业务能力，维护患者安全。

2.基本要求

（1）资质：取得护士执业资格证书；参加医院岗前培训合格；试用期满考核合格。

（2）管理要求

①定岗专责：指定岗位，明确岗位责任，熟悉工作程序及要求。

②保证病区环境及设施的安全，如发现安全隐患，及时处理。

③对患者去向做到心中有数，定时清点患者人数，发现问题及时处理。

④重点患者做到心中有数，不脱离视线，明确护理风险。

⑤掌握责任区患者综合情况，做到"八知道"：基本信息；病情特点；检查结果；诊疗方案；专科护理要点及护理措施；躯体并发症预防及护理；心理卫生；康复与延续。

⑥离岗不离人，实现岗位衔接，保持工作的完整性及一致性。

3.工作内容

（1）随时评估环境及病房设施情况，保持完好；维护环境、设施安全，及时发现隐患并去除风险；尽到环境告知义务与责任。

（2）评估责任区患者情况，明确护理风险及等级，采取恰当的护理措施。重点患者重点评估，妥善安置，尽量不脱离护士视线。

（3）配合责任护士完成日常护理及其他工作任务，落实分级护理、消毒隔离、巡视及安全保障等各项工作要求，护理措施到位，维护患者的安全。

（4）发现紧急事件，采取应急处置，措施得当。

（5）与其他岗位护士无缝衔接，包括患者情况、设施情况、需跟进的护理措施及要求等，保质保量完成各项工作任务。

4.质量考核

（1）定岗专责：不私自离岗，不空岗。

（2）掌握责任区患者病情：知道患者基本信息、诊疗方案、护理风险，明确护理措施。

（3）重点患者、高风险患者有效预警，防范措施到位。

（4）安全措施及巡视到位，落实各项规章制度。

（5）基础护理措施到位，做到六洁、四无。

（6）实现环境安全、患者安全管理目标。

5.效果评价

（1）熟悉工作流程，护理过程规范。

（2）发现隐患，排除隐患。

（3）患者安全。

（4）环境安全，设施完好，物品齐全。

（5）岗位安全：不发生差错，无不良事件。

（二）巡回护士工作流程图

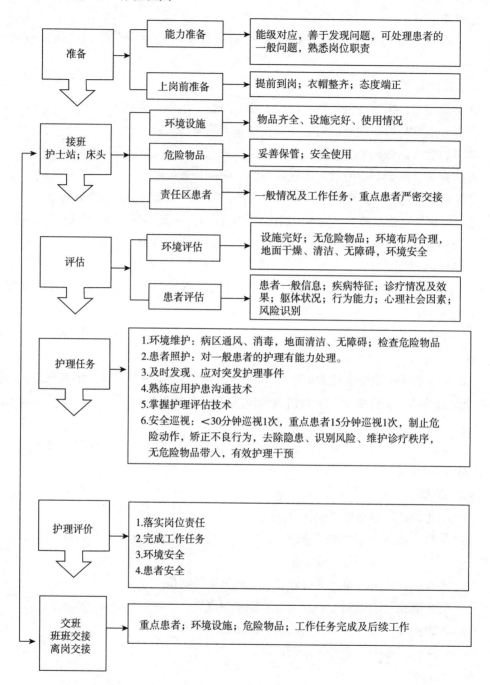

九、护士长工作标准与流程图

（一）护士长工作标准及要求

1.目的 落实岗位职责，执行护理程序，规范护理行为，提高业务能力，维护患者安全。培训各层级护士，促进专业发展。

2.基本要求

（1）资质：具备主管护师及以上职称，从事临床护理工作5年及以上，专业知识、技能扎实，具备一定的组织管理能力。

（2）管理要求

①病房整体护理工作顺利开展。

②各层次教学任务顺利进行。

③病房各项护理质量合格。

④能够指导下级护士进行危重症、疑难患者护理。

⑤应用沟通技术，解决患者心理问题。开展康复护理。

⑥培养、考核各层级护士。

⑦开展护理科研，促进学科发展。

3.工作内容

（1）质控病房内各项护理工作质量。

（2）承担各层次教学任务。

（3）分层级培训病房内护士；定期对全体护士进行考核。

（4）指导各级护士开展护理工作。

（5）组织开展病房内各种形式的健康教育。

（6）处理各种紧急事件，采取应急处置，措施得当。

（7）总结发现临床护理工作中的研究问题，带领、指导护士开展护理科研，撰写护理文章。

（8）组织本科室护士管理查房及业务查房、学习。

（9）安排护理人员班表；按时完成月考勤工作。

4.质量考核

（1）病房环境设施完好、安全，无安全隐患、风险，各项标识准确齐全。

（2）病房内患者护理风险及等级明确，护理措施恰当。重点患者重点评估，妥善安置。保证患者安全。

（3）病房内日常护理及各项工作任务合理分配，顺利开展。

（4）病房内各项医嘱准确执行，遵照医嘱实施诊疗，确保准确无误。

（5）健康教育、康复护理及时完成，有记录。

（6）各层次教学任务顺利完成。

（7）各种紧急事件应急处置措施得当。

（8）按计划对各层级护士进行培训，科学考核。

（9）完成护理科研任务。

5.效果评价

（1）病房管理规范。

（2）实现病房安全。

（3）维护正常诊疗秩序。

（4）科研、教学、组织、管理能力提高，专业有特长 。

（二）护士长工作流程图

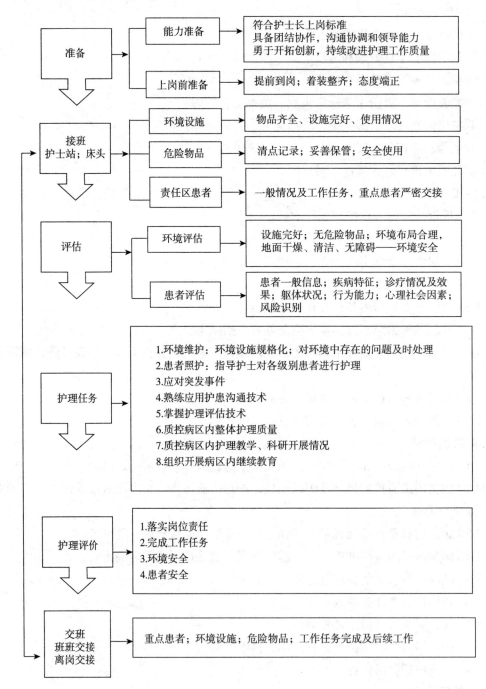

十、早班（a班）护士工作标准与流程图

（一）早班（a班）护士工作标准及要求

1.目的　落实岗位职责，执行护理程序，规范护理行为，提高业务能力，维护患者安全。

2.基本要求

（1）资质：取得护士执业资格证书，善于发现问题，主班护士具备独立解决问题的能力。

（2）管理要求

①定岗专责：指定岗位，明确岗位责任，熟悉工作程序及要求。

②保证病区环境及设施安全，发现安全隐患，及时处理。

③重点患者做到心中有数，不脱离视线，明确护理风险。

④掌握病房患者综合情况，做到"八知道"：基本信息；病情特点；检查结果；诊疗方案；专科护理要点及护理措施；躯体并发症预防及护理；心理卫生；康复与延续。

⑤准确执行医嘱，诊疗及时，采取护理措施恰当并有效。

⑥重点患者严密交接，保持工作的完整及连续性。

3.工作内容

（1）随时评估环境及病房设施情况，保持完好；维护环境、设施安全，及时发现隐患并去除风险。

（2）掌握病房患者情况，明确护理风险及等级，采取恰当的护理措施。重点患者重点评估，妥善安置，尽量不脱离护士视线。

（3）完成晚间护理及其他工作任务，落实分级护理、消毒隔离、巡视及安全保障等各项工作要求，护理措施到位，维护患者的安全。

（4）发现紧急事件，采取应急处置措施得当。

（5）遵照医嘱实施诊疗，确保准确无误。

4.质量考核

（1）定岗专责：不私自离岗，不空岗。

（2）掌握责任区患者病情：知道患者基本信息、诊疗方案、护理风险，明确护理措施。

（3）重点患者、高风险患者有效预警，防范措施到位。

（4）遵医嘱诊疗，严格"三查十对"，确保诊疗措施准确无误。

（5）安全措施及巡视到位，落实各项规章制度。

（6）基础护理措施到位，做到六洁、四无。

（7）实现环境安全、患者安全管理目标。

5.效果评价

（1）患者安全。

（2）环境安全。

（3）护理工作程序流畅，过程规范。

（4）履行护理职责，维护护理安全，不差生差错，无不良事件。

（二）早班（a班）护士工作流程图

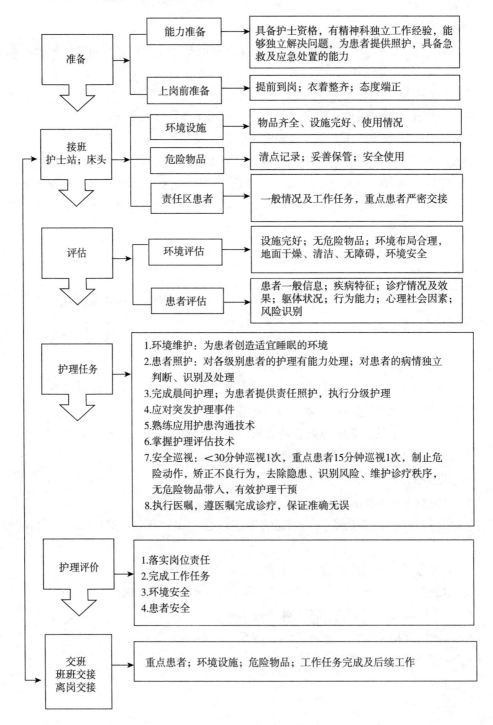

十一、夜班（p班）护士工作标准与流程图

（一）夜班（p班）护士工作标准及要求

1.目的 落实岗位职责，执行护理程序，规范护理行为，提高业务能力，维护患者安全。

2.基本要求

（1）资质：取得护士执业资格证书，善于发现问题，主班护士具备独立解决问题的能力。

（2）管理要求

①定岗专责：指定岗位，明确岗位责任，熟悉工作程序及要求。

②保证病区环境及设施安全，发现安全隐患及时处理。

③对患者去向做到心中有数，发现问题及时处理。

④重点患者做到心中有数，不脱离视线，明确护理风险。

⑤掌握病房患者综合情况，做到"八知道"：基本信息；病情特点；检查结果；诊疗方案；专科护理要点及护理措施；躯体并发症预防及护理；心理卫生；康复与延续。

⑥准确执行医嘱，诊疗及时，采取护理措施恰当并有效。

⑦重点患者严密交接，保持工作的完整及连续性。

3.工作内容

（1）随时评估环境及病房设施情况，保持完好；维护环境、设施安全，及时发现隐患并去除风险。

（2）掌握病房患者情况，明确护理风险及等级，采取恰当的护理措施。重点患者重点评估，妥善安置，尽量不脱离护士视线。

（3）完成晨间护理及其他工作任务，落实分级护理、消毒隔离、巡视及安全保障等各项工作要求，护理措施到位，维护患者的安全。

（4）发现紧急事件，采取应急处置措施得当。

（5）遵照医嘱实施诊疗，确保准确无误。

（6）定时清点患者人数，发现问题及时上报，并采取恰当的处理措施。

4.质量考核

（1）定岗专责：不私自离岗，不空岗。

（2）掌握责任区患者病情：知道患者基本信息、诊疗方案、护理风险，明确护理措施。

（3）重点患者、高风险患者有效预警，防范措施到位。

（4）遵医嘱诊疗，严格"三查十对"，确保诊疗措施准确无误。

（5）安全措施及巡视到位，落实各项规章制度。

（6）基础护理措施到位，做到六洁、四无。

（7）实现环境安全、患者安全管理目标。

5.效果评价

（1）维护患者安全。

（2）环境安全、设施完好。

（3）熟悉工作流程，护理过程规范。

（4）护理安全，不发生差错、无不良事件。

（5）岗位安全。

（二）夜班（p班）护士工作流程图

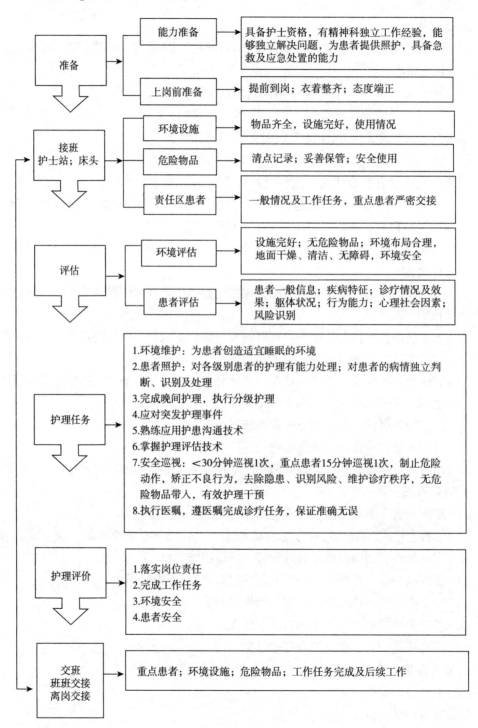

十二、定岗护士工作标准与流程图

(一)定岗护士工作标准及要求

1.目的 明确岗位职责,执行护理程序,规范护理行为,提高业务能力,维护患者安全,实现职业安全与发展。

2.基本要求

(1)资质:工作3年以上,大专或以上学历,取得护师资格,具备N2层级护理能力。

(2)管理要求

①定岗专责:指定岗位,明确岗位责任,熟悉工作程序及要求。

②保证病区环境及设施安全。

③对患者去向做到心中有数,发现问题及时处理。

④重点患者做到心中有数,不脱离视线,明确护理风险。

⑤掌握责任区患者综合情况,做到"八知道":基本信息;病情特点;检查结果;诊疗方案;专科护理要点及护理措施;躯体并发症预防及护理;心理卫生;康复与延续。

⑥准确执行医嘱,诊疗及时,采取护理措施恰当并有效。

⑦离岗不离人,实现岗位衔接,保持工作的完整性及一致性。

3.工作内容

(1)随时评估环境及病房设施情况,保持完好;维护环境、设施安全,及时发现隐患并去除风险;尽到环境告知义务与责任。

(2)评估责任区患者情况,明确护理风险及等级,采取恰当的护理措施。重点患者重点评估,妥善安置,尽量不脱离护士视线。

(3)配合责任护士完成日常护理及其他工作任务,落实分级护理、消毒隔离、巡视及安全保障等各项工作要求,护理措施到位,维护患者的安全。

(4)发现紧急事件,采取应急处置措施得当。

(5)遵照医嘱实施诊疗,确保准确无误。

(6)与其他岗位护士无缝衔接,包括患者情况、设施情况、需跟进的护理措施及要求等,保质保量完成各项工作任务。

4.质量考核

(1)定岗专责:不私自离岗,不空岗。

(2)掌握责任区患者病情:知道患者基本信息、诊疗方案、护理风险,明确护理措施。

(3)重点患者、高风险患者有效预警,防范措施到位。

(4)遵医嘱诊疗,严格"三查十对",确保诊疗措施准确无误。

(5)安全措施及巡视到位,落实各项规章制度。

(6)基础护理措施到位,做到六洁、四无。

(7)实现环境安全、患者安全管理目标。

5.效果评价

(1)满足患者需要,维护患者安全。

（2）环境安全，设置完好。

（3）护理过程规范。

（4）岗位安全。

（5）护理职业安全。

（二）定岗护士工作流程图

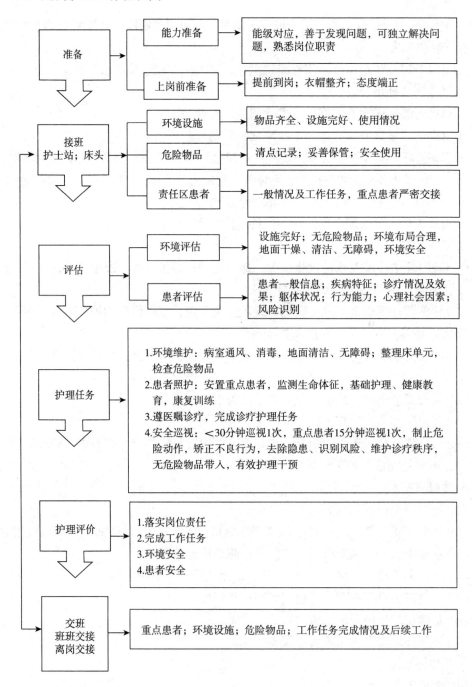

（张海娟）

第二章 护理工作标准与流程图

第一节 病房常规护理工作标准及流程图

一、新入院护理工作标准与流程图

（一）新入院护理工作标准及要求

1. 目的 满足患者安全、舒适的需求；帮助患者尽快熟悉环境；指导临床护士工作，维护新入院患者安全。

2. 基本要求

（1）环境要求：保持病房安静、整洁，温、湿度适宜；病房布局合理，无危险物品，适合安置新入院患者。

（2）设施要求：设施完好，床备用；设施齐全，根据患者情况备齐物品；满足临床安全使用需要。

（3）工作人员要求：态度端正、操作规范，熟悉护理工作流程，具有相应的专业知识和沟通技巧。

（4）管理要求

①执行新入院护理规范，落实新入院护理操作流程。

②为患者及家属提供便捷服务，满足患者及家属合理需求，告知到位。

③新入院患者安置重点、易观察病室，重点巡视，维护患者安全。

④落实身份识别，保护患者隐私，收集患者信息，明确患者风险。

⑤执行医嘱及时、准确，严格查对。

⑥客观护理记录，重点交接。

⑦病房设施完好，布局合理，物品摆放有序。

3. 工作内容

（1）接收新入院患者准备

①沟通患者情况：与门诊护士沟通，了解患者年龄、躯体状况、合作程度、风险、入院方式等信息。

②准备用物：准备床位、病号服、必需的医疗设备。必要时加床档，医学保护性约束及急救设施等。

③环境准备：去除环境中的不利因素，环境宽阔、无障碍。

④文书准备：住院资料、入院告知书、评估单。

⑤人力准备：根据患者情况准备人力，医护人员做接诊准备。

（2）接诊

①与门诊工作人员共同将患者送入病房，去除随身物品。

②身份识别并交接：交接患者，核对腕带信息并佩戴，交接病历资料及注意事项，交接单双方确认签字。

（3）安置

①安置患者至重点病室指定床位，协助患者更换病员服并体检，检查是否藏匿危险品，完成卫生处置。

②建立患者信息卡，指定责任护士和主管医生。

（4）责任护理

①为新入院患者行入院健康教育，介绍医护人员、病区环境、病区设施及有关规定。

②帮助患者熟悉住院环境，提供心理支持。

③测量生命体征、体重、身高并记录，收集患者一般资料。

④风险评估：完成躯体评估和专科护理评估。

⑤与家属沟通，告知风险，签署知情同意书，行新入院患者家属健康教育。

⑥医护沟通，制定护理级别，实施相关治疗和护理措施。

⑦遵医嘱执行诊疗，跟进诊疗效果。

⑧根据护理风险及护理等级实施护理。

⑨书写护理记录，交接班。

4.质量考核

（1）落实身份识别，交接单信息填写准确，腕带佩戴规范、字迹清晰。

（2）安置患者于重点、易于观察病室；保持病房设施布局合理、摆放有序、物品完好备用，无危险物品带入。

（3）床单元设置合理，预警标志醒目，床头信息准确。

（4）提供针对性健康教育，患者/陪护/家属知晓相关注意事项。

（5）基础护理到位：皮肤清洁、指甲修剪、服装得体。

（6）护理评估及时准确，根据风险等级预警并防护。

（7）及时处理医嘱，保证准确无误，跟进诊疗效果。

（8）根据护理级别实施护理。

（9）操作时注意隐私保护。

（10）护理文件书写客观、真实，护理描述准确，交接班到位。

5.效果评价

（1）环境安全、舒适，患者适应。

（2）医护人员实施新入院患者诊疗规范，维护正常诊疗秩序。

（3）护士在规定时限完成各项工作任务，无差错，无意外。

（4）患者及家属对诊疗过程满意，接纳诊疗意见，无投诉。

（二）新入院护理流程图

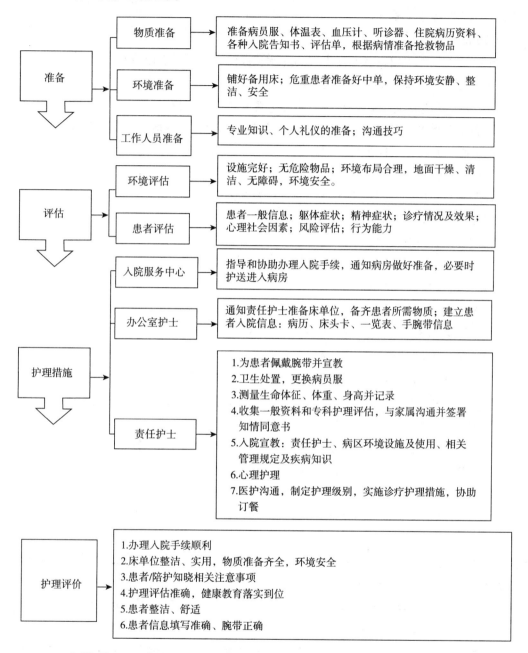

二、出院护理工作标准与流程图

（一）出院护理工作标准及要求

1.目的　规范出院工作程序，保证患者顺利离院，为患者出院提供便捷服务，指导患者院外康复；了解患者及家属对住院诊疗过程的满意程度，促进质量持续改进。

2.基本要求

（1）环境设施要求：环境安全，保持安静、整洁；物品齐全。

（2）工作人员要求：仪表规范，态度诚恳，具有相应的专业知识和沟通技巧，熟悉出院护理工作程序及要求。

（3）管理要求

①医护人员需明确患者办理出院的规章及操作流程，提供便捷服务。

②严格审核患者在院诊疗项目及过程，确保医嘱执行准确无误。

③详细告知患者办理出院程序，协助患者办理出院手续。

④满足患者及家属安全、健康知识等需求，提供针对性的院外康复指导；建立预约复诊机制，开展延续性护理。

⑤跟进结算及出院带药进程。

⑥严格身份识别，确认家属身份及与患者关系。

⑦患者离院时间明确。

⑧记录患者出院情况。

3.工作内容

（1）准备出院所需资料。

（2）审查医嘱，清退、撤销未执行项目，必要时完成退药。

（3）审核医嘱执行情况，根据实际情况计费。

（4）执行出院医嘱；停止一切有效医嘱。

（5）注销患者信息：撤除名牌卡、床头卡、腕带，撤除各项执行单。

（6）通知患者及家属办理出院手续，告知出院办理程序，必要时协助。

（7）叮嘱患者更衣，带齐随身物品。

（8）与患者进行院外康复注意事项的告知，提供针对性健康教育。

（9）验看结账清单，遵医嘱带药。

（10）确认家属身份及与患者的关系后与家属交接患者。

（11）与家属及患者进行药品交接，告知所服药物、服药方法、剂量、作用时间及注意事项。

（12）提供针对性的出院指导：患者诊断、病情特点、目前应注意的事项及预防等，提供延续性护理内容并告知实施计划。

（13）征求患者及家属对诊疗的意见及建议，调查对诊疗过程的满意程度。

（14）嘱患者及家属带齐个人物品及药品离院。

（15）书写护理文书：记录患者诊断、治疗效果，何人办理出院手续、是否带药，进行康复指导，患者及家属离院时间。

（16）床单元终末处理。

（17）整理出院病历。

4.质量考核

（1）患者办理出院手续便捷。

（2）为患者及家属提供针对性的健康教育。

（3）遵医嘱带药，执行医嘱准确规范。

（4）及时撤除患者信息，保护患者隐私。

（5）床单位终末消毒符合要求。

（6）护理记录及时、完整、客观。

5.效果评价

（1）出院手续便捷。

（2）患者及家属对诊疗过程满意。

（3）患者及家属知晓院外康复及服药注意事项。

（4）患者及家属顺利离院。

（二）出院护理流程图

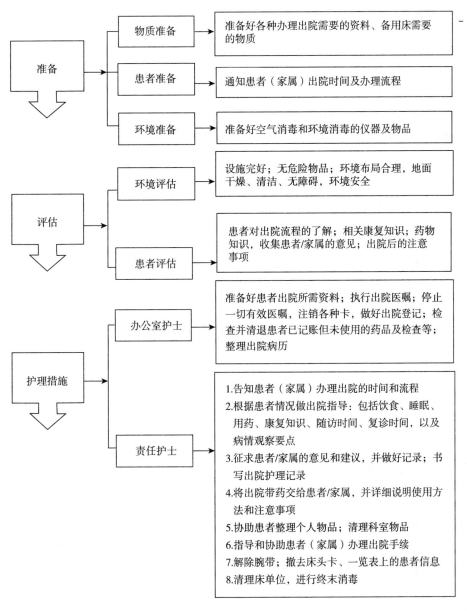

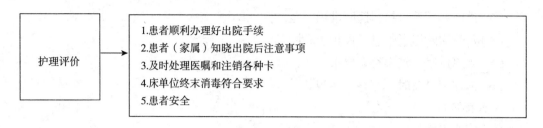

| 护理评价 | → | 1.患者顺利办理好出院手续
2.患者（家属）知晓出院后注意事项
3.及时处理医嘱和注销各种卡
4.床单位终末消毒符合要求
5.患者安全 |

三、转出、转入护理工作标准与流程图

（一）转出、转入护理工作标准及要求

1.目的 满足患者诊疗需求，实现诊疗方案持续衔接；为医护人员完成转交接工作提供操作依据；维护患者转科过程的安全。

2.基本要求

（1）环境设施要求：环境安静、整洁，设施完好备用；根据需要准备床位，准备转运工具，必要时做好急救准备。

（2）工作人员要求：具备相应的专业知识和沟通技巧，熟悉转科交接工作程序，具有应对突发事件、急救处置的能力。

（3）管理要求

①落实转入、转出工作程序规范。

②严格身份识别。

③转科交接规范记录。

④交接内容客观、全面。

⑤保证诊疗措施延续有效。

⑥维护患者转科过程中的安全。

⑦患者及家属知晓转科事项及注意。

3.工作内容

（1）转出护理

①病房主管医生确认患者转科。

②医护沟通转科事宜。

③告知患者（家属）转科原因并征得同意。

④执行转科医嘱，与转入科室沟通。

⑤审核医嘱项确保无误。

⑥整理患者病历资料；清理患者的药物，确认是否转交接或做退药处理；根据患者情况，必要时准备急救药品。

⑦协助患者整理用物。

⑧转出前需再次评估患者存在的风险，书写转科记录和护理记录；建立转科交接

单，危重患者由医护人员陪同；普通患者可以由中央运输工人护送。

⑨患者有静脉输液或管道、仪器时，注意液体的通畅、管道、仪器放置，与接收科室做好交接班。

⑩撤除患者信息，做好床单位的终末消毒；准备备用床，迎接患者。

（2）转入护理流程

①接收转科患者信息，全面了解患者情况。

②根据患者需求准备床单位，保持床单位整洁、舒适，必要时加设床档。

③科室间交接：确认患者身份，完成体格检查，审阅病历资料、了解患者治疗及用药、明确患者风险，检查患者携带物品。

④交接确认并确认签字。

⑤执行转入医嘱。

⑥核对病历资料信息，保证无误；如有疑惑，及时沟通处理。

⑦评估患者病情：测量生命体征，既往治疗所用药物，管道、皮肤情况，心理状态，明确患者风险等。

⑧责任护士向患者（家属）做入科宣教和治疗处置，进一步了解转科的目的，家属的需求。

4.质量考核

（1）执行科室间转交接程序，过程顺利、安全。

（2）转科交接单记录准确，详实客观。

（3）针对患者情况采取针对性诊疗、护理。

（4）处理医嘱及时、准确。

（5）患者信息准确，诊疗保持连续。

5.效果评价

（1）医护人员执行转科交接程序。

（2）患者转科交接过程安全。

（3）患者诊疗紧密衔接。

（二）转出、转入护理流程图

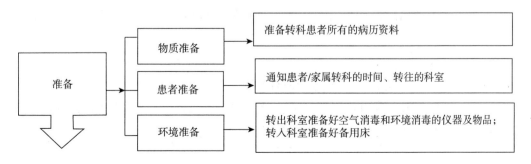

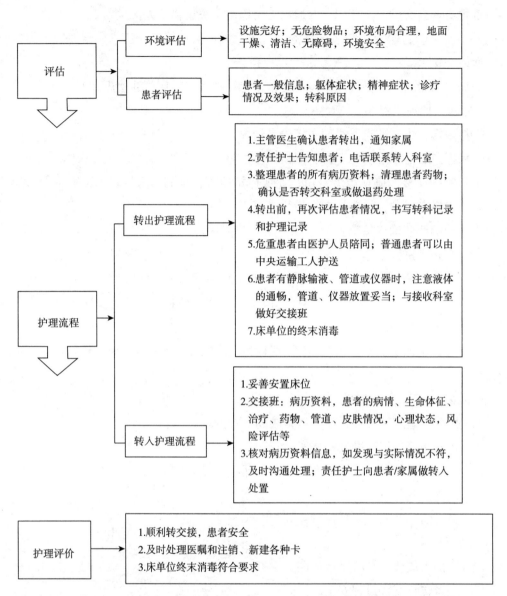

四、患者请假离院护理工作标准与流程图

(一)患者请假离院护理工作标准及要求

1.目的 患者离院执行离院程序,为护理操作提供依据,维护诊疗秩序,医疗环境安全。

2.基本要求

(1)环境要求:环境安全、舒适,适合沟通。

(2)工作人员要求:态度诚恳,仪表规范,掌握患者离院应遵循的原则,熟悉请假离院程序及工作流程,具有相应的专业知识和沟通技巧。

（3）管理要求

①明确请假离院的指征，熟悉管理流程。

②执行患者离院工作程序。

③甄别患者与家属的关系。

④原则：非必要外出不得离院。

⑤确保家属知晓告知内容，了解院外可能存在及其需要承担的风险及注意事项并签署知情同意。

⑥掌握患者院外情况，护理记录患者离院及返回时间。

3.工作内容

（1）评估患者的风险，判断患者是否符合外出条件。

（2）确认家属身份，明确和患者的关系，评定家属的监护能力。

（3）准备好请假离院所需资料。

（4）向家属告知患者离院后的注意事项以及风险。

（5）要求家属在充分理解的情况下，签署离院责任书。

（6）交接药物或贵重物品；告知患者及家属药物的服用和保管知识。

（7）整理床单位，保持整洁。

（8）记录患者离院时间。

（9）做好交接班。

（10）患者未能按时返院需报告医生，与家属沟通了解原因并记录。

（11）患者返回后记录返回时间，了解患者离院后情况。

4.质量考核

（1）执行患者离院程序。

（2）告知事项全面，签署文件完善并备存，患者和家属知晓相关注意事项。

（3）患者明确返回时间，掌握离院后情况，按要求记录。

5.效果评价

（1）结果评价：安全离院、安全返回。

（2）过程评价：执行患者离院程序规范。

（二）患者请假离院护理流程图

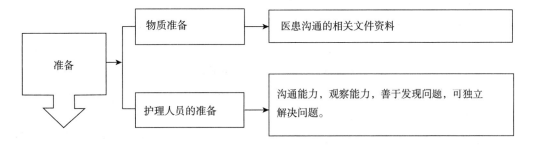

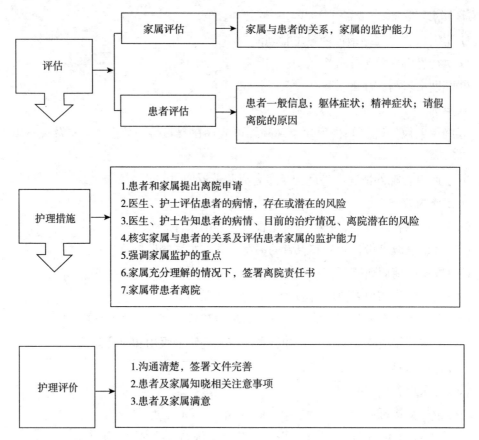

五、精神科监护标准与流程图

（一）监护标准及要求

1.目的 落实安全管理制度，保障重点患者安全，为护理人员提供诊疗依据，做好患者照护，完成诊疗服务。

2.基本要求

（1）环境设施要求：门窗完好；陈设简单，布局合理，设施齐全、完好，满足患者基本需求；杜绝危险物品进入病房。

（2）工作人员要求：仪表规范，具备相应的专业知识和沟通技巧，熟悉精神科监护护理常规，具备发现问题及独立解决问题的能力。

（3）管理要求

①执行精神科监护内涵，熟悉精神科监护内容。

②落实各项安全管理制度，包括：患者外出、危重患者的巡视、危险物品的管理、急救设施的管理、危重患者的风险评估等制度及各项诊疗规范。

③护理能级对应，为患者提供针对性的专业护理。

3.工作内容

（1）根据患者病情需要实施精神科监护：指对急性、冲动、自杀、伤人、毁物的患者及有外走、妄想、幻觉和木僵的患者实施监护。

（2）重点照护：建立精神科监护计划，安置于重点、易于观察的病室。

（3）严密的病情观察：加强和患者的沟通，了解病情的动态变化，识别风险，判断有无自伤、自杀等行为，及时处理。

（4）安全护理措施到位，加强安全巡视：重点患者不定时巡视，及时排除隐患。

（5）监测24小时生命体征：体温、脉搏、呼吸、血压每4小时测量一次。

（6）维护环境设施安全：每日检查病房环境设施，如门窗是否完整，病房陈设布局是否有序，清点并交接病房物品，保证物品齐全、设施完好；检查患者携带物品，检查病房是否有危险物品（刀、剪、绳、玻璃）等进入病房；检查床单元是否整洁。

（7）遵医嘱诊疗，完成诊疗护理任务，密切观察，记录治疗过程中的各种副反应。

（8）基础护理措施到位，满足患者需求：给予患者生活照顾，每日晨晚间护理一次，卧床患者协助床上移动、翻身及有效咳嗽，每周床上洗头至少一次，温水擦浴每2~3日1次，每日泡脚1次，预防压力性损伤，做到指/趾甲不长，无污迹。

（9）保证患者每日入量，根据需要记录出入量。

（10）留置导管的护理，无导管污染及脱落。

（11）对于约束患者，严格执行约束制度，保证患者的监护过程安全、清洁，保持患者卧位舒适及功能位。

（12）根据患者病情，采取恰当的康复训练。

（13）履行相关告知制度并针对疾病进行健康教育。

（14）严格交接班。详细记录各项治疗护理措施。监护并记录的内容包括：生命体征，意识状态，精神状况，认知，情感，意向行为，对治疗合作程度，安全，进食，排泄，一般生活自理，药物不良反应及躯体合并症等。

（15）保持急救药品和抢救器材的良好功能状态，随时做好抢救准备。

4.质量考核

（1）环境设施：设施完好，物品齐全，安置合理，布局有序，无危险物品。

（2）重点照护：安置合理，专人看护，护理风险评估准确，有效预警；执行护理计划，措施到位。

（3）执行医嘱正确，执行护理规范，在规定时间内完成护理任务，保证诊疗过程顺利，无差错、无意外。

（4）患者健康教育执行到位：执行健康教育规范，健康教育内容符合患者特征、有针对性，患者知晓健康教育内容。

（5）患者生命体征按要求测量，准确记录，异常情况及时处理。

（6）基础护理到位：保证患者口腔、头发、手足、皮肤、会阴及床单位的清洁。

（7）责任护士掌握病情，密切巡视、观察病情，发现安全隐患处理及时。

（8）交接班规范：重点患者床头交接，护理文件书写及时、准确。

5.效果评价

（1）患者安全，无不良事件，得到有效照护。

（2）环境设施安全，满足临床及患者需要。

（3）职业安全：诊疗过程规范、顺利、在规定时间内完成诊疗任务，无差错。

（二）精神科监护流程图

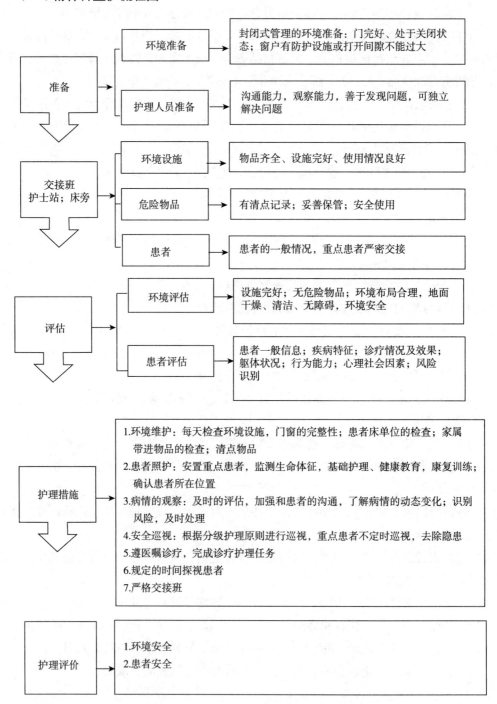

六、精神科分级护理标准与流程图

（一）分级护理标准及要求

1.目的 根据患者的病情和自理能力确定护理的级别，为患者提供针对性的护理，为护士照护患者提供依据。

2.基本要求

（1）环境设施要求：门窗完好；陈设简单，布局合理，设施齐全、完好，满足患者基本需求；杜绝危险物品进入病房。

（2）工作人员要求：仪表规范，有相应的专业知识和沟通技巧，有敏锐的观察能力和独立解决问题的能力，掌握分级护理内涵及内容。

（3）管理要求

①护理能级对应，为患者提供专业的护理。

②落实分级护理工作内容。

③落实病房各项规章制度。

④责任护士掌握病情，实施诊疗过程规范。

3.工作内容

（1）依据患者的病情和自理能力确认护理级别：①特级护理，严重躯体疾病患者的护理；②一级护理：用于精神病患者的护理，精神症状急性期；严重药物副反应；生活部分可以自理，但病情随时可能有变化；特殊治疗需观察病情变化。③二级护理：指病情稳定、生活部分自理的患者或行动不便的老年患者的护理。④三级护理：指生活完全自理、病情稳定的患者、处于康复期患者的护理，并根据患者病情变化进行动态调整。

（2）根据分级护理级别要求开展护理工作。

（3）根据护理等级安排具备相应能力的护士。

（4）落实分级护理巡视要求：特级护理专人守护；一级护理至少0.5~1小时巡视患者1次；二级护理每2小时巡视一次；三级护理每3小时巡视一次。

（5）观察患者病情变化，监测生命体征。根据病情需要决定执行频率，关注体重变化，并记录。

（6）动态评估患者有无自伤、自杀等风险，为患者实施安全护理。

（7）根据医嘱正确实施诊疗及护理措施，观察治疗过程中的各种副反应。

（8）根据患者的病情、身体状况和生活自理能力提供照顾和帮助，满足患者的生理需求。

（9）为患者提供适宜康复训练，完成健康教育及心理护理。

（10）严格遵守各项技术操作规范、疾病诊疗护理常规，保证护理安全。

（11）书写护理记录。严格交接班制度。

4.质量考核

（1）护士熟悉分级护理内涵，执行分级护理标准。

（2）落实分级护理工作要求，巡视到位。

（3）动态观察病情变化，及时处理。

（4）正确实施治疗、给药及护理措施。

（5）协助或帮助完成生活护理，保证患者舒适、安全。

（6）患者和家属知晓疾病相关知识。

（7）文件书写规范，交接班规范。

5.效果评价

（1）执行分级护理标准，诊疗过程规范。

（2）患者安全，无不良事件。

（3）环境设施完好，布局合理，无危险物品。

（4）遵医嘱诊疗，在规定时间内完成诊疗任务，确保无误。

（5）护理能级对应，提供专业化护理。

（二）精神科分级护理流程图

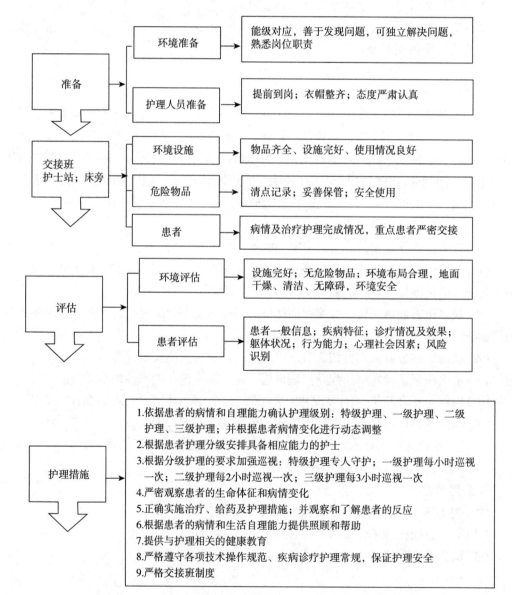

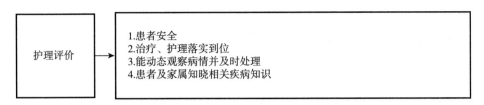

七、护士交接班工作标准与流程图

（一）护士交班、接班工作标准与要求

1.目的　落实交接班制度，交接规范；保证护理工作的连续性、安全性和有效性。

2.基本要求

（1）工作人员要求：仪表规范，态度端正，熟悉交接班工作流程。

（2）交班的形式：根据需要选择交班方式：如书面交班、口头交班、床旁交班、个别交班、集体交班等，以满足临床需要。

（3）管理要求

①遵循安全的原则。

②交接班前做好交接班准备。

③清点物质、药品准确无误。

④交班内容全面、交班信息准确；交班记录客观、完善。

⑤工作内容衔接有序、承上启下。

3.工作内容

（1）交班

①交班前准备：完成本班工作，如有特殊情况未能完成时需说明。

②完成护理记录、交班报告等文件书写，重点突出，符合书写要求。

③详细介绍患者的病情、护理风险、护理措施及效果，提供患者信息。

④了解病房器械及设施使用情况及当前情况。

⑤交班者与接班者共同清点物品、药品、器械、急救物质等。

⑥交班时交班者报告病区动态：出、入院和转科患者、危重患者及其他特殊患者情况。

⑦床旁交班：和接班者逐个交待分管患者的情况（病情、治疗、护理、检查结果、皮肤、饮食、睡眠等）及护理工作落实情况；需要下一班完成的工作。

⑧交接准确无误后方可离岗。

（2）接班

①接班者着装整洁、洗手。

②需提前到岗；根据岗位职责要求做接班前准备，了解上班工作情况，发现问题

及时解决。

③清点物品：被服、钥匙、约束带、体温计、剪刀等、药品、器械、急救物质等。

④查看各病室、卫生间、安全出口、阳光室、浴室、饭厅、配膳室、抢救室等锁闭情况及环境的安全性。

⑤查阅交班报告、护理留言本及各项护理记录；了解责任区患者情况。

⑥接班者应了解或掌握：患者总数、实数；新入院患者及重点患者的病情 、主要诊断、治疗及护理要点，检查结果、皮肤、饮食、睡眠等；一般患者病情变化及躯体合并症，护理措施到位情况；特殊检查及特殊化验。

⑦接班者应了解护理工作落实情况；了解尚未完成的工作。

⑧交接病区工作要求，实现管理延续性，护士长准确、清晰地提出当日护理重点及应注意的事项。

⑨危重患者床旁交接，查看患者的意识、皮肤、管道及实施护理后的效果。

（3）其他交班方式

医护联合交班（集体交班）：定期开展医护联合（集体）交班，至少每周一次或者在节假日前后进行。主要目的是加强医护沟通，全面掌握患者信息，针对疑难病例进行讨论，提供诊疗及护理方案。一般由主治医生介绍患者一般情况、目前治疗情况及进展、明确医疗护理风险；责任护士介绍责任区患者当前情况，主要护理风险、护理难点，护理措施及效果。病区主任对患者治疗、观察进行补充。护士长强化护理要点及措施。疑难病例医护共同讨论，明确医疗护理对策。

4.质量考核及工作标准

（1）遵守交接班时间，态度严肃，服装整齐。

（2）执行交接班工作要求及程序，做到客观、全面、有序。

（3）交班者按时完成本班工作，提前做好交班准备，未完成需做出说明。

（4）接班者应提前到岗，熟悉病房工作。

（5）接班者应掌握交班内容，知晓本班工作内容和工作重点。

（6）重点患者心中有数。

（7）病房设施、病房物品、药品等交接准确无误。

（8）交接班记录书写规范。

（9）交接班人员保持距离间隔，避免人员密集，符合院感要求。

5.效果评价

（1）交班内容全面、信息准确，记录规范。

（2）病房设施、物品完好备用、无遗失。

（3）病房工作承上启下，无疏漏。

（4）诊疗护理措施延续。

（二）交、接班工作流程图

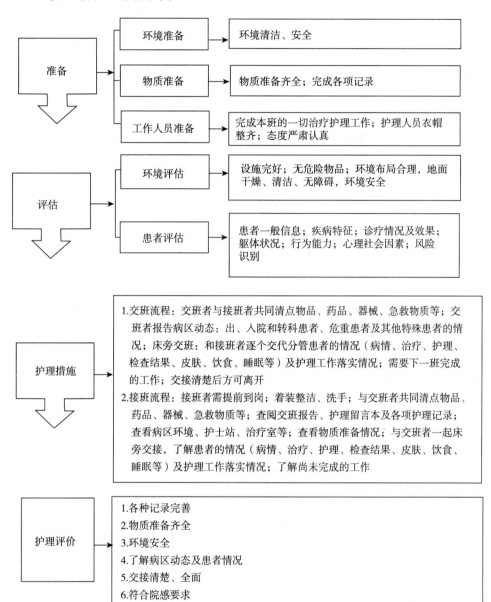

八、巡视护理的工作标准与流程图

（一）巡视护理的标准及要求

1.目的 动态观察病情变化，及时发现问题，及时处理；保证患者安全，满足合理需要；保证环境安全，维持良好的医疗秩序。

2.基本要求

（1）工作人员要求：具有良好的专业知识、敏锐的观察能力、专业的沟通交流技巧,慎独精神。

(2)管理要求

①以安全为原则,落实巡视制度及要求。

②巡视做到全覆盖,不留死角,及时发现异常情况并处理。

③遵循分级护理及病情需要的原则进行巡视。

④重点患者重点巡视,妥善安置,措施安全、有效。

⑤满足患者的合理需求。

3.工作内容

(1)巡视患者情况:掌握患者病情,动态了解患者的病情和心理状态。

(2)一般患者:了解患者所在位置,掌握患者病情,了解患者生命体征、饮食、睡眠、排泄情况,了解患者心理状态;观察患者的皮肤、卧位、输液等治疗情况。

(3)重点患者:掌握病情危重及有自杀、暴力、出走风险的患者名单;了解患者的躯体症状和精神症状、心理状态;确认患者所在位置、不定时密切巡视,必要时不离开视线,发现问题及时汇报和处理。

(4)根据分级护理原则按规定时间进行巡视。

(5)巡视病房环境及设施:巡视病房通道、病室及治疗室、消防通道,巡视房间布局、物品摆放、地面卫生、墙面天花板、门窗完整、电路走线、供水设施等。了解病房设施及物品使用情况。

(6)参与病房辅助工作,协助责任护士工作,协助完成各项诊疗任务。

(7)为患者提供健康指导,执行康复训练。

4.质量考核

(1)按时巡视,巡视做到病房区域全覆盖。

(2)床旁巡视,发现患者危险及时采取紧急应对措施。

(3)高危风险患者不离开视线,外出、活动等专人陪伴。

(4)保护性约束、限制活动的患者专人护理,密切巡视。

(5)及时发现病房环境、设施中存在的隐患,报备及时、处置得当。

(6)服从病房整体调配,保证各项工作任务顺利实施。

5.效果评价

(1)及时发现患者的病情变化,维护患者安全。

(2)及时发现环境及设施存在的安全隐患并去除。

(3)执行巡视制度及要求,维护职业安全应急处理规范。

（二）巡回护士工作流程图

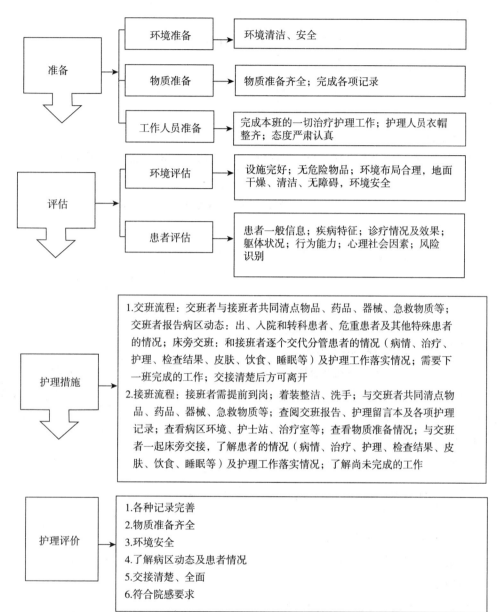

九、基础护理工作标准与流程图

（一）晨、晚间护理工作标准及要求

1.目的 满足患者安全，舒适的需求；观察患者的病情，预防并发症的发生；保持病房安静、整洁、舒适、美观；促进患者的食欲及改善夜间睡眠。

2.基本要求

（1）工作人员要求：具有良好的专业知识、娴熟的护理操作技术、敏锐的观察能力、专业的沟通交流技巧，慎独精神。

（2）管理要求

①符合院内感染防控要求。

②根据患者的病情和自理能力，提供相应的护理照护。

③环境清洁、安静、舒适、安全。

④严密观察患者病情、预防并发症的发生。

3.工作内容

（1）晨间护理

①评估患者的病情、意识、合作程度、皮肤情况、有无管路、伤口及大小便失禁等。

②评估床单位是否安全，检查床单位，保证床单位及环境的安全，根据需要加设床档。

③保持床单元整洁，整理床单位或更换污染的床单、被套。

④根据患者及病情需要协助翻身或下床，帮助患者取舒适卧位，协助患者洗脸、梳头、督促或协助患者做口腔清洁，更换衣物，保持舒适。

⑤危重患者做口腔护理，保持口腔、皮肤清洁；妥善固定引流管，注意保暖。

⑥向患者、家属做健康教育。

（2）晚间护理：基本流程同晨间护理，增加洗脚、会阴护理，保持患者整洁、舒适。注意观察会阴部的皮肤、黏膜情况及阴道分泌物的形状和气味；月经期宜采用会阴冲洗。

4.质量考核及工作标准

（1）患者皮肤、颜面、头发、口腔等清洁，无感染。

（2）病房环境清洁，物品摆放有序。

（3）病室空气新鲜、无异味。

（4）患者使用器具定期消毒，试剂配比符合要求。

（5）患者床单元清洁，定期更换，无血渍，无皮损。

（6）患者用物分类处理，符合院感防控要求。

（7）护理人员执行晨晚间护理操作标准。

5.效果评价

（1）满足患者清洁需要。

（2）满足患者的生理需要，维护患者的自尊。

（3）病房舒适、整洁。

（4）无院内感染，无并发症。

（二）基础护理流程图

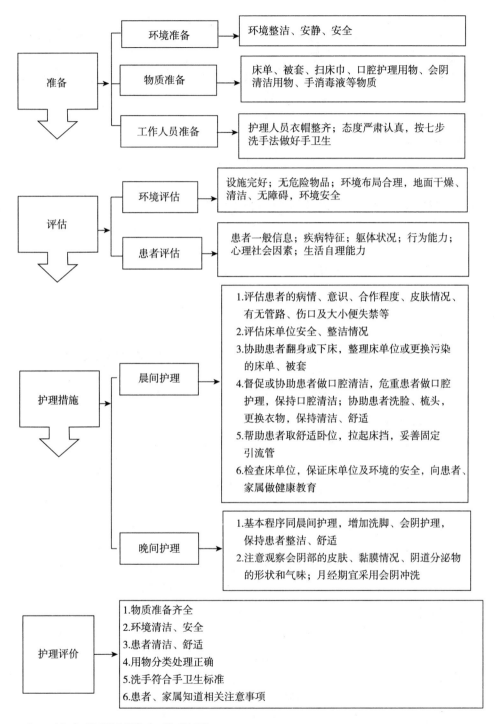

准备
- 环境准备 → 环境整洁、安静、安全
- 物质准备 → 床单、被套、扫床巾、口腔护理用物、会阴清洁用物、手消毒液等物质
- 工作人员准备 → 护理人员衣帽整齐；态度严肃认真，按七步洗手法做好手卫生

评估
- 环境评估 → 设施完好；无危险物品；环境布局合理，地面干燥、清洁、无障碍，环境安全
- 患者评估 → 患者一般信息；疾病特征；躯体状况；行为能力；心理社会因素；生活自理能力

护理措施
- 晨间护理 →
  1. 评估患者的病情、意识、合作程度、皮肤情况、有无管路、伤口及大小便失禁等
  2. 评估床单位安全、整洁情况
  3. 协助患者翻身或下床，整理床单位或更换污染的床单、被套
  4. 督促或协助患者做口腔清洁，危重患者做口腔护理，保持口腔清洁；协助患者洗脸、梳头，更换衣物，保持清洁、舒适
  5. 帮助患者取舒适卧位，拉起床挡，妥善固定引流管
  6. 检查床单位，保证床单位及环境的安全，向患者、家属做健康教育
- 晚间护理 →
  1. 基本程序同晨间护理，增加洗脚、会阴护理，保持患者整洁、舒适
  2. 注意观察会阴部的皮肤、黏膜情况、阴道分泌物的形状和气味；月经期宜采用会阴冲洗

护理评价
1. 物质准备齐全
2. 环境清洁、安全
3. 患者清洁、舒适
4. 用物分类处理正确
5. 洗手符合手卫生标准
6. 患者、家属知道相关注意事项

十、饮食护理标准与流程图

（一）饮食护理标准及要求

1.目的　评估患者的营养状况、进食情况、吞咽功能；满足患者的营养需求；

预防进食意外的发生。

2.基本要求

（1）环境和物质要求：环境清洁、保持安静、安全；地面清洁、干燥，无水、无障碍物；根据患者情况选择适当的餐具，提供恰当的食物。

（2）工作人员要求：具有良好的专业知识、敏锐的观察能力和沟通交流技巧，具有应对突发事件的能力及紧急处置能力。

（3）管理要求

①符合院内感染防控要求。

②根据患者的病情、营养状况、进食情况、吞咽功能，提供相应的护理照护。

③环境清洁、安静、舒适、安全。

④加强进餐过程的管理，预防并发症的发生，防止进食意外。

3.工作内容

（1）评估患者病情：意识、自理能力、营养状况、饮食禁忌、喜好、饮食的种类、进食情况、吞咽功能、咀嚼能力、口腔情况等。

（2）人力准备：组织人力参与患者食品的发放。

（3）环境准备：环境清洁、保持安静、桌面消毒处理，地面无水渍、油渍。

（4）食物准备，特殊饮食分类放置。

（5）患者进餐前的准备：组织患者手卫生、根据患者的情况选择恰当的进餐体位（坐位或半卧位）；根据患者的需要颌下垫餐巾。

（6）根据病情或遵医嘱分发食物，特殊（糖尿病）患者注意餐前、餐时用药情况，特殊药物（如齐拉西酮）与餐同服。

（7）协助进食，维持进餐顺序。

（8）观察患者进食量、进食速度（避免过快进食）。

（9）观察有无吞咽困难、呛咳、恶心、呕吐等。患者进食过程中出现呛咳、面色发绀，手呈"V"字，突然倒地等情况，应立即判断是否发生噎食现象，立即实施腹式冲击法等措施急救。

（10）观察患者有无抢食、拒食、暴饮暴食或异食等情况，必要时专人护理，单独进餐。

（11）进食后环境清洁，整理用物；组织或协助洗手、饮水、漱口等，保持口腔清洁、卫生。

（12）做好健康教育。

（13）记录患者进餐情况，必要时饮食的种类、量。

（14）交接班食品管理存在的隐患，进食障碍患者的情况。

4.质量考核

（1）根据患者需要及病情为患者提供饮食。

（2）患者进餐过程中人力资源合理配置。

（3）监督食品质量，确保无变质、无过期。食物温度、软硬适宜。

（4）餐前餐后组织患者洗手。

（5）为患者提供适宜、安全的进餐环境。

（6）告知患者（家属）饮食中存在的风险。

（7）病房食品管理符合要求：无危险存器，患者进餐不能脱离视线，患者无私自藏匿食品及赠与行为，食品垃圾及时清除。

（8）及时发现患者进餐过程中的风险并杜绝。

（9）患者进餐过程中的意外情况处置及时。

（10）记录患者进餐情况，特殊饮食、存在噎食风险需要书写护理记录并交班。

5.效果评价

（1）患者进餐过程安全，无意外。

（2）满足患者的营养需求。

（3）食品安全，满足院感防控要求。

（4）执行患者进餐、食品发放程序规范。

（5）紧急事件处置得当。

（二）饮食护理工作流程图

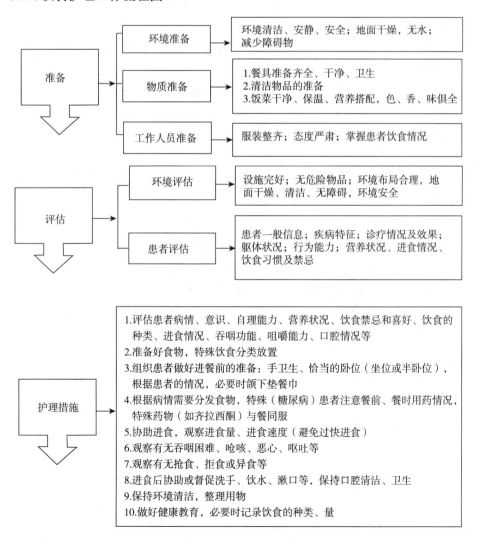

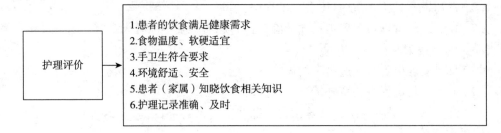

护理评价 → 1.患者的饮食满足健康需求
2.食物温度、软硬适宜
3.手卫生符合要求
4.环境舒适、安全
5.患者（家属）知晓饮食相关知识
6.护理记录准确、及时

十一、睡眠护理标准与流程图

（一）睡眠护理标准及要求

1.目的 评估患者的睡眠情况；提供舒适的睡眠环境；观察患者睡眠的体位、呼吸，保证睡眠安全。

2.基本要求

（1）环境要求：设施完好、无危险物品；环境布局合理，地面干燥、清洁、无障碍；光线柔和。

（2）工作人员要求：具有良好的专业知识、敏锐的观察能力和沟通交流技巧、仪表得体。

3.工作内容

（1）评估患者的睡眠情况、睡眠习惯以及对睡眠的情绪和态度。

（2）患者的准备：协助或督促患者洗脸、漱口、洗脚等，保持个人卫生，更换柔软、宽松的衣服。

（3）按时给患者服用药物；进行睡眠有关的健康知识宣教。

（4）睡觉前可以看一些轻松、愉快的电视节目；鼓励散步等适当的运动；睡前可以喝一些热牛奶。

（5）做好环境准备：地面清洁、干燥；关好窗帘；关闭电视；关闭大灯，保持过道灯亮着即可；保持环境安静；保持床单位的清洁舒适。

（6）存在焦虑的患者，鼓励其睡前做一些放松训练。

（7）观察患者的睡眠情况，必要时通知医生处理。

（8）观察患者睡眠的体位、呼吸、对流涎多的患者鼓励侧卧位，保证患者安全，有特殊情况做记录。

4.质量考核

（1）环境舒适、安全。

（2）患者（家属）知晓相关知识；患者掌握放松技术。

（3）患者睡眠情况得到关注。

（4）护理记录准确、及时。

5.效果评价

（1）满足患者安全需要。

（2）为患者提供适宜睡眠环境。

（3）掌握患者睡眠动态，提供恰当帮助。

（二）睡眠护理流程图

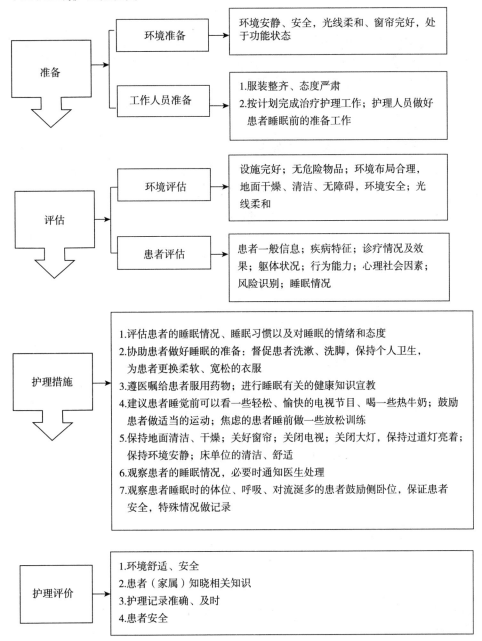

十二、执行医嘱工作标准及流程图

（一）执行医嘱工作标准及要求

1.目的　保证医嘱执行规范，确保医嘱执行及时、准确、无误；确保患者诊疗过程安全，确保护理人员执行诊疗规范，维护职业安全。

2.基本要求

（1）工作人员要求：仪表得体、手卫生规范；具有良好的专业知识、良好的医护沟通能力；慎独。

（2）管理要求

①熟悉医嘱处理、执行程序。

②执行医嘱规范，落实医嘱查对制度、执行制度、掌握并执行口头医嘱执行制度。

③落实危重症抢救制度、院感防控制度。

④严格执行记录，做到准确、及时、规范、完整。

3.工作内容

（1）医嘱必须由在本院拥有两证（医师资格证和执业证）和处方权的医师开具方可执行。

（2）执行医嘱的人员必须是本院具备注册护士资格的人员。

（3）医嘱由医生下达，护士核对医嘱的正确性及执行时间，执行医嘱。护士不能取消、更改医嘱。医嘱必须由医生签名后方有效。

（4）一般不执行口头医嘱（抢救、手术过程中除外）；执行口头医嘱时，执行护士必须复述一遍，双方确认无误后方可执行，并保留安瓿（药品），抢救、手术结束后，医生应及时据实补记医嘱，护士据实补签字执行。

（5）执行医嘱时，应遵照及时、准确原则，严格执行查对制度。

（6）对有疑问的医嘱，护士需核实无误后方可执行。

（7）有执行条码的医嘱执行时需PDA扫描，执行者签字；无执行条码的医嘱在执行后应当在该项医嘱上点击确认执行；或在医嘱执行单上签字确认。

（8）一般长期医嘱应在4小时内执行，抗菌药物医嘱应在2小时内执行。

（9）长期备用医嘱（prn），护士每次执行后签名及执行时间，或由医生开写即刻医嘱后执行。

（10）即刻医嘱（st）在医嘱开出15分钟内执行并签字；抢救患者时应立即执行；临时执行医嘱（s.o.s）12小时内有效，护士执行后签字；若未执行，在此项医嘱栏内标记"未用"。

（11）药敏试验结果记录：阳性以红"+"标记，阴性以黑"–"标记；电子医嘱需在皮试结果中选择相应的项目。

（12）执行输血医嘱时，按输血制度执行。

（13）执行医嘱后再次查对执行是否准确。

（14）执行医嘱注意，如有下列情况之一者应暂时不执行。

①医嘱未核对不执行。

②患者有疑义暂不执行，核实后执行。

③医生不签字不执行。

④药物剂量有疑义不执行。

⑤药物超量暂不执行，核实后执行。

⑥医嘱与患者病情不符不执行。

⑦非紧急情况下的口头医嘱不执行。

⑧可引起过敏的药物没有皮试不执行。

4.质量考核

（1）严格落实查对制度和医嘱执行制度。

（2）确保医嘱执行准确无误、标记规范。

（3）患者（家属）知晓药物治疗相关知识。

5.效果评价

（1）患者安全：遵医嘱执行，确保准确无误；不发生治疗、用药错误。

（2）医护人员执行医嘱处置过程规范，不发生差错。

（二）执行医嘱工作流程图

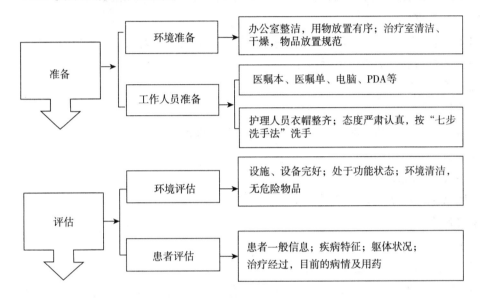

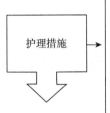

| 护理措施 |

1.医嘱由医生下达，需医生签名后方有效，护士不能取消、更改

2.一般不执行口头医嘱（抢救、手术过程中除外）；执行口头医嘱时，
执行护士必须复述一遍，双方确认无误后方可执行，并保留安瓿（药品），
抢救、手术结束后，医生应及时据实补记医嘱，护士据实签字执行

3.执行医嘱时，应遵照及时、准确原则，严格执行查对制度

4.对有疑问的医嘱，护士需核实无误后方可执行

5.有执行条码的医嘱执行时需PDA扫描，执行者签字；无执行条码的医嘱在
执行后应在该项医嘱上点击确认执行；或在医嘱执行单上签字确认

6.一般长期医嘱应在4小时内执行，抗菌药物医嘱应在2小时内执行

7.长期备用医嘱（prn），护士每次执行后签名及标明执行时间

8.即刻医嘱（st）在医嘱开出15分钟内执行并签字；抢救时应立即执行；临时
执行医嘱（s.o.s）12小时内有效，护士执行后签字；若未执行，在此项医嘱
栏内标记"未用"

9.药敏试验结果记录：阳性以红"+"标记，阴性以黑"-"标记；电子医嘱
需在皮试结果中选择相应的项目

10.执行输血医嘱时，按输血制度执行

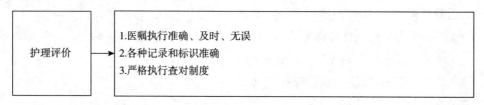

护理评价 →	1.医嘱执行准确、及时、无误
	2.各种记录和标识准确
	3.严格执行查对制度

十三、口服给药护理标准与流程图

（一）口服给药护理标准及要求

1.目的 保证药物的正确实施；用药记录规范；查对制度落实到位。

2.基本要求

（1）工作人员要求：具有良好的专业知识，娴熟的护理操作技术，敏锐的观察能力和沟通交流技巧；仪表得体，手卫生规范。

（2）管理要求

①确保医嘱正确，执行给药程序。

②规范落实医嘱执行制度、查对制度、口服给药制度及流程。

③落实院感防控制度。

④遵守无菌技术原则。

⑤医嘱执行记录准确、及时、规范、完整。

3.工作内容

（1）查对医嘱，核对药物和医嘱单。

（2）准备好药杯、水壶等用物。

（3）评估患者的病情：意识，合作程度，有无义齿、食管疾病，有无吞咽困难等。

（4）做好"三查八对"，查对患者信息（床号、姓名、年龄、腕带号），查对患者所服药物、剂量、作用时间等，核准患者的相貌。

（5）做好健康教育，告知药物的名称，服药的目的、意义及服药注意事项，取得患者的配合。

（6）双人再次查对医嘱和药物。

（7）备温开水，亲自看到患者服下，并检查有无藏药行为。

（8）发药过程中严禁患者自行取药，患者提出疑问需经再次核对后方可发放，对不合作的患者，服药后严密监护30分钟。

（9）发药后再次核对。

（10）观察用药后的反应。

（11）用物分类规范处置。

4.质量考核

（1）确保医嘱正确，严格执行查对制度和医嘱执行制度，执行医嘱及时、准确无误。

（2）规范执行药品发放程序，落实服药查对制度及服药流程。

（3）患者（家属）知晓药物治疗相关知识。

（4）遵循安全用药原则。

5.效果评价

（1）患者服药过程顺利，无藏匿。

（2）执行口服给药程序准确无误。

（3）及时发现患者药物不良反应并遵医嘱处置。

（二）给药工作流程图

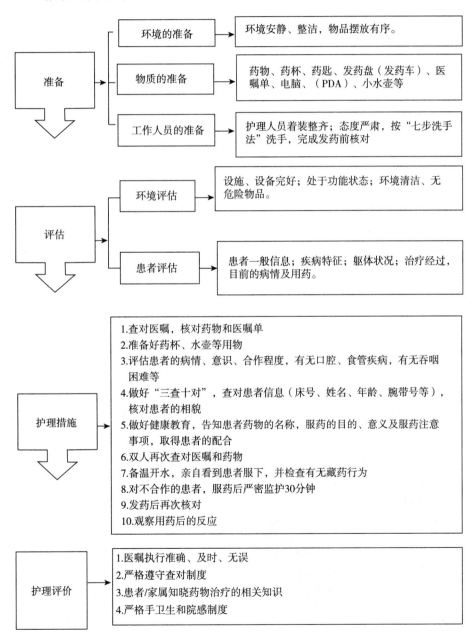

十四、护理观察工作标准与流程图

（一）观察工作标准及要求

1.目的 观察病情，及时发现病情变化；积极处置维护患者安全；规范护理行为，保证职业安全。

2.基本要求

（1）工作人员要求：仪表得体；具有良好的专业知识，娴熟的护理操作技术，敏锐的观察能力和沟通交流技巧；慎独。

（2）管理要求

①落实分级护理要求及巡视制度。

②密切观察患者病情变化，排查隐患，识别风险。

③识别风险并积极处置，严格交接班。

3.工作内容

（1）据护理级别进行巡视，特殊患者不定时巡视，发现异常情况及时报告、处理并做好记录。

（2）参加交接班，掌握患者信息，特别是重点观察患者的病情，了解病房动态。

（3）观察患者的意识、情绪、行为，关注患者的营养、睡眠、排泄，了解患者的躯体情况、合作程度，发现患者的体位、步态、姿势、皮肤黏膜等异常情况，监测生命体征。

（4）洞察患者的心理状态。

（5）重点患者重点观察，不离开视线，适当限制活动区域。重点观察患者的情绪、行为变化；发现患者情绪低落、感到悲观、无望、无助或紧张警惕、情绪激动、容易激惹、行为怪异或紊乱，提示注意采取恰当措施维护患者安全。

（6）了解患者对疾病的认知和对治疗的态度。

（7）了解患者风险评估结果及实验室检查、辅助检查结果。

（8）药物治疗后观察：观察病情的变化和服药后的反应。

（9）特殊检查后观察：询问患者的主观感受；监测生命体征；观察侵入性、有创性检查后局部情况；有无并发症。

（10）特殊治疗后观察：如无抽搐电休克治疗后有无头痛、恶心等不适；监测生命体征、进食进饮情况；病情变化等。

4.质量考核

（1）落实巡视要求，做到床边巡视，按时巡视。

（2）掌握病情，了解患者疾病特征，及时发现患者的病情变化，有效预警。

（3）真实反映患者情况，风险评估准确，客观记录。

（4）随时发现患者的异常情况及时处置。

5.效果评价

（1）及时发现患者病情变化，处置得当，患者安全。

（2）医护人员识别风险，有效预警，去除危险因素。

（二）护理观察流程图

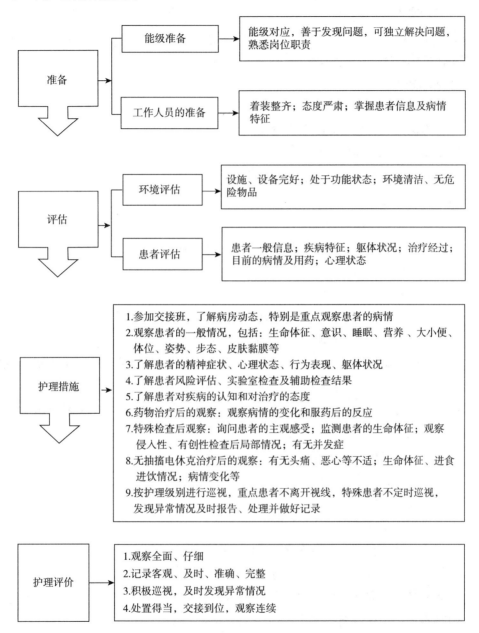

十五、标本采集工作标准与流程图

（一）标本采集工作标准及要求

1.目的　执行标本采集规范，防止差错，为诊断和治疗提供参考依据。

2.基本要求

（1）工作人员要求：仪表得体；具有良好的专业知识，娴熟的护理操作技术，敏锐的观察能力和沟通交流技巧。

（2）物质准备要求：按不同检测需要准备用物；标本的存储和运输符合规范。

（3）管理要求

①遵医嘱执行，落实查对制度、医嘱执行制度。

②执行操作规范，严格无菌操作技术。

③掌握检测结果。

3.工作内容

（1）核对医嘱、检验单（打印条码）。

（2）准备采集标本需要的物质。

（3）评估患者的病情、年龄、意识状态、合作程度。

（4）与患者沟通，讲解采集标本的目的、意义、注意事项。

（5）按七步洗手法做好手卫生。

（6）再次查对患者、医嘱、检查标本容器是否准确。

（7）按不同标本采集要求留取标本。

（8）再次核对。

（9）及时送检标本，有特殊要求的标本按规范执行（如：需要冷藏）。

（10）与检验科室交接标本，确保准确无误并核准签字。

（11）医嘱系统确认执行。整理用物，按照感染控制要求进行废物处理。注意检验结果。

（12）异常情况及时汇报，遵医嘱处理并交接班，及时与患者和家属沟通。

4.质量考核

（1）医嘱处理及时。

（2）医嘱执行查对、执行操作查对。

（3）无菌操作技术规范，流畅。

（4）落实手卫生规范。

（5）标本容器选择准确，标签清晰，标识规范。

（6）用物处理规范。

（7）患者知晓留取标本的目的、意义。

（8）标本交接单执行确认签字。

5.效果评价

（1）标本采集正确。

（2）执行医嘱准确、规范。

（3）执行操作程序规范。

（4）标本符合检验要求。

（二）标本采集及送检流程图

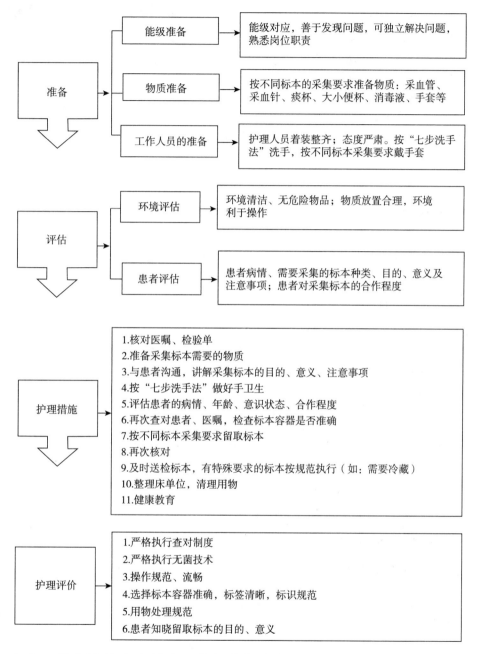

十六、护士陪伴患者外出工作标准与流程图

（一）护士陪伴患者外出工作标准及要求

1.目的 完成病房外检查、治疗或参与户外康复活动任务，保证过程顺利、患者安全。

2. 基本要求

（1）工作人员要求：仪表得体；具有良好的专业知识，敏锐的观察能力和沟通交流技巧。

（2）管理要求：明确患者外出风险，执行护士陪伴外出的规范，落实交接班制度。

3. 工作内容

（1）评估患者外出的目。

（2）评估患者的行动能力，准备需要的运输工具（轮椅、平车），准备患者外出需要的其他物质（氧气枕、病历等）。

（3）评估患者的病情、合作程度、存在或潜在的风险。

（4）与病房护士做好交接班、病房护士记录患者的去向，交待相应的注意事项。

（5）根据患者的病情和风险程度决定护士一次性带患者外出的人数。

（6）护士严密观察患者的病情、心理状态，及时发现风险的先兆，及早处理。

（7）观察患者在外的表现，与病房护士做好沟通。

（8）注意外界的环境安全，减少危险因素。

（9）加强与患者的交流，做好健康教育。

（10）准确记录患者返院的时间及在外的情况。

4. 质量考核

（1）落实交接班制度。

（2）完善风险评估，做好记录；高风险患者需与医疗组沟通，做好预案。

（3）严密观察病情、心理状态，及时处理。

5. 效果评价

（1）患者外出过程顺利安全返回。

（2）护士执行陪伴患者外出诊疗规范。

（3）陪伴患者外出目的实现。

（二）护士陪伴患者外出流程图

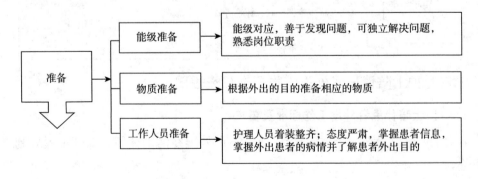

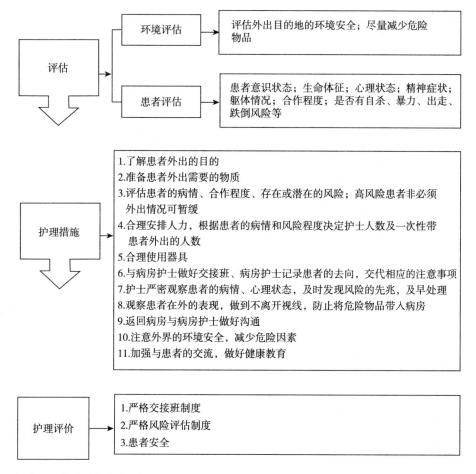

评估 → 环境评估 → 评估外出目的地的环境安全；尽量减少危险物品

评估 → 患者评估 → 患者意识状态；生命体征；心理状态；精神症状；躯体情况；合作程度；是否有自杀、暴力、出走、跌倒风险等

护理措施 →
1.了解患者外出的目的
2.准备患者外出需要的物质
3.评估患者的病情、合作程度、存在或潜在的风险；高风险患者非必须外出情况可暂缓
4.合理安排人力，根据患者的病情和风险程度决定护士人数及一次性带患者外出的人数
5.合理使用器具
6.与病房护士做好交接班、病房护士记录患者的去向，交代相应的注意事项
7.护士严密观察患者的病情、心理状态，及时发现风险的先兆，及早处理
8.观察患者在外的表现，做到不离开视线，防止将危险物品带入病房
9.返回病房与病房护士做好沟通
10.注意外界的环境安全，减少危险因素
11.加强与患者的交流，做好健康教育

护理评价 →
1.严格交接班制度
2.严格风险评估制度
3.患者安全

十七、患者健康教育工作标准与流程图

（一）入院健康教育工作标准及要求

1.入院健康教育工作标准及要求

（1）目的：促进患者和家属了解住院相关知识，尽快熟悉医院环境，减少焦虑；完善病情告知，防范医患纠纷。

（2）基本要求

①环境要求：安全，无危险物品；安静整洁，光线明亮，温、湿度适中。

②设施要求：健康教育资料、入院评估单准确，呈备用状态，必要时备签字笔、知情同意书等。

③管理要求：完善入院健康教育的内容和形式；准备沟通的环境和设施；掌握沟通的技巧。

④工作人员要求：具有良好的专业知识，敏锐的观察能力和沟通交流技巧；仪表得体。

（3）工作内容

①准备好沟通的场所（病房、会议室，必要时选择有录音、录像的房间）。

②准备好沟通所需要的资料（健康教育资料、入院评估单、医患沟通表）。

③评估患者和家属的理解、沟通能力、病情；如患者症状严重影响沟通，可将健康教育的重点转移到家属。

④患者健康教育的重点是病房环境；医护人员；病友；病房管理制度；治疗护理安排等。

·向患者介绍病房环境、设施及作息时间。

·引导患者认识主管医生、责任护士及病友。

·告知患者探视、通话、物品保管等权利及病房管理要求。

·为患者安排治疗护理，并做好解释。

·解答患者疑问，满足患者合理要求。

⑤家属：健康教育的重点是病情沟通；风险评估结果告知及预防措施；病房环境及医护人员、医院制度；陪护的注意事项；危险物品的管理等。

·患者入院后统一穿着医院的服装，随身衣物交给家属。

·告知家属需要为患者准备的生活用品。

·告知家属危险物品管理要求：严禁交给患者打火机、绳带类、指甲刀、玻璃等危险物品，工作人员将于探视时检查家属所交予患者的物品。提醒需戴眼镜、义齿患者家属，配合选用安全、性能可靠的材质，以保证患者安全需要。

·告知家属贵重物品管理要求：请不要交予患者化妆品、首饰、手机、现金、音频设备等贵重物品，病房无法保管，丢失、损坏不能有效避免，如有此情况请家属谅解并自行承担损失。

·告知家属医院关于探视、通话管理要求及类型，并教会家属使用，取得配合。

·向家属做风险告知及可行的预防措施，如需使用特殊治疗、护理手段，需做针对性的解释并取得配合。

如有家属陪护，做好陪护告知，签署必要的知情同意书。

解答家属疑问，并告知家属医护人员联系方式，便于及时联系。

⑥自杀、暴力、出走、跌倒等高风险患者，签署医患沟通表，说明患者潜在或存在的风险，需要家属配合的事项，以及可能采取的护理措施。

⑦对高风险患者，进行针对性的健康指导，鼓励患者表达和采取恰当的应对措施。必要时主动寻求医护人员的帮助

⑧健康教育的形式多样（口头讲解、书面告知、卡片、影视材料、示范、个别教育、集体教育等）。

（4）质量考核

①患者对病房环境、设施及作息时间有初步了解。

②患者知晓主管医生、责任护士，了解即将做的治疗和护理内容。

③家属知晓患者的风险及护理应对措施。

④患者及家属知晓探视、通话、物品保管等权利及病房管理要求。

⑤患者及家属疑问得以解答，知道如何寻求帮助。

⑥沟通顺畅，文件记录完善，符合痕迹化管理要求。

（5）效果评价

①患者知晓病房大致布局、主要设施及作息时间。

②患者知晓主管医生、责任护士，了解即将做的治疗和护理内容。

③家属知晓患者的风险及护理应对措施。

④患者及家属知晓探视、通话、物品保管等权利及病房管理要求。

⑤患者及家属疑问得以解答，知道如何寻求帮助。

⑥健康宣教执行单、评估单、知情同意书等记录全面，签字清楚。

2.入院健康教育流程图

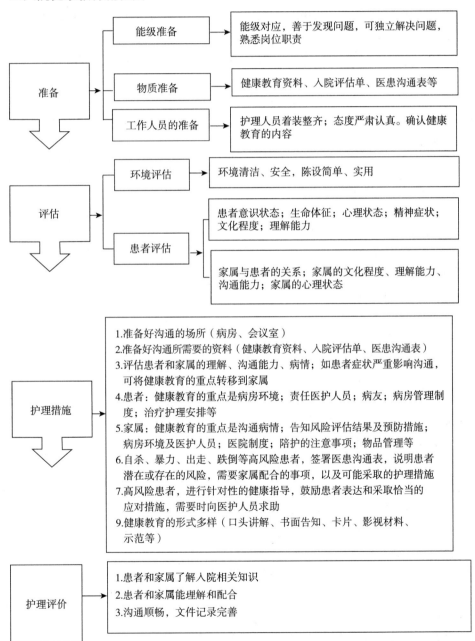

（二）出院健康教育工作标准与流程图

1.出院健康教育工作标准及要求

（1）目的：患者和家属掌握办理出院手续的流程；了解疾病相关知识；知晓院外服药及康复的注意事项；了解出院后的随访流程。

（2）基本要求

①环境要求：安全，无危险物品；安静整洁，光线明亮，温、湿度适宜。

②设施要求：健康教育资料、满意度调查表呈备用状态，必要时备签字笔、空白纸张等。

③管理要求：完善出院健康教育的内容和形式；准备沟通的环境和设施；掌握沟通的技巧。

④工作人员要求：具有良好的专业知识，敏锐的观察能力和沟通交流技巧；仪表得体。

（3）工作内容

①准备好沟通的场所（病房、会议室）。

②准备好沟通所需要的资料（健康教育资料、出院所需资料）。

③评估患者的病情、沟通能力、理解能力。

④评估家属与患者的关系，家属的沟通能力、理解能力。

⑤确定健康教育的形式、内容

·办理出院手续的流程、相关注意事项。

·院外服药的注意事项：患者药物服用剂量、时间、用法、药物的保管知识等。

·定期复诊的要求及时间：复诊的重要性，与医生联系的方式；提供合适的护理咨询门诊预约方法等。

·出院后病情观察要点，复发先兆，早期症状识别与求助。

·院外康复的注意事项：如何调节情绪，正确处理人际关系；生活、学习、职业、社交等相关内容等。

·根据患者疾病类型及特点，做针对性的补充和强化。

⑥解答患者及家属的疑问。

⑦对本次宣教做效果评价，并根据评价结果作出调整。

⑧进行本次住院的满意度调查。

⑨对患者物品进行交接。

⑩完善相应的记录，做好痕迹化管理。

（4）质量考核

①患者和家属知晓办理出院手续的流程。

②患者和家属掌握院外服药的时间、剂量，了解用药的注意事项。

③患者和家属知晓定期复诊的要求和时间。

④患者和家属知晓本疾病的主要复发先兆及关键应对措施。

⑤患者和家属了解院外康复的要点。

⑥患者和家属的疑惑得以解答。

⑦患者和家属准确完成对本次住院的满意度调查。

⑧沟通顺畅，物品交接准确，文件记录完善。

（5）效果评价

①患者和家属顺利办理出院手续。

②患者和家属准确掌握院外服药的时间、剂量及注意事项。

③患者和家属知晓复诊的要求和时间。

④患者和家属能够说出本疾病的主要复发先兆及关键应对措施。

⑤患者和家属了解院外康复的要点。

⑥患者和家属的疑惑得以解答。

⑦患者和家属准确完成对本次住院的满意度调查。

⑧物品交接准确，患者和家属对本次宣教满意，文件记录完善。

2.出院健康教育流程图

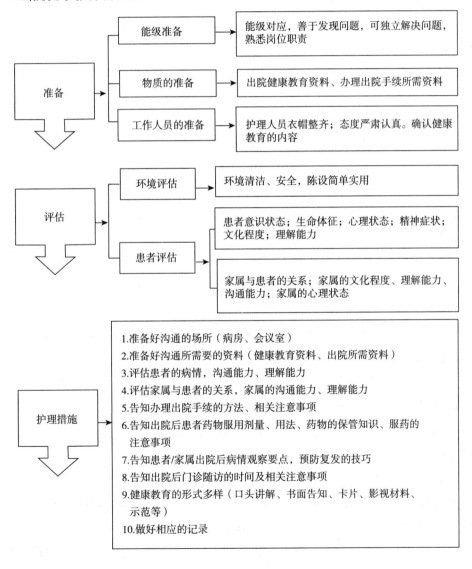

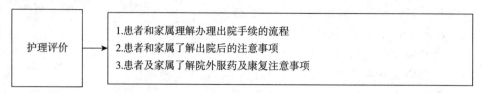

（三）住院健康教育流程图

1.住院健康教育工作标准及要求

（1）目的：患者和家属掌握疾病相关知识、治疗相关知识、检查相关注意事项等；促进医患沟通，防范医疗纠纷；提高住院满意度。

（2）基本要求

①环境要求：安全，无危险物品；安静整洁，光线明亮，温、湿度适中。

②设施要求：健康教育资料、满意度调查表，呈备用状态，必要时备签字笔、空白纸张等。

③管理要求：确定住院沟通的内容；灵活多样的教育形式；满足个性化的需求；防范医疗纠纷的发生。

④工作人员要求：具有良好的专业知识；敏锐的观察能力和沟通交流技巧；仪表得体。

（3）工作内容

①准备好沟通的场所（病房、会议室）。

②准备好沟通所需要的资料（健康教育资料）。

③评估患者的病情，沟通能力、理解能力等。

④确定健康教育的形式、内容

·疾病相关知识教育：所患疾病，症状的认知，自我识别异常表现，寻求帮助的途径，预防复发的技巧等。

·药物知识相关教育：治疗药物的名称，大概形状及颜色，药物治疗作用、可能出现的副反应及应对药物不良反应的方法等。

·各项检查、检验、治疗、护理项目的教育：目的、意义、内容、需要如何配合以及特殊注意事项等。

·风险预防的相关知识教育：如预防跌倒的相关注意事项；自杀风险的应对措施；暴力的情绪管理等。

·安全管理的相关知识：正确的水、电管理；危险品的管理；自身安全防护技能。

·疾病康复相关宣教：纠正偏差，建立正确的思维模式；情绪管理；药物自我管理的技能；社会交往能力：有效沟通、解决问题；日常生活能力训练等。

·躯体疾病相关健康教育：糖尿病、高血压、心脏病、感冒发热等常见疾病预防、治疗知识宣教。

⑤及时解答患者及家属的疑问。

⑥对每次宣教效果做出评价，并根据结果进行调整。

⑦对病房工作内容进行满意度评价。

⑧完善相应的记录，做好痕迹化管理。

（4）质量考核

①资料准备充分，健康教育进行顺利。

②健康教育内容及形式适宜，符合教育对象的认知水平。

③形式多样，患者能够掌握教育内容中的主要知识。

④患者疑问得以解答，知晓如何寻求帮助。

⑤宣教过程顺利，沟通顺畅，患者满意。

⑥工作人员及患者安全，无不良事件发生。

⑦文件记录全面完整。

（5）效果评价

①健康教育顺利进行。

②健康教育内容及形式适宜，符合教育对象的认知水平。

③患者能够掌握教育内容中的主要知识并能运用。

④患者疑问得以解答，知晓如何寻求帮助。

⑤突发事宜能有效解决，无不良事件。

⑥工作人员及患者安全，对本次宣教满意。

⑦文件记录全面完整、符合要求。

2.住院健康教育流程图

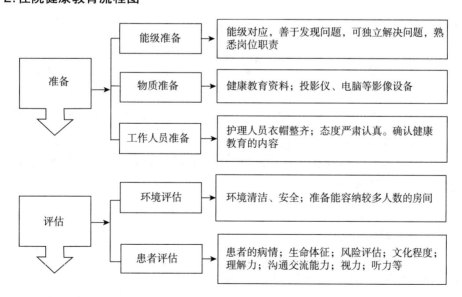

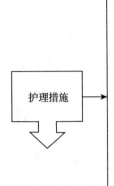

护理措施

1.准备好沟通的场所（病房、会议室）

2.准备好沟通所需要的资料（健康教育资料）

3.评估患者的病情，沟通能力、理解能力等

4.疾病相关知识的教育：包括症状的认知；药物的名称；作用及不良反应的观察及处理；预防复发的技巧

5.检查相关知识：检查的目的、意义、需要如何配合以及特殊的注意事项等

6.治疗的相关知识：如电疗的相关知识，治疗的相关注意事项等

7.风险预防的相关知识：如预防跌倒的相关注意事项；自杀风险的应对措施；暴力的情绪管理等

8.家属：重点在风险的管理教育及如何正确地支持和陪护患者

9.安全管理的相关知识：正确的水、电管理；危险品的管理

10.营养知识教育

11.睡眠知识教育等

12.可以采取团体和个别教育的形式

13.根据患者掌握情况，必要时进行强化

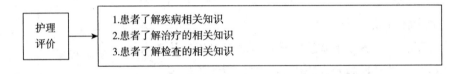

护理评价

1.患者了解疾病相关知识

2.患者了解治疗的相关知识

3.患者了解检查的相关知识

（四）团体健康教育工作标准与流程图

1.团体健康教育工作标准及要求

（1）目的：满足患者对健康知识的需求，促进家属掌握照护的技巧；提高住院满意度；提高工作效率。

（2）基本要求

①环境要求：安全、无危险物品，宽敞、不拥挤；安静整洁，光线明亮，温、湿度适中。

②设施要求：健康教育资料、满意度调查表，呈备用状态，必要时备签字笔、空白纸张等。

③管理要求：确定健康教育的内容；灵活多样的教育形式；丰富多样的教育资料；促进护患沟通；防范医疗纠纷的发生。

④工作人员要求：具有良好的专业知识，敏锐的观察能力和沟通交流技巧，团体教育的技巧；仪表得体。

（3）工作内容

①准备好健康教育所需资料、设备（电脑、投影仪、教具等）。

②做好环境准备，确保环境整洁、安全、宽敞。

③评估教育对象的知识水平、理解能力等。

④设计团体健康教育的内容、形式。

⑤组织团体参与的人员（患者团体、家属团体）。

⑥确认健康教育的时间及团体健康教育的领导者和助手。

⑦患者团体健康教育的内容：疾病知识；药物知识；压力管理；情绪管理；社交训练等。

·疾病相关知识的教育：所患疾病，症状的认知，自我识别异常表现，寻求帮助的途径，预防复发的技巧等。

·药物知识相关教育：治疗药物的名称、大概形状及颜色，药物治疗作用，可能出现的副反应及应对药物不良反应的方法等。

·各项检查、检验、治疗、护理项目的教育：目的、意义、内容、需要如何配合以及特殊注意事项等。

·风险预防的相关知识教育：如预防跌倒的相关注意事项；自杀风险的应对措施；暴力的情绪管理等。

·安全管理的相关知识：正确的水、电管理；危险品的管理；自身安全防护技能。

·疾病康复相关宣教：纠正偏差，建立正确的思维模式；情绪管理；药物自我管理的技能；社会交往能力：有效沟通、解决问题；日常生活能力训练等。

·躯体疾病相关健康教育：糖尿病、高血压、心脏病、感冒发热等常见疾病预防、治疗知识宣教。

⑧家属团体健康教育的内容：疾病知识；药物知识；护理患者的技巧；与患者沟通的技巧；求医技能；患者出现紧急情况的应对措施等。

⑨采取灵活多样的健康教育形式。

⑩观察团体成员的反应，及时调整和做出恰当应对措施。

⑪及时解答教育对象的疑问。

⑫不断完善健康教育的内容。

⑬调动团体成员参与的积极性。

⑭做好记录。

（4）质量考核

①资料准备充分，团体健康教育进行顺利。

②团体健康教育内容及形式适宜，符合教育对象的认知水平。

③形式多样，患者（家属）能够掌握教育内容中的主要知识。

④患者（家属）疑问得以解答，知晓如何寻求帮助。

⑤组织者能够有效解决突发事宜。

⑥团体参与者互动好、积极性高。

⑦文件记录全面完整。

（5）效果评价

①团体健康教育顺利进行。

②团体健康教育内容及形式适宜，有益于患者（家属）。

③患者（家属）能够掌握教育内容中的主要知识并能运用。

④患者（家属）疑问得以解答，知晓如何寻求帮助。

⑤突发事宜能有效解决，无不良事件。

⑥团体参与者对本次宣教满意。

⑦文件记录全面、完整，符合要求。

2.团体健康教育流程图

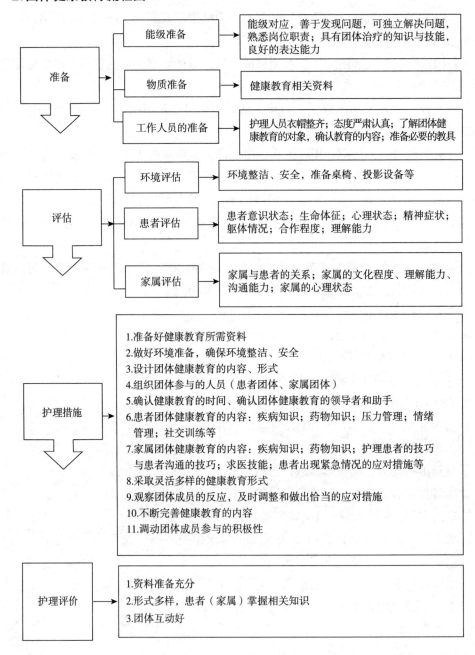

（五）个体健康教育标准与流程图

1.个体健康教育标准及要求

（1）目的：满足患者（家属）对健康知识的需求；提高住院满意度，防范医患纠纷。

（2）基本要求

①环境要求：安全，无危险物品；安静整洁，光线明亮，温、湿度适中。

②设施要求：健康教育资料、满意度调查表，呈备用状态，必要时备签字笔、空白纸张等。

③管理要求：告知患者健康教育的目的；确定健康教育的内容；采取灵活多样的教育形式；准备丰富多样的教育资料；促进护患沟通；防范医疗纠纷的发生。

④工作人员要求：具有良好的专业知识，敏锐的观察能力和沟通交流技巧；仪表得体。

（3）工作内容

①评估患者和家属的理解、沟通能力、病情；如患者症状严重影响沟通，可将健康教育的重点转移到家属。

②向教育对象做好解释告知，取得配合。

③根据患者病情的不同阶段：新入院（24小时内）、入院前两周、系统治疗期、出院前期、出院时等，设计健康教育的内容。

④准备健康教育的资料。

⑤确认健康教育的地点（病房、专门的沟通室）；健康教育的时间。

⑥根据患者（家属）的情况，确定健康教育的形式。

⑦患者健康教育的内容：疾病知识；药物知识；病房治疗的时间安排；各种治疗和检查的目的、意义；饮食相关知识、睡眠相关知识；康复相关知识等。

⑧家属健康教育的内容：疾病知识；药物知识；观察患者的技巧；与患者沟通的技巧；安全管理的目的、意义；照护技巧；患者特殊风险的告知及相关知识介绍。

⑨评估患者（家属）的知识掌握情况，根据评估结果做出调整，必要时需要重复强化。

⑩特殊健康教育（如风险告知及处理措施）；应做好痕迹化管理；做好文件记录。

（4）质量考核

①资料准备充分，健康教育进行顺利。

②健康教育内容及形式适宜，符合教育对象的认知水平。

③形式多样，教育计划个体化，有针对性。

④患者能够掌握教育内容中的主要知识。

⑤患者疑问得以解答，知晓如何寻求帮助。

⑥宣教过程顺利，沟通顺畅，患者满意。

⑦工作人员及患者安全，无不良事件发生。

⑧文件记录全面完整。

（5）效果评价

①健康教育顺利进行。

②健康教育内容及形式适宜，符合教育对象的认知水平。

③教育计划个体化，有针对性。

④患者能够掌握教育内容中的主要知识并能运用。

⑤患者疑问得以解答，知晓如何寻求帮助。

⑥突发事宜能有效解决，无不良事件。

⑦工作人员及患者安全，对本次宣教满意。

⑧文件记录全面、完整，符合要求。

2.个体健康教育流程图

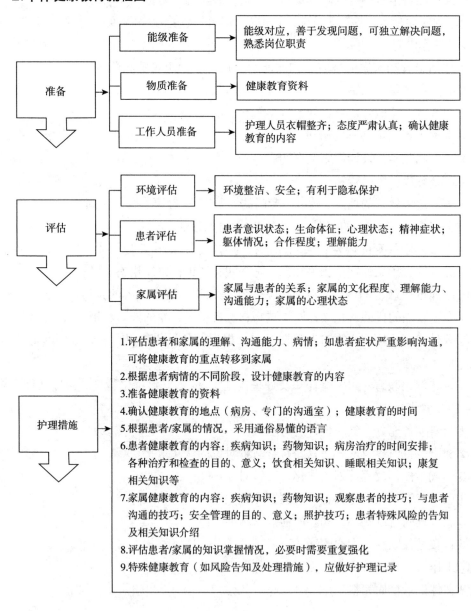

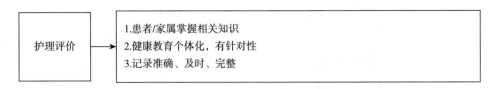

护理评价	1.患者/家属掌握相关知识
	2.健康教育个体化，有针对性
	3.记录准确、及时、完整

十八、康复护理工作标准与流程图

（一）康复护理工作标准及要求

1.目的 预防精神疾病的复发；最大程度地恢复因患病而丧失的家庭社会功能；降低精神残疾程度，改善患者功能，提高满意度。

2.基本要求

（1）环境要求：安静整洁，光线明亮，温、湿度适中；安全，无危险物品；宽敞不拥挤，易于观察。

（2）设施要求：准备康复设备、物品。

（3）管理要求：掌握康复的理念和技术；设计多样化的康复方法；调动参与的积极性；因地制宜地运用场地。

（4）工作人员要求：具有良好的专业知识，敏锐的观察能力和沟通交流技巧；仪表得体。

3.工作内容

（1）评估患者病情；有无自杀、暴力、出走等风险。

（2）评估患者的功能状况；康复的动机、目标；目前存在的功能障碍；对康复的期望；患者的优势、劣势以及兴趣、爱好等。

（3）和患者讨论康复目标，设计康复方案和康复内容。

①生活行为康复训练，包括日常生活动作训练、自我照顾技巧训练等。

②文体娱乐活动训练，包括工娱治疗、特殊工娱治疗，精神障碍作业疗法等。

③社会交往技能训练，包括各种沟通交流、社会交往等。

④学习行为的康复训练，包括一般性教育活动，家庭生活技能训练等。

⑤药物的自我管理技能训练，包括药物知识的讲解，不良反应的识别及应对，药物自我管理等。

⑥症状自我监控程式化训练，包括疾病复发的先兆识别，如何获取帮助等达到防止复发的目的。

（4）拟定患者参加康复的项目，转介到康复相关部门。

（5）康复相关护士再次评估，和患者讨论，确认康复内容。

（6）根据不同的康复项目，护士准备康复所需物质（乐器、纸笔、健身器械等）。

（7）康复护士根据康复目标，设计康复内容和形式。

（8）组织患者参与康复活动，观察患者在康复中的表现，及时鼓励。

（9）评估患者在康复中的情况，动态修改康复目标和参与的康复项目。

（10）与医疗、病房护士反馈患者在康复中的表现。

（11）注意康复活动中患者的安全。

（12）康复目标循序渐进，从易到难，不同阶段完整衔接。

（13）了解患者参与康复后的反馈；鼓励患者参与的动机。

4.质量考核

（1）康复目标符合患者的现状及需求。

（2）康复措施针对性强，既照顾群体的需求，又能满足个性的目标。

（3）康复护士掌握康复护理技巧，顺利完成康复训练。

（4）康复形式多样化，患者参与度高、满意。

（5）动态评估，及时作出调整。

（6）康复的各个阶段能完整衔接，有连续性。

5.效果评价

（1）制定的康复目标科学、合理。

（2）康复措施针对性强，能满足患者需求。

（3）康复活动灵活多样，能调动参与的积极性。

（4）组织有序，工作人员掌握能动态调整的计划和措施。

（5）工作人员能动态评估康复效果，并及时调整。

（6）康复的各个阶段能完整衔接，有连续性。

（二）康复护理流程图

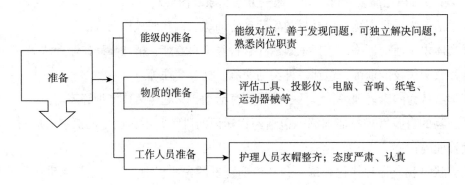

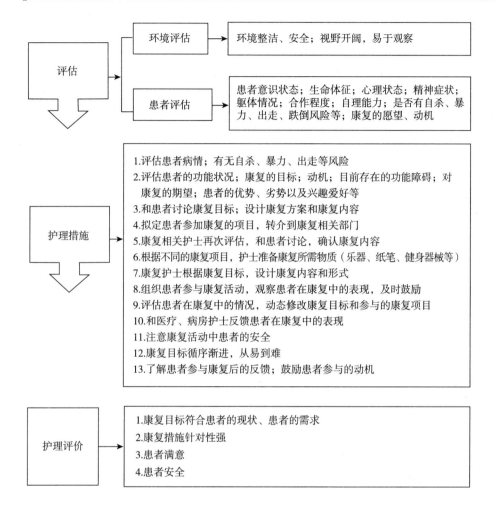

十九、延续性护理工作标准与流程图

（一）延续性护理工作标准及要求

1.目的 探索延续护理的形式和内涵；改善服务流程，提供全面性、延续性、协调性、协助性的护理服务；维护患者健康，提升患者的生活质量和满意度；使患者与医疗机构之间保持持续性联系。

2.基本要求

（1）管理要求：政策支持、制度完善、医疗资源充足；构建多学科参与的服务团队；创建不同的延续性护理模式；设计服务内容；提供全程服务。

（2）工作人员要求：具有良好的专业知识；熟悉信息技术；良好的沟通技巧及协调能力。

（3）设施要求：满足不同模式所需的信息设备、资料、通讯及交通工具等。

（4）环境要求：安全。

3.工作内容

（1）评估现有的资源，规划延续性护理的模式。

①基于医院的延续性护理模式，该模式主要针对急性期入院经过一段时间的治疗出院后仍有较高护理需求的患者。主要措施有定期家庭访视、电话随访、现场咨询等跟踪观察患者的健康状况，为患者提供专业建议及技术支持，为患者及家属风险预警、处理突发事件提供帮助。

②基于社区的延续性护理模式，主要干预措施包括：提供一般及特殊治疗性护理服务；设置社区宣传栏，定期开展健康讲座；由专业人员为患者提供日间康复训练及护理；定期家庭访视；监督患者遵医行为等。

③医院-社区-家庭三元联动模式：通过在医院、社区、家庭三者之间形成一个环形的交流协作模式，进而为患者提供全程无缝专业护理服务。

（2）构建多学科的延续护理团队（医生、护士、社工、心理治疗师、药师、社区服务人员）。

（3）评估患者需求、家庭及社区资源，提供适当的服务。

（4）服务的内容：建立患者的健康档案；向患者/家庭提供健康咨询服务（疾病知识、药物知识、康复技能）；常规随访，追踪患者院外健康状态；提供院外照护的技巧；家庭访视时完成可以提供的护理技术；向社区护士提供专业的技术支持。

（5）服务的形式：电话随访、家庭访视、护理门诊、网络平台、社区医院联动、延续护理中心等。

（6）根据医院的资源和患者的病情，可以采取个别咨询和团体服务的形式。

（7）服务的频次：根据患者的病情和医院的资源情况，设计服务的频次。

（8）制定延续性护理服务计划并实施。

（9）动态评估护理服务的内容及形式，及时处理所遇问题，做出调整。

（10）动态评估护理服务的效果及患者的反应，做好多学科的沟通，必要时转介。

（11）做好文件记录、汇总。

（12）总结经验，改进不足，不断完善延续性护理服务。

4.质量考核

（1）延续护理形式多样，满足不同层级患者（家属）/社区的需求。

（2）延续服务内容多样，满足个性化需求。

（3）良好的沟通技巧，高效的多学科团队。

（4）护理服务全面、连续。

（5）护理服务内容科学、专业、有效。

（6）文件记录清晰、完整。

（7）符合优质护理服务目标。

5.效果评价

（1）延续护理形式多样，满足不同层级患者的需求。

（2）护理服务内容全面、科学，有针对性。

（3）团队合作高效，沟通顺畅，协调性强。

（5）对患者的护理服务连续不间断。

（6）文件记录清晰、完整。

（7）按要求完成随访，患者满意。

（二）延续性护理工作流程图

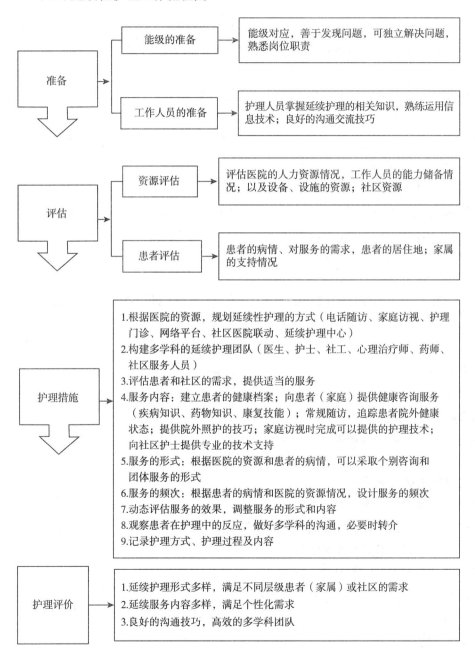

二十、患者通讯与探访护理工作标准与流程图

（一）通讯护理工作标准与流程图

1.患者通讯护理工作标准及要求

（1）目的：运用传统（书信）和现代信息技术（电话、网络），满足患者与外界联系的需求。

（2）基本要求

①管理要求：按照法律、法规的要求，尊重患者的权利。

②工作人员要求：具有良好的专业知识和法律知识；熟悉信息技术；良好的沟通技巧。

③设施要求：准备纸张、笔以及电话、网络等设备。

④环境要求：安全、安静。

（3）工作内容

①做好患者通讯必要的物品准备（笔、纸、公用电话、网络通路等）。

②评估患者的病情、风险、理解沟通能力等。

③根据患者及家属的状况和意愿，选择恰当的通讯方式：患者可以采用书信的方式与家属联系；也可以采取公用电话的方式；还可以通过网络视频进行远程会面。

④必要时工作人员向患者所要通讯的对象进行告知，取得配合。

⑤选择适宜的场所，提供安静、安全的环境。

⑥对于合作的患者和开放管理的患者，可以携带电子通讯设备，方便患者与家属联系。

⑦通讯过程中，观察患者和通讯对象沟通时的情绪状态，必要时及时危机干预。

⑧患者有不恰当或异常的言行时，与通讯对象做好沟通。

⑨注意患者通讯时的隐私保护。

⑩动态评估患者通讯后的反应，及时作出有效调整。

⑪做好记录，必要时交接班。

（4）质量考核

①符合法律法规及医院制度要求。

②通讯方式能够满足患者需求。

③准确全面评估，能有效杜绝通讯期间意外发生。

④尊重患者权利、保护患者的隐私。

⑤恰当的危机干预，保证患者安全。

⑥通讯期间，工作人员能够及时为患者提供帮助。

⑦记录清晰。

（5）效果评价

①患者安全。

②职业安全。

③通讯方式满足不同层次患者的需要。

④患者（家属）满意。

⑤记录规范。

2.患者通讯护理流程图

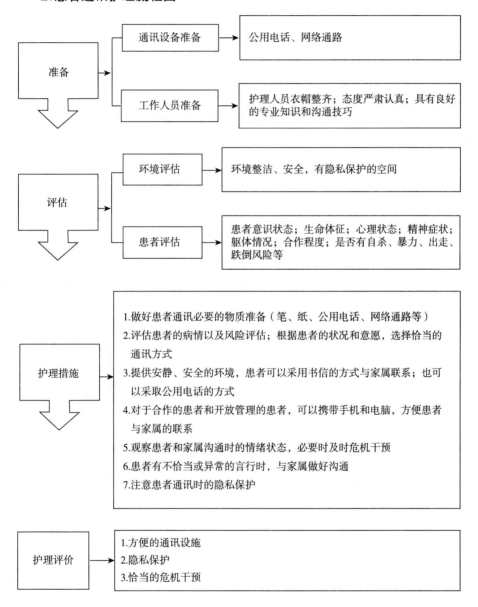

准备
- 通讯设备准备 → 公用电话、网络通路
- 工作人员准备 → 护理人员衣帽整齐；态度严肃认真；具有良好的专业知识和沟通技巧

评估
- 环境评估 → 环境整洁、安全，有隐私保护的空间
- 患者评估 → 患者意识状态；生命体征；心理状态；精神症状；躯体情况；合作程度；是否有自杀、暴力、出走、跌倒风险等

护理措施
1.做好患者通讯必要的物质准备（笔、纸、公用电话、网络通路等）
2.评估患者的病情以及风险评估；根据患者的状况和意愿，选择恰当的通讯方式
3.提供安静、安全的环境，患者可以采用书信的方式与家属联系；也可以采取公用电话的方式
4.对于合作的患者和开放管理的患者，可以携带手机和电脑，方便患者与家属的联系
5.观察患者和家属沟通时的情绪状态，必要时及时危机干预
6.患者有不恰当或异常的言行时，与家属做好沟通
7.注意患者通讯时的隐私保护

护理评价
1.方便的通讯设施
2.隐私保护
3.恰当的危机干预

（二）患者探访护理工作标准与流程图

1.患者探访护理工作标准及要求

（1）目的：满足家属探视患者的权利；增加家属陪伴的时间，便于患者与家属间的情感交流，缓解双方焦虑情绪，提高患方满意度；保证患者安全，促进患者康复。

（2）基本要求

①管理要求：符合法律、法规的要求，尊重患者和家属的权利；避免危险物品进入病房，保证探视安全。

②工作人员要求：具有良好的专业知识和法律知识；识别风险评估的能力；良好的沟通技巧。

③设施要求：有必要的座椅等设施，注意隐私保护。

④环境要求：安全，宽敞不拥挤，安静不嘈杂。

（3）工作内容

①准备好探视的环境，检查环境的设施、设备，排除安全隐患，确保环境安全。

②评估患者的病情和风险情况；决定探视的地点（探视室或病房）。

③根据医院的人力资源和治疗需要，设计探视的时间安排。

④评估探视者与患者的关系，做好登记工作。

⑤做好告知，征得患者知情同意。

⑥探视过程中加强巡视，观察患者的病情变化，及时提供帮助或危机干预。

⑦探视过程中，做好健康教育，特别是安全宣教。

⑧根据患者（家属）的需求，提供个性化的疾病知识宣教和心理辅导。

⑨注意患者家属携带的食品安全和避免危险物品的进入（物品安全）。

⑩注意患者隐私保护。

⑪探视后及时与患者及家属沟通，了解探视整体情况。

⑫有异常情况，做好记录及交接班。

（4）质量考核

①探视环境安全，无危险物品。

②尊重患者，满足患者合理需求。

③探视过程中巡视到位，突发问题能得到及时解决。

④健康教育的内容和形式满足患者（家属）的要求。

⑤环境舒适、安静，能满足隐私保护。

⑥做好探视物品安全检查，杜绝危险物品进入病房。

⑦探视后与患者及家属进行沟通，了解探视整体情况。

⑧对当次探视进行总结，做好持续改进。

⑨患者及家属满意。

（5）效果评价

①无安全事件发生。

② 患者（家属）合理需求得到满足。

③符合巡视要求，突发状况得以有效应对。

④与患者（家属）及时沟通，能够有效解答其疑惑。

⑤安全检查到位，无危险物品进入病房。

⑥与家属沟通到位，有效持续改进。

2.患者探访护理流程图

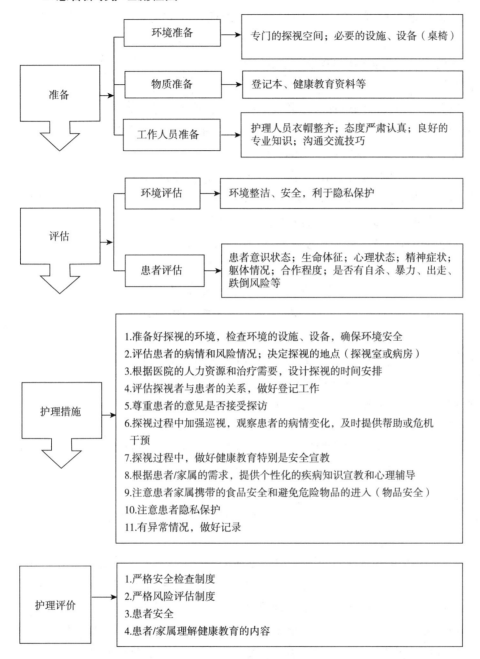

图中内容：

准备
- 环境准备 → 专门的探视空间；必要的设施、设备（桌椅）
- 物质准备 → 登记本、健康教育资料等
- 工作人员准备 → 护理人员衣帽整齐；态度严肃认真；良好的专业知识；沟通交流技巧

评估
- 环境评估 → 环境整洁、安全，利于隐私保护
- 患者评估 → 患者意识状态；生命体征；心理状态；精神症状；躯体情况；合作程度；是否有自杀、暴力、出走、跌倒风险等

护理措施
1.准备好探视的环境，检查环境的设施、设备，确保环境安全
2.评估患者的病情和风险情况；决定探视的地点（探视室或病房）
3.根据医院的人力资源和治疗需要，设计探视的时间安排
4.评估探视者与患者的关系，做好登记工作
5.尊重患者的意见是否接受探访
6.探视过程中加强巡视，观察患者的病情变化，及时提供帮助或危机干预
7.探视过程中，做好健康教育特别是安全宣教
8.根据患者/家属的需求，提供个性化的疾病知识宣教和心理辅导
9.注意患者家属携带的食品安全和避免危险物品的进入（物品安全）
10.注意患者隐私保护
11.有异常情况，做好记录

护理评价
1.严格安全检查制度
2.严格风险评估制度
3.患者安全
4.患者/家属理解健康教育的内容

二十一、护理会诊与护理查房标准与流程图

（一）护理会诊标准与流程图

1.护理会诊标准及要求

（1）目的：解决临床护理难题，促进学科交流，提高护理人员的业务水平。

（2）基本要求

①管理要求：明确护理会诊的范围；承担会诊任务的护士的资质；会诊的流程；会诊意见的落实。

②工作人员要求：具有相应的资质，医院授权。

（3）工作内容

①评估患者的病情，明确患者现存疑难护理问题，提出会诊申请。

②和患者（家属）沟通，告知会诊的目的、意义，取得患者（家属）的理解和支持。

③根据患者护理问题，确定护理会诊类型。

·单科会诊申请：责任护士提出申请，护士长审核，邀请相应的护理专业小组。

·多学科会诊申请：责任护士申请，护士长审核，提请科护士长审查，上报护理部，由护理部或科护士长组织，协调各护理专业小组及相关科室。

·院外会诊：精神专科医院，涉及跨专业疑难护理问题，由护理部汇报医院，同意后组织院外会诊。

④接到会诊通知后，相关护理专家小组及科室安排能级相当的人员参加会诊；会诊的时间要求根据各医院情况制定，一般情况下，普通会诊24小时完成，急会诊30分钟执行。

⑤会诊流程：包括申请、组织、会诊、跟踪4个步骤。

·会诊申请：由患者所在病区自行填写患者姓名、性别、年龄、初步诊断、会诊目的、被邀请护理专家小组或科室、患者目前的病史及护理措施等信息，申请提交至护理专家小组或护理部。

·会诊组织：护理专业小组或护理部根据会诊申请的护理问题种类、严重程度、相应护理专业团队的人力资质、工作量等，安排相关护理专家立即或择期进行现场会诊。

·会诊过程：病区护士长和责任护士随同，详细了解患者病情，主要对患者的基础护理、精神症状护理、心理护理、饮食护理等目前疑难护理问题进行针对性指导，完成会诊意见。

·会诊跟踪：会诊的最后一部分为会诊意见落实及效果评价。会诊意见的落实由责任护士执行、病区护士长督导。责任护士根据会诊意见修订护理计划，制定护理措施并实施，护士长进行指导，并动态评估护理效果。

⑥完善护理会诊单书写记录，由护士长科室备存原件，复印件提交护理部。

⑦将会诊意见及主要护理措施与患者（家属）进行告知，做到知情同意。

⑧病区组织学习。

（4）质量考核

①评估准确，护理问题符合会诊标准。

②与患者（家属）沟通到位，符合知情同意要求。

③会诊及时、有效，满足患者护理需求。

④严格执行会诊流程，步骤清晰。

⑤会诊意见明确、可实施。

⑥修订的护理计划与会诊意见相符。

⑦护理措施落实到位，护理评价动态、及时。

⑧会诊记录全面、完整。

（5）效果评价

①患者（家属）正确理解并配合。

②护理会诊申请准确、及时。

③会诊意见科学、有针对性，便于临床实施。

④通过会诊，患者护理问题得到解决。

⑤护士业务能力有所提升。

2.护理会诊流程图

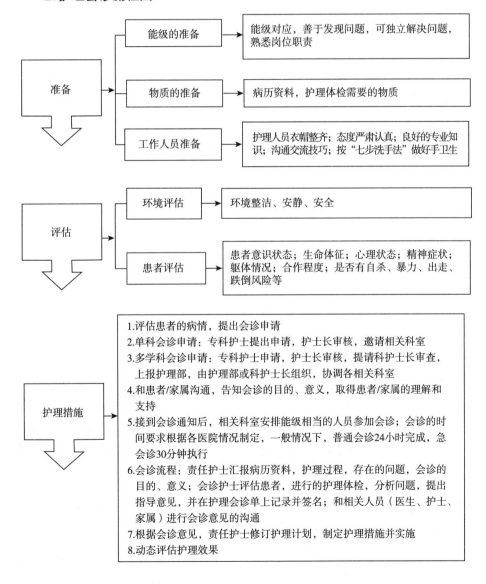

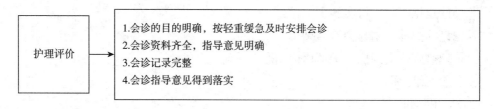

护理评价

1.会诊的目的明确，按轻重缓急及时安排会诊
2.会诊资料齐全，指导意见明确
3.会诊记录完整
4.会诊指导意见得到落实

（二）护理查房标准与流程图

1.护理查房标准及要求

（1）目的：解决临床护理难题、护理管理难题和教学疑惑；促进学科交流，提高护理人员的业务水平、教学水平和管理水平；检查护理质量、落实规章制度、提高患者对护理工作满意度。

（2）基本要求

①管理要求：明确护理查房内容、范围、形式和查房的目的；组织相关人员、准备场地、资料、相关的设备（电脑、投影仪、教具）。

②工作人员要求：根据查房的目的，确定查房的组织者和参与人员；组织者需要相应的专业知识、教学技巧、良好的沟通交流技巧和组织能力。

（3）工作内容

①根据查房的目的，准备查房的形式（疑难患者查房、危重患者查房、教学查房、管理查房等）。

②做好查房前资料的收集：包括患者的基本情况，各类辅助检查结果，主要用药，特殊治疗措施，护理问题和护理措施等。

③与患者沟通，告知查房的目的、意义，取得配合。

④评估查房参与者的层次；做好查房资料呈现形式准备，如查房病历书写、PPT制作等。

⑤确定查房的时间、地点，做好环境准备。

⑥常规、疑难患者查房内容

·病历（问题）报告：责任护士利用多媒体、书面材料等形式汇报资料，包括患者病情、主要症状及体征、心理状态、护理计划、目前主要的护理措施，提出现存的护理问题和本次查房的目的。

·查看患者：主要查房者通过现场病史询问、精神检查、护理体检、风险评估等，总结患者的阳性症状、体征和存在的健康问题、护理风险等。

·耐心解答患者所提出的问题及疑问，提供针对性的健康指导。

·查房者进行问题补充，澄清疑惑，明确重点、难点。

·参与者根据查房目的表达自己的观点。

·主持查房者组织大家分析，并展开讨论。

·查房者对此次查房进行讲评总结。对重点问题进行分析和讨论，给予指导性建议和前瞻性信息介绍。

·根据讨论的结果修订护理计划，制定护理措施。

⑦教学查房内容：教学查房的侧重点在于通过讲解、讨论分析和归纳整理等方法，印证所学的书本知识，使理论密切联系实际，让参与者能真正掌握所学的临床护理知识并用于解决实际工作中所遇到的问题。查房环节应增加参与者提问、知识点回顾、理论知识延伸等，同时穿插临床护理工作中易出现的失误、易忽略的知识点及以往出现频率较多的问题，开展讨论，充分发表各自的见解。最后由主持者对整个教学查房过程、知识水平的提高、对患者的人文关怀、临床工作的指导意义、存在的问题与不足进行现场总结、评价。

⑧管理查房内容：管理查房时针对提出的问题，现场查看或图片呈现。提问和讨论：根据管理中的重点、难点，主持查房的人员进行提问，参与者表达自己的观点；主持者进行分析，并展开讨论；主持者提出自己的意见、建议，呈现该问题的学科研究新进展。最后根据讨论的结果，对存在的管理问题和隐患进行整改。

⑨相关人员做好记录。

⑩查房主持者追踪护理措施、管理问题的落实整改情况；教学查房应关注学生的反馈。

（4）质量考核

①查房前资料准备充分、全面。

②查房过程条理清晰，查房内容切合实际、有针对性。

③有患者参与的查房要做到尊重患者、保护隐私、知情同意。

④查房指导意见明确，能有效落实。

⑤教学查房能体现学科前沿，有效指导学生。

⑥对查房结局进行及时有效追踪、评价。

（5）效果评价

①解决临床护理难题、管理难题等。

②教学查房提升学生能力、拓展参与者所学知识。

③护理人员业务水平、解决问题能力得以提高。

④提高护理质量，改善护理结局。

⑤患者（家属）满意。

2.护理查房流程图

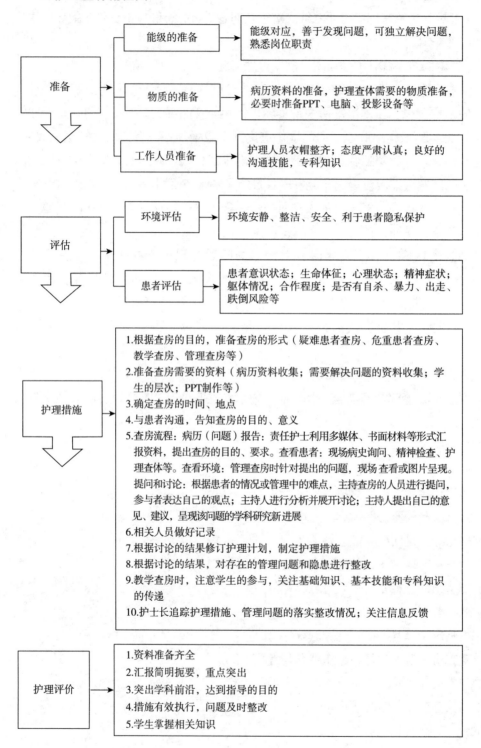

准备
- 能级的准备 → 能级对应，善于发现问题，可独立解决问题，熟悉岗位职责
- 物质的准备 → 病历资料的准备，护理查体需要的物质准备，必要时准备PPT、电脑、投影设备等
- 工作人员准备 → 护理人员衣帽整齐；态度严肃认真；良好的沟通技能，专科知识

评估
- 环境评估 → 环境安静、整洁、安全、利于患者隐私保护
- 患者评估 → 患者意识状态；生命体征；心理状态；精神症状；躯体情况；合作程度；是否有自杀、暴力、出走、跌倒风险等

护理措施
1.根据查房的目的，准备查房的形式（疑难患者查房、危重患者查房、教学查房、管理查房等）
2.准备查房需要的资料（病历资料收集；需要解决问题的资料收集；学生的层次；PPT制作等）
3.确定查房的时间、地点
4.与患者沟通，告知查房的目的、意义
5.查房流程：病历（问题）报告：责任护士利用多媒体、书面材料等形式汇报资料，提出查房的目的、要求。查看患者：现场病史询问、精神检查、护理查体等。查看环境：管理查房时针对提出的问题，现场查看或图片呈现。提问和讨论：根据患者的情况或管理中的难点，主持查房的人员进行提问，参与者表达自己的观点；主持人进行分析并展开讨论；主持人提出自己的意见、建议，呈现该问题的学科研究新进展
6.相关人员做好记录
7.根据讨论的结果修订护理计划，制定护理措施
8.根据讨论的结果，对存在的管理问题和隐患进行整改
9.教学查房时，注意学生的参与，关注基础知识、基本技能和专科知识的传递
10.护士长追踪护理措施、管理问题的落实整改情况；关注信息反馈

护理评价
1.资料准备齐全
2.汇报简明扼要，重点突出
3.突出学科前沿，达到指导的目的
4.措施有效执行，问题及时整改
5.学生掌握相关知识

（张卓秋）

第二节 特色诊疗护理标准与流程图

一、无抽搐电休克治疗护理操作标准与流程图

（一）无抽搐电休克治疗护理操作标准及要求

1.目的 指导临床护士对接受无抽搐电休克治疗的患者进行护理，规范无抽搐电休克治疗的护理，提高医疗护理质量，确保医疗护理安全。

2.基本要求

（1）环境设施要求：环境整洁，布局有序，设施齐全、完好，空间宽阔、便于操作。

（2）人员要求：熟练掌握护理工作流程及无抽搐电休克治疗护理规范；熟知无抽搐电休克前、中、后护理要点；熟知接受无抽搐电休克治疗患者躯体状况及病情，做到心中有数。全面了解现病史、既往史、药物史、过敏史、治疗史（是否接受过MECT，治疗次数及效果等）、家族史等。

（3）管理要求：建立科室治疗核对单（交接单）；落实：身份识别、医嘱查对、交接班制度，严格落实风险评估制度，无菌技术操作规范；执行MECT治疗护理常规。

3.工作内容

（1）全面评估者的躯体状况，检查患者的心脏、肝、肾功能情况，完善各项常规检查；监测生命体征，如有严重营养不良、体温升高，血压控制不佳或血压过低等情况的，应待情况好转后再行治疗。

（2）遵照要求完成治疗前的环境准备、护士准备及患者准备工作；老年患者接受MECT需特别关注其心脑血管状态，尽量使潜在治疗风险最小化。

（3）治疗中协助摆放体位，安置心电监护仪，监测生命体征。

（4）建立和维持静脉通道，遵医嘱正确执行给药程序；根据静脉输液指南推荐使用不含DEHP（邻苯二甲酸酯）静脉管路，推荐使用安全型静脉留置针，血管推荐选择前臂避开关节部位静脉。

（5）正确保护患者，观察并记录治疗发作效果：①密切关注治疗后呼吸情况，如出现呼吸明显抑制或恢复延迟，给予加压给氧，保证氧合。关注气道情况，避免反流及误吸。②使用肌松药司可林（氯化琥珀胆碱），有个别人可能会引起恶性高热。

（6）并发症的观察与处理；MECT相关的认知损害主要在治疗后3天内。多数在治疗2周后可恢复。视觉及视觉空间记忆缺失多在1周内发生，1个月内恢复，发生率较低。在MECT早期，人工过度换气可能减少MECT后短暂的定向障碍。治疗频率可以根据治疗后记忆力评价来进行频率滴定。常见的并发症有头痛、恶心和呕吐、轻度焦虑、可逆性的记忆减退，个别患者治疗后可出现短时间的轻度发热。这些并发症均无需处理，可自行缓解，必要时对症处理。记忆减退需要向患者和家属交待，避免记忆减退造成不良后果。多数在治疗后2周至2月内恢复，个别可持续6个月。

（7）提供安全护理并注意保暖。

（8）观察治疗后的反应，并做好护理记录。

4.质量考核

（1）掌握责任区患者病情：知晓患者基本信息、检查结果、诊疗方案、护理风险，能提出有针对性的护理措施。

（2）掌握无抽搐电休克治疗前、中、后护理要点。

（3）严格遵守各项规章制度，密切观察病情变化。

（4）实现环境安全、患者安全的管理目标，设备仪器完好。

（5）护士熟悉抢救流程和各抢救仪器使用，考核合格。

5.效果评价

（1）患者治疗过程顺利，患者安全。

（2）执行无菌技术操作，诊疗规范。

（3）执行护理常规，风险评估准确。

（4）患者病情好转、未出现明显并发症、无院内感染发生。

（5）环境符合院感要求，不发生院内感染。

（6）患方和医护人员均满意。

（二）无抽搐电休克治疗（MECT）护理操作流程图

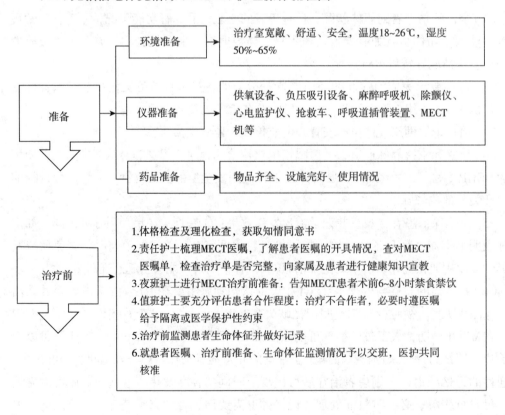

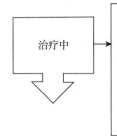

治疗中

1.责任护士与治疗护士交接，治疗医师、护士，麻醉师分别核对医嘱，确认患者身份（姓名、年龄、病案号、腕带、外貌等），并确认患者禁食禁饮情况

2.治疗前治疗护士、医生、麻醉师再次核对患者信息

3.治疗护士建立和维持静脉通道；遵医嘱用药；密切观察患者的意识情况、监测生命体征

4.记录治疗过程及用药情况

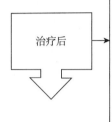

治疗后

1.安置患者卧床，加设床档防坠床，注意患者的保暖

2.持续心电监护及吸氧，观察患者的生命体征、意识、面色、氧饱和度等，如有异常情况及时处理

3.患者生命体征平稳后，推至观察区继续专人监护

4.患者意识清醒及肌张力恢复后由工作人员护送回病房，做好交接班

5.经吞咽、肌力、意识等评估无异常后协助患者饮水，服药；专人照护

6.治疗后为患者行预防跌倒、预防噎食等内容的健康教育

7.观察治疗后反应及治疗效果

常见不良反应和处理措施

1.恶心、呕吐轻者无须特殊处理，严重者密切观察患者意识情况，监测血压，防止脑血管意外情况

2.患者可出现不同程度的记忆障碍，以近记忆损害为主，一般在治疗结束后1个月以内恢复，故无须特殊处理

3.部分患者出现意识模糊、兴奋不安等表现，应专人看护防止意外

4.舌咬伤、牙损伤对症处理

5.机械性呼吸道梗阻

（1）舌后坠：采用压额拍颏法打开气道，保持气道通畅

（2）口腔内分泌物及误吸：吸除分泌物，使患者头偏向一侧；床旁备吸引器和气管切开包，配合医生行气管切开术

6.头晕、头疼可能与患者治疗前后精神紧张有关，改良MECT治疗与脑内血管收缩，肌肉、神经等牵拉、挤压有关。经休息，多可自然好转。疼痛剧烈的患者遵医嘱给予止痛药物

备注：无抽搐电休克治疗，文中采用缩写"MECT"。

二、药物治疗护理操作标准及流程图

（一）药物治疗的护理操作标准及要求

1.目的 指导临床护士对接受精神科药物治疗的患者进行护理，规范精神科药物治疗的护理，提高医疗护理质量，确保医疗护理安全。

2.基本要求

（1）工作人员要求：态度严肃，仪表端庄，具备沟通及应对突发事件的处置能力。熟练掌握护理工作流程及精神科药物治疗护理规范；熟知服用常用精神科药物不良反应及其处理方法；熟知服药患者躯体状况及病情，做到心中有数。

（2）环境要求：安静，避免干扰。

（3）管理要求：正确执行医嘱，严格落实"三查八对"、身份识别等制度；严格执行药物治疗规范；密切观察药物反应。

3.工作内容

（1）全面评估检查患者的躯体、肝、肾功能情况，完善各项常规检查，了解患者近期化验异常值，能够分析患者目前躯体情况及药物是否会加重患者目前躯体情况，可以给予医生合理建议，必要时可以咨询药师。

（2）沟通以取得合作，健康教育以提高服药依从性，对于有藏药风险患者给予充分评估，必要时建议提出合理建议是否更改药物剂型，充分了解患者藏药或者拒绝服药理由，对于合理理由给予充分尊重。

（3）严格执行操作规程，"三查八对"，发药到手，看服到口，服完再走，可在服药后指导患者不要再次饮水或者进餐、如厕等，防止患者以催吐、将药物吐在水中等方式藏药，时间以30分钟为宜，此过程中应充分尊重患者隐私，善于从患者态度、情绪中评估是否存在藏药行为，如患者拒绝检查口腔，或者杯中水量未见减少，频繁如厕等应提高警惕，必要时联系医生进行血药浓度检测，或查看患者近期血药浓度与以往结果是否存在明显异常以判断是否存在藏药行为。

（4）管理好发药车，防止哄抢或打翻发药车。

（5）合作的患者先发，不合作的患者后发，对极度兴奋、躁动、拒不服药的患者与医生联系改用肌内注射或静脉给药，严禁强迫患者服药。

（6）常见不良反应的识别与处理，对于药物不良反应应及时查看，特别是倾听患者的主诉，对于患者出现的不良反应及时处理，如口干、便秘、肌肉强直、嗜睡等。

4.质量考核

（1）掌握责任区患者病情：知晓患者基本信息、检查结果、诊疗方案、护理风险，能提出有针对性的护理措施。

（2）执行药品治疗规范：严格查对，落实身份识别，观察治疗效果，及时发现药物不良反应并处置得当。

（3）确保患者将药品服下。

（4）严格遵守各项规章制度，密切观察病情变化。

（5）维护诊疗环境安全。

（6）执行医院感染防控要求。

5.效果评价

（1）执行精神科药品治疗过程规范。

（2）落实身份识别，查对准确，不发生给药错误。

（3）执行药品治疗过程顺利。

（4）及时发现患者的严重药品不良反应并处置。

（5）口服药物确保服下，无藏匿。

（6）不发生感染。

（7）对治疗效果满意。

（二）精神科药物治疗的护理流程图

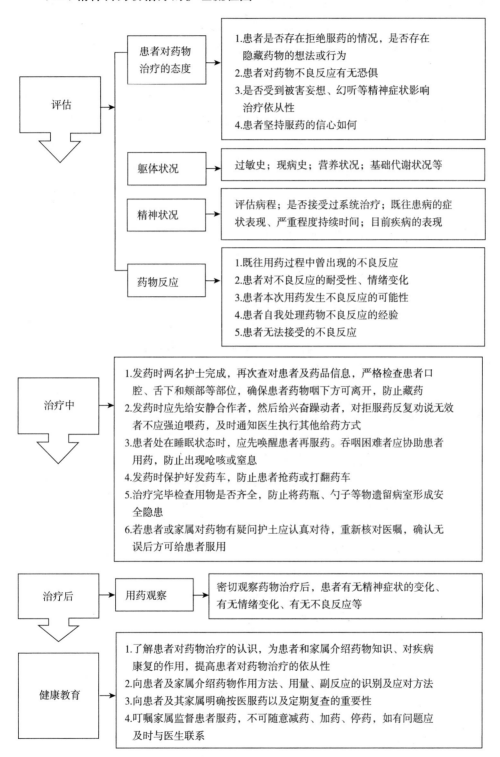

三、碳酸锂药物治疗护理操作标准与流程图

（一）碳酸锂药物治疗护理操作标准及要求

1.目的　指导临床护士对碳酸锂治疗的患者进行护理，规范碳酸锂治疗的护理，提高医疗护理质量，确保医疗护理安全。

2.基本要求

（1）工作人员要求

①护士熟练掌握护理工作流程及碳酸锂治疗护理规范与碳酸锂中毒应急处理。

②护士熟知服用碳酸锂早期不良反应、锂中毒先兆及锂中毒症状的表现。

③护士熟知服用碳酸锂患者的血、尿检测指标值的情况，做到心中有数。

（2）管理要求

①严格执行碳酸锂治疗操作规范。

②密切观察病情变化，及时发现毒副反应并积极处理。

③执行医嘱、身份识别、查对制度，确保治疗准确无误。

④患者及家属知晓碳酸锂治疗的注意事项。

（3）环境要求：治疗环境清洁，保持安静，避免干扰。

3.工作内容

（1）全面评估、检查患者的肾功能、血清电解质、甲状腺功能情况。

（2）观察患者的胃肠道反应，推荐使用缓释剂型。

（3）宣教饮食注意事项，设法补充水分和钠盐，食盐摄入量每日不少于3g，合并使用利尿剂时需严密监测。

（4）观察进食、日常活动及用药后反应，及时识别早期先兆表现，如细微震颤、共济失调、口干、发音困难、腱反射亢进等，发现异常及时记录并报告医生。

（5）密切监测血锂浓度变化，发现异常及时提醒医生停减药物，用于老年患者时，具有治疗作用的血锂水平约为年轻患者的一半（如，0.4mmol/L，而非年轻患者的0.8mmol/L）。

（6）健康宣教，指导患者识别中毒早期表现及预防方法，增强服药依从性。

（7）指导患者每半月复查血锂浓度1次。

4.质量考核

（1）掌握责任区患者病情：知晓患者基本信息、检查结果、诊疗方案、护理风险，能提出有针对性的护理措施。

（2）掌握服用碳酸锂早期不良反应、锂中毒先兆及锂中毒症状的表现。

（3）严格遵守各项规章制度，密切观察病情变化。

（4）实现环境安全、患者安全的管理目标。

5.效果评价

（1）治疗过程规范。

（2）治疗准确无误，不发生差错。

（3）发现患者的病情变化及时，处置得当。

（4）治疗环境清洁、安全，避免干扰。

（5）患者及家属知晓注意事项并满意。

（二）碳酸锂治疗的护理操作流程图

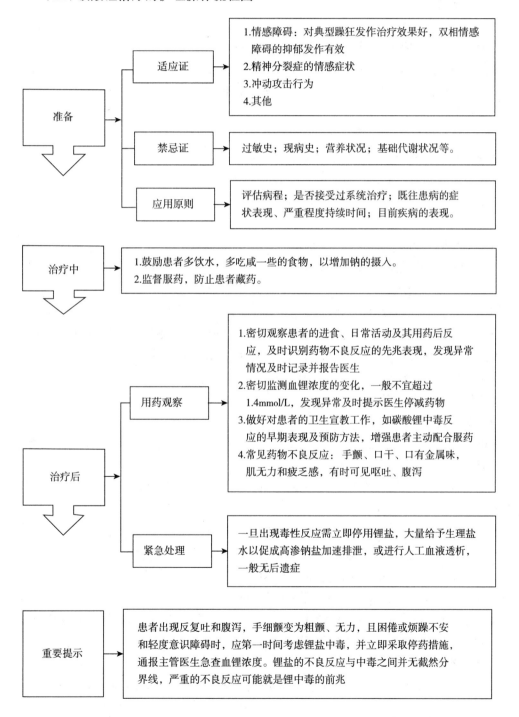

四、氯氮平药物治疗护理操作标准与流程图

（一）氯氮平药物治疗护理操作标准及要求

1.目的 指导临床护士对使用氯氮平治疗的患者进行护理，规范氯氮平治疗的护理，提高医疗护理质量，确保医疗护理安全。

2.基本要求

（1）工作人员要求

①护士熟练掌握护理工作流程、氯氮平治疗护理规范及应急处理。

②护士熟知服用氯氮平常见不良反应及严重不良反应的表现。

（2）环境要求：治疗环境清洁，保持安静，避免干扰。

（3）管理要求

①严格执行氯氮平治疗操作规范。

②密切观察病情变化，监测生命体征，及时发现严重副反应并积极处理。

③执行医嘱、身份识别、查对制度，确保治疗准确无误。

④患者及家属知晓氯氮平治疗的注意事项。

3.工作内容

（1）保障患者及时、安全、有效地进行口服药物治疗。

（2）观察药物疗效及用药不良反应。

（3）药物知识健康教育。

（4）密切观察血常规结果变化，如有白细胞减少，及早报告医生，给予适当的处理。

（5）密切观察早期症状、体征及实验室检查，如出现高热畏寒、口腔炎、严重咽炎、淋巴结病、乏力、全身不适等，及时报告医生，给予适当处理。

（6）对于严重粒细胞缺乏症，立即停用所有抗精神病药物，立即进行医学评估与治疗、实施保护性隔离，积极预防和治疗各种并发的感染。

（7）执行氯氮平治疗常规：加强以下几项观察及检查，如发现异常应及时做出相应处理。

①检查血常规：开始治疗的1个月内至少每周查1次，1~2个月内至少每2周查1次，2个月后按精神病药物治疗常规执行。

②测量血压：开始治疗时前3日每日测血压2次，以后两周内每日测1次，如无异常可停止，测量结果应予以记录。

③测量T、P、R，治疗开始时每日2次连测4周，每日测量结果应予以记录。

④在治疗开始的2周内，患者服药后的2小时应卧床休息，注意预防跌伤。

⑤治疗期间应密切观察患者精神及躯体状况变化。发现嗜睡、意识障碍、咽痛、呕吐、腹胀、便秘、尿潴留、癫痫发作等症状应迅速做出处理。

⑥严格掌握用药剂量，一般情况下不得超过规定剂量范围，如病情需要使用高剂量，应经病区负责医师或主治医师同意。

4.质量考核

（1）责任护士掌握责任区患者病情：知晓患者基本信息、检查结果、诊疗方案、护

理风险，能提出有针对性的护理措施。

（2）责任护士掌握服用氯氮平后常见不良反应及严重不良反应的临床表现。

（3）严格遵守各项规章制度，密切观察病情变化。

（4）严格医嘱执行、药品查对、身份识别等制度的落实。

（5）为患者及家属提供健康教育。

5.效果评价

（1）氯氮平治疗过程规范。

（2）治疗过程准确无误，无意外事件，不发生差错。

（3）及时发现患者的病情变化，识别严重、恶性不良反应，处置积极，措施得当。

（4）患者及家属知晓治疗注意事项。

（5）治疗效果满意。

（二）氯氮平药物治疗的护理操作流程图

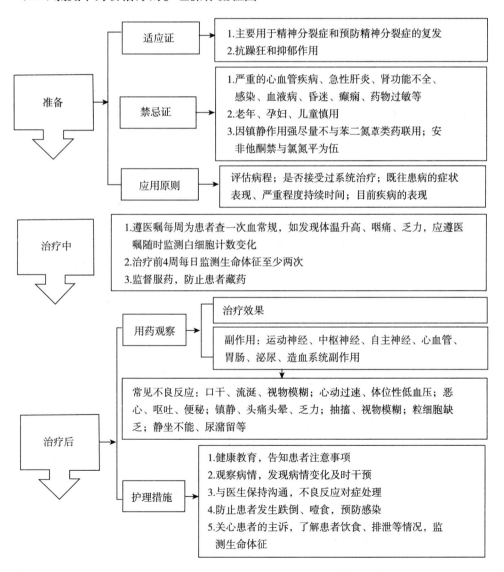

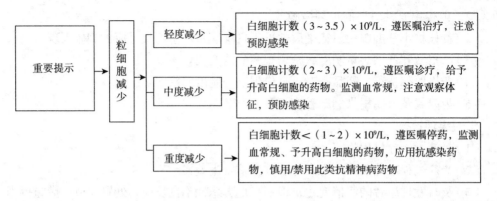

重要提示 → 粒细胞减少

轻度减少 → 白细胞计数（3~3.5）×10⁹/L，遵医嘱治疗，注意预防感染

中度减少 → 白细胞计数（2~3）×10⁹/L，遵医嘱诊疗，给予升高白细胞的药物。监测血常规，注意观察体征，预防感染

重度减少 → 白细胞计数＜（1~2）×10⁹/L，遵医嘱停药，监测血常规、予升高白细胞的药物，应用抗感染药物，慎用/禁用此类抗精神病药物

（孟宪东）

第三节　护理风险防范、处置标准与流程图

一、自伤、自杀风险防范、处置标准与流程图

（一）自伤、自杀风险防范、处置标准及要求

1.目的　指导临床护士对自伤、自杀风险患者进行护理，规范自伤、自杀患者的处理流程，最大化保障患者护理质量与安全。

2.基本要求

（1）工作人员要求

①护士熟练掌握护理工作流程及自伤、自杀风险防范与应急处理。

②熟练掌握患者病情，包括基本信息、病情特点、诊疗方案、专科护理要点及护理措施、躯体并发症预防及护理、心理卫生、康复与延续等。

③重点患者心中有数，高风险患者不脱离视线，加强夜班巡视，定时定岗，有效巡视。

（2）环境设施要求：环境整洁、物品摆放合理，通道无障碍，无危险物品带入，尽最大化减少不安全因素的存在；物品齐全，急救设施完好备用。

（3）管理要求

①落实严防自伤、自杀护理常规，护理措施及时，诊疗规范。

②密切观察患者病情变化，识别高风险。

③妥善管理高危风险患者，原则上不能离开视线，去向明确，交接班到位、有效预警。

④维护病房环境设施安全。

⑤有完善的应急预案，有培训、有演练。

⑥记录客观完善。

⑦向家属告知患者风险及防护措施。

3.工作内容

（1）详细了解患者病情，连续动态评估，存在自伤、自杀风险的患者重点交接班，加强患者风险动态评估。

①新入院患者常规进行《自杀风险因素评估量表》的评定。

②自杀风险因素总体评价得分≥21分（极度自杀危险、高度自杀危险）的患者需每日进行一次评估。

③自杀风险因素总体评价得分11~20分（有自杀危险）、既往有自杀史或自杀未遂史的患者至少每周进行一次评估。

④其他患者至少每月进行一次《自杀风险因素评估量表》的评定；病情波动者随时进行评估。

（2）做好安全检查，尽最大化减少不安全因素的存在，重症室内巡视需要到床旁观察患者；重症室以外区域巡视需要进入病室内及厕所内观察患者睡眠及如厕情况。夜班按规定进行轮班休息，并做好工作岗位交接。

（3）建立信任的治疗关系，关心患者，对存在自杀、自伤风险的患者，及时主动沟通，了解思想动态及心理活动，做好心理护理，可尝试与患者签署预防自杀协议。

（4）鼓励参与有意义的活动，调动社会支持系统，特别是社区支持系统，建立多伙伴合作关系，成员涵盖但不限于社区工作者、志愿者、邻居、朋友等，提供安全的居住环境包括住院和居家环境，限制药物的使用，减少患者可以得到药品的数量，高危药品重点管理，每次限量供应。

（5）保障各项治疗顺利完成。

4.质量考核

（1）掌握高风险患者名单，了解责任区患者病情：知晓患者基本信息、诊疗方案、护理风险，能提出有针对性的护理措施。

（2）自伤、自杀高风险患者班班交接，并有效预警，防范措施到位。

（3）遵医嘱诊疗，严格遵守各项规章制度与规范，确保诊疗措施准确无误。

（4）安全措施到位，及时巡视，严格落实各项规章制度。

（5）知情同意签字齐全；护理记录完善。

5.效果评价

（1）严防自伤自杀护理过程规范，措施到位。

（2）患者安全，未发生不良事件。

（3）环境设施安全，病室清洁、布局合理，无危险物品。

（4）家属对患者风险有认识，接受诊疗意见及建议。

（5）医护人员掌握应急预案，具备应急处置能力。

（6）急救设施完好备用。

（二）自伤/自杀风险防范处置流程图

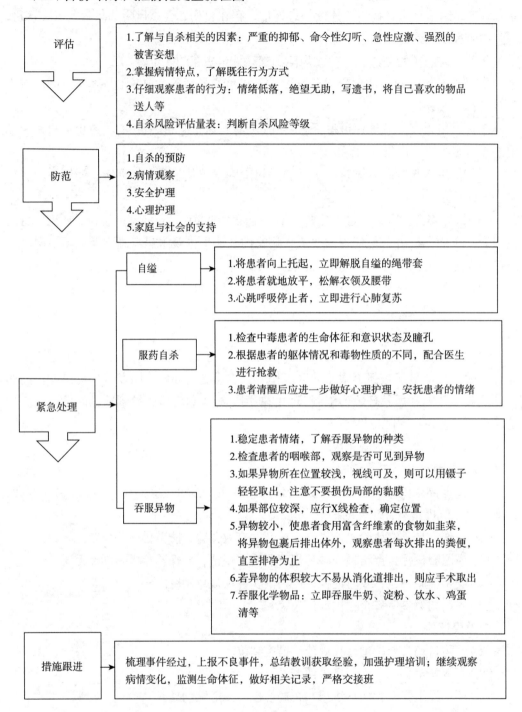

评估	1.了解与自杀相关的因素：严重的抑郁、命令性幻听、急性应激、强烈的被害妄想 2.掌握病情特点，了解既往行为方式 3.仔细观察患者的行为：情绪低落，绝望无助，写遗书，将自己喜欢的物品送人等 4.自杀风险评估量表：判断自杀风险等级
防范	1.自杀的预防 2.病情观察 3.安全护理 4.心理护理 5.家庭与社会的支持

紧急处理

自缢	1.将患者向上托起，立即解脱自缢的绳带套 2.将患者就地放平，松解衣领及腰带 3.心跳呼吸停止者，立即进行心肺复苏
服药自杀	1.检查中毒患者的生命体征和意识状态及瞳孔 2.根据患者的躯体情况和毒物性质的不同，配合医生进行抢救 3.患者清醒后应进一步做好心理护理，安抚患者的情绪
吞服异物	1.稳定患者情绪，了解吞服异物的种类 2.检查患者的咽喉部，观察是否可见到异物 3.如果异物所在位置较浅，视线可及，则可以用镊子轻轻取出，注意不要损伤局部的黏膜 4.如果部位较深，应行X线检查，确定位置 5.异物较小，使患者食用富含纤维素的食物如韭菜，将异物包裹后排出体外，观察患者每次排出的粪便，直至排净为止 6.若异物的体积较大不易从消化道排出，则应手术取出 7.吞服化学物品：立即吞服牛奶、淀粉、饮水、鸡蛋清等

措施跟进	梳理事件经过，上报不良事件，总结教训获取经验，加强护理培训；继续观察病情变化，监测生命体征，做好相关记录，严格交接班

二、暴力风险防范、处置标准与流程图

（一）暴力风险防范、处置标准及要求

1.目的　指导临床护士对暴力风险患者进行护理，规范暴力风险患者的处理流

程，最大化保障患者护理质量与安全。

2.基本要求

（1）工作人员要求

①护士熟练掌握护理工作流程及暴力风险防范与应急处理。

②熟练掌握患者病情，包括基本信息、病情特点、诊疗方案、专科护理要点及护理措施、躯体并发症预防及护理、心理卫生、康复与延续等。

（2）环境设施要求：环境整洁、物品摆放合理，通道无障碍，无危险物品带入，尽最大化减少不安全因素的存在；物品齐全，急救设施完好备用。

（3）管理要求

①落实严防自伤、自杀护理常规，护理措施及时，诊疗规范，治疗及时、有效。

②密切观察患者病情变化，识别高风险。

③重点患者心中有数，妥善管理高危风险患者，高风险患者不脱离视线，必须去向明确，交接班到位、有效预警。

④维护环境设施安全，定期安全检查并记录，无危险因素。

⑤有完善的应急预案，有培训、有演练。

⑥记录客观、完善。

⑦向家属告知患者风险及防护措施。

3.工作内容

（1）详细了解患者病情，连续动态的评估，存在暴力风险的患者重点交接班，社会支持不佳（如与家人沟通不良）、与潜在受害者关系过于亲密或相处困难、有机会接近潜在受害者、即刻可获取潜在的危险性物品（包括椅子等生活用品）、日常生活受限（如工作人员为其设立种种限制）、对治疗不依从等均可增加患者发生暴力行为的风险。需要指出的是，工作人员的态度同样显著影响患者的反应，不恰当的态度（粗暴、忽视等）可显著升高患者发生激越的风险。

（2）加强病房管理，做好安全检查，尽最大化减少不安全因素的存在。

（3）建立良好护患关系，提供心理护理，对存在暴力风险的患者，及时主动沟通，教会正确表达和发泄情绪的方法，对于有潜在风险的患者在言语安抚的同时，应即刻采取快速起效的干预措施，避免激越程度的进一步升级；未发现自伤或伤人潜在风险的患者，则应以言语安抚为主避免应用强制性干预手段。在安抚患者的过程中直接观察其表情、动作、言语等，以获取线索；快速调取病历信息，了解患者的既往史及个人史；从陪护、其他患者、病房工作人员等旁系信源获取信息。上述途径可迅速勾勒出本次激越发作的轮廓，为即刻干预和后续评估提供基础信息。

（4）指导患者参加体能锻炼等活动，释放过多的精力。

（5）调动患者社会支持系统，最大化地及早回归社会和家庭，评估或通过旁系信息初步了解患者在激越发作前是否有社会心理应激或环境诱发因素，如与他人沟通不畅或发生冲突、对住院环境不满意及要求提前出院等。根据评估结果给予相应的处置措施。

（6）保障各项治疗及时有效完成，尽早控制精神症状，治疗目标为尽快缓解激越症状，避免继续发展，降低和防止激越时的攻击暴力行为对患者自身及他人造成伤害，增加自我控制感。具体包括：①确保患者和他人的安全；②帮助患者控制情绪，减轻痛苦，维持或重新获得控制行为的能力；③防止激越的进行性发展升级。临床实践中习惯采用约束或非自愿给药的方式，但这种处置过程也可能对患者造成严重后果，甚至导致死亡。近些年来，随着对激越认识的深入和处置理念的更新，进而提出了应尽可能避免使用约束，避免强制性干预手段导致的激越升级，因此非强制性手段、非药物和药物综合干预的处置策略被广泛接受。

（7）及时进行健康教育，提高患者的自控能力，允许患者有适当的个人空间：①与患者保持一定距离，以减轻患者的压迫感，但距离不宜过远，以保证患者在突然采取行动（如自伤）时可及时加以干预。②避免激化、威胁语言与行为：精神病性激越患者常存在明显的挑衅言语和行为，此时工作人员需保持冷静，避免将负性情绪反映在言语及行为中，否则可能导致场面激化。③尽可能建立言语接触：即便患者处于高度激越状态，仍应尝试与患者沟通，目的在于使其从自身病态营造或臆想的恶劣氛围中摆脱出来。与患者沟通时，表意应明确，语言宜简单易懂，旨在便利患者回应或执行指令，也可防止增加患者的烦躁情绪。④尝试从患者的角度出发，设身处地地与之共情，有助于获得信任及平复其情绪，也可以试图从其他问题（甚至是私人问题）切入，若沟通有效，患者甚至可能感知到自己处于失控状态，进而对后续治疗或处置产生依从性。⑤倾听：通过留意患者的言语，可获知患者的内心需求，有助于后续治疗策略的确立。医生应允许患者进行解释，如果患者要求询问者同意他的妄想，询问者应表示理解。⑥适当妥协、随机应变：激越状态下，患者的要求可能多种多样，医生在维持最基本原则的基础上，可适当迁就患者的想法和要求，防止激怒患者。但在满足患者要求以降低激惹风险的同时，也应要求患者做出适当的让步。医生现场随机应变给予患者一些选项尤其是积极、乐观的选项，有助于引导患者趋向平稳。⑦寻求家属帮助：向患者家属获取必要信息的同时对事态发展进行解释，以期获得患者家属的帮助。

4.质量考核

（1）责任护士掌握责任区患者病情：知晓患者基本信息、诊疗方案、护理风险，能提出有针对性的护理措施。

（2）暴力高风险患者班班交接，有效预警，防范措施到位。

（3）执行医嘱规范，遵医嘱诊疗措施及时到位，执行各项规章制度。

（4）安全检查措施到位，按时、按要求巡视，严格落实各项规章制度。

（5）环境设施定期维护，查找隐患，不得有危险物品带入，急救设施定期保养，呈备用。

（6）家属签署知情同意。

（7）高风险患者有记录，反应患者的客观情况。

5.效果评价

（1）护理过程规范，措施到位。

（2）患者安全，未发生不良事件。

（3）环境设施安全：病室清洁、布局合理，无危险物品。

（4）家属对患者风险有认识，接受诊疗意见及建议。

（5）医护人员掌握应急预案，具备应急处置能力。

（6）急救设施完好备用。

（二）暴力风险防范、处置流程图

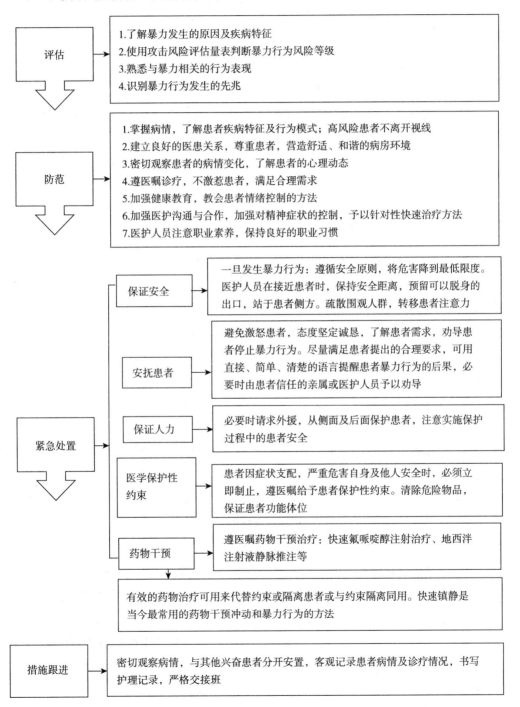

评估

1.了解暴力发生的原因及疾病特征
2.使用攻击风险评估量表判断暴力行为风险等级
3.熟悉与暴力相关的行为表现
4.识别暴力行为发生的先兆

防范

1.掌握病情，了解患者疾病特征及行为模式；高风险患者不离开视线
2.建立良好的医患关系，尊重患者，营造舒适、和谐的病房环境
3.密切观察患者的病情变化，了解患者的心理动态
4.遵医嘱诊疗，不激惹患者，满足合理需求
5.加强健康教育，教会患者情绪控制的方法
6.加强医护沟通与合作，加强对精神症状的控制，予以针对性快速治疗方法
7.医护人员注意职业素养，保持良好的职业习惯

紧急处置

保证安全 一旦发生暴力行为：遵循安全原则，将危害降到最低限度。医护人员在接近患者时，保持安全距离，预留可以脱身的出口，站于患者侧方。疏散围观人群，转移患者注意力

安抚患者 避免激怒患者，态度坚定诚恳，了解患者需求，劝导患者停止暴力行为。尽量满足患者提出的合理要求，可用直接、简单、清楚的语言提醒患者暴力行为的后果，必要时由患者信任的亲属或医护人员予以劝导

保证人力 必要时请求外援，从侧面及后面保护患者，注意实施保护过程中的患者安全

医学保护性约束 患者因症状支配，严重危害自身及他人安全时，必须立即制止，遵医嘱给予患者保护性约束。清除危险物品，保证患者功能体位

药物干预 遵医嘱药物干预治疗：快速氟哌啶醇注射治疗、地西泮注射液静脉推注等

有效的药物治疗可用来代替约束或隔离患者或与约束隔离同用。快速镇静是当今最常用的药物干预冲动和暴力行为的方法

措施跟进 密切观察病情，与其他兴奋患者分开安置，客观记录患者病情及诊疗情况，书写护理记录，严格交接班

备注：推荐攻击量表：布罗塞特暴力风险评估量表（Broset-Violence-Checklist，BVC）。

三、外走风险防范、处置标准与流程图

（一）外走风险防范、处置标准及要求

1.目的 指导临床护士对外走风险患者进行护理，规范外走风险患者的防范处理流程，最大化保障患者护理质量与安全。

2.基本要求

（1）工作人员要求

①护士熟练掌握护理工作流程及外走风险防范与应急处理。

②熟练掌握患者病情，包括基本信息、病情特点、诊疗方案、专科护理要点及护理措施、躯体并发症预防及护理、心理卫生、康复与延续等。

（2）环境设施要求：环境整洁，通道无障碍，门窗等设施、物品妥善保管，急救设备完好。

（3）管理要求

①落实严防外走护理常规，护理措施及时，诊疗规范，治疗及时有效。

②密切观察患者病情变化，识别高风险，风险评估准确。

③重点患者心中有数，妥善管理高危风险患者，高风险患者不脱离视线，必须去向明确，交接班到位、有效预警。

④维护环境设施安全，检查门窗等设施并记录，妥善钥匙保管，无危险因素。

⑤有完善的应急预案，有培训、有演练。

⑥记录客观完善。

⑦向家属告知患者风险及防护措施。

3.工作内容

（1）加强心理护理及健康教育，与患者建立治疗性的信任关系，观察患者病情变化，对有外走企图者安排重点病室，以便重点观察，床头交接。

（2）详细了解患者病情，动态评估，存在外走风险的患者重点交接班，对病史中有外走史的患者要多接触，了解外走的想法和原因、家庭住址及从医院到家的行程路线，给予心理安慰和必要解释，力求消除外走想法。

（3）对存在外走风险的患者，及时主动沟通，分析外走风险的原因，有针对性地给予关心和帮助，外出由护士专门陪伴，认真清点患者人数，绝不允许患者单独行动。

（4）提供舒适安全的环境，加强门禁管理，病房、办公室应随手锁门，病房钥匙严加保管，防止丢失。病房钥匙要严格由护士保管，做好夜班工作，值班人员要明确分工，密切配合，按时巡视病房，巡视时间要不定时，避免患者掌握规律，每半小时床边巡视患者一次。

（5）提供多种康复工娱活动，丰富住院生活。

（6）调动患者社会支持系统，给予关心和支持，最大化地保障患者及早回归社会和家庭，有出院需求患者，经常与患者谈心，鼓励患者安心住院。告知医生及家属，进行心理疏导，满足合理需求。

（7）保障各项治疗顺利完成。

4.质量考核

（1）责任护士掌握责任区患者病情：知晓患者基本信息、诊疗方案、护理风险，能提出有针对性的护理措施。

（2）掌握外走高风险患者名单，班班交接，并有效预警，防范措施到位。

（3）遵医嘱诊疗，严格遵守各项规章制度与规范，确保诊疗措施准确无误。

（4）安全措施落实到位，落实分级护理要求，及时巡视，落实各项规章制度。

（5）病房物品妥善保管，门窗完好，及时发现危险因素。

（6）家属对患者的情况及措施知情。

5.效果评价

（1）护理过程规范，措施到位。

（2）患者安全，未发生不良事件。

（3）环境设施安全：病室清洁、布局合理，物品妥善，保管无危险物品。

（4）家属对患者风险有认识，接受诊疗意见及建议。

（5）医护人员掌握应急预案，具备应急处置能力。

（二）外走风险防范、处置流程图

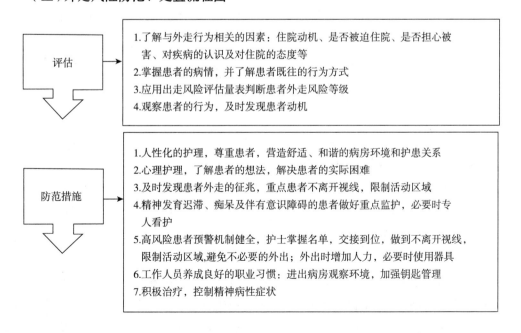

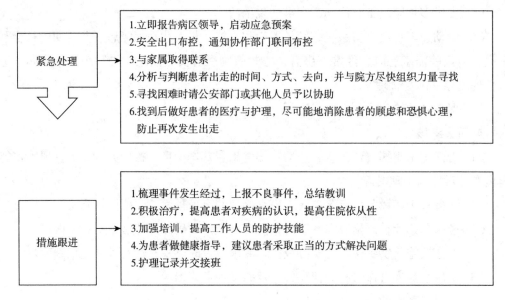

紧急处理
1.立即报告病区领导，启动应急预案
2.安全出口布控，通知协作部门联同布控
3.与家属取得联系
4.分析与判断患者出走的时间、方式、去向，并与院方尽快组织力量寻找
5.寻找困难时请公安部门或其他人员予以协助
6.找到后做好患者的医疗与护理，尽可能地消除患者的顾虑和恐惧心理，防止再次发生出走

措施跟进
1.梳理事件发生经过，上报不良事件，总结教训
2.积极治疗，提高患者对疾病的认识，提高住院依从性
3.加强培训，提高工作人员的防护技能
4.为患者做健康指导，建议患者采取正当的方式解决问题
5.护理记录并交接班

四、噎食风险防范、处置标准与流程图

（一）噎食风险防范、处置标准及要求

1.目的　指导临床护士对噎食风险患者进行护理，规范噎食风险患者的处理流程，最大化保障患者护理质量与安全。

2.基本要求

（1）工作人员要求

①护士熟练掌握护理工作流程及噎食风险防范与应急处理。

②熟练掌握患者病情，包括基本信息、病情特点、诊疗方案、专科护理要点及护理措施、躯体并发症预防及护理、心理卫生、康复与延续等。

（2）环境设施要求：环境清洁、安静，满足患者进餐需要，急救设施齐全，存放位置固定。

（3）管理要求

①识别风险，评估准确，为患者提供恰当的饮食。

②加强高风险患者进餐管理，有效预警，交接班到位。

③加强食品的管理，患者进食不得离开视线。

④进行突发事件的应急预案，有培训、有演练。

⑤家属对患者的情况知情，并签署知情同意书。

3.工作内容

（1）详细了解患者病情，动态评估，存在噎食风险的患者重点交接班，食品的质构应遵循以下原则：①硬的变软——将较硬的食品搅拌，比如土豆泥、果泥等，可便于其咀嚼和吞咽；②稀的增稠——在液体如水、饮料、果汁、牛奶中加入食品功能调整剂，以增加食物的黏稠度，降低食物在咽喉和食管中流动的速度；③避免异相夹杂：固体和液体混合在一起食用以及容易液固分相的食物；④食物均质、顺滑。

（2）加强病房管理，做好安全检查，尽最大化减少不安全因素的存在。

（3）对存在噎食风险的患者，专人护理，在护理人员监护或协助下进食，控制进食的速度。

（4）根据医嘱给予相应的饮食，如存在明显锥体外系反应者，选用流质或半流质饮食：①要有一定的内聚性（指食物被压碎后，食物碎块之间互相结合并形成易于吞咽的食物团的能力），内聚性差的食物不利于成形，容易分散，易残留在咽部，误吸的风险就随之增高；②需具备合适的黏着性，但食物的黏着性过高，亦会增高咽部残留的风险；③有一定的硬度和变形能力，咀嚼后所形成的食团应易变形（能顺滑地通过口腔及咽部）；④固体食物应该密度均匀。

（5）常见误吸、窒息时的处理，突发癫痫的处理等。应制定相应的应急预案，建立与其他科协作的快速通道，并进行人员培训。

（6）保障各项治疗顺利完成。

4.质量考核

（1）责任护士掌握责任区患者病情：知晓患者基本信息、诊疗方案、护理风险，能提出有针对性的护理措施。

（2）噎食高风险患者重点交接，有效预警，护理记录准确描述。

（3）遵医嘱诊疗，饮食提供恰当，患者进餐过程未离开护士视线，食品管理规范。

（4）安全措施到位，进餐巡视，保证人力。

（5）应急预案有培训、有演练、有考核。

（6）急救设施固定位置存放，人人知晓，保证在使用有效期内。

（7）危急时刻处置得当。

5.效果评价

（1）护理过程规范，食品安全管理。

（2）患者安全，未发生不良事件。

（3）环境设施安全，没有剩余食品。

（4）家属对患者风险有认识，接受诊疗意见及建议。

（5）医护人员掌握应急预案，具备应急处置能力。

(二)噎食风险防范、处置流程图

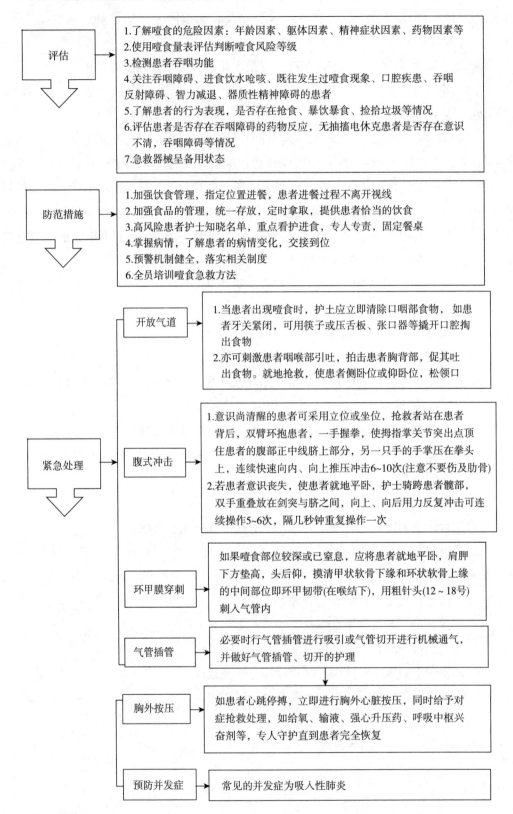

评估	1.了解噎食的危险因素：年龄因素、躯体因素、精神症状因素、药物因素等
	2.使用噎食量表评估判断噎食风险等级
	3.检测患者吞咽功能
	4.关注吞咽障碍、进食饮水呛咳、既往发生过噎食现象、口腔疾患、吞咽反射障碍、智力减退、器质性精神障碍的患者
	5.了解患者的行为表现，是否存在抢食、暴饮暴食、捡拾垃圾等情况
	6.评估患者是否存在吞咽障碍的药物反应，无抽搐电休克患者是否存在意识不清，吞咽障碍等情况
	7.急救器械呈备用状态

防范措施	1.加强饮食管理，指定位置进餐，患者进餐过程不离开视线
	2.加强食品的管理，统一存放，定时拿取，提供患者恰当的饮食
	3.高风险患者护士知晓名单，重点看护进食，专人专责，固定餐桌
	4.掌握病情，了解患者的病情变化，交接到位
	5.预警机制健全，落实相关制度
	6.全员培训噎食急救方法

紧急处理

开放气道
1.当患者出现噎食时，护士应立即清除口咽部食物，如患者牙关紧闭，可用筷子或压舌板、张口器等撬开口腔掏出食物
2.亦可刺激患者咽喉部引吐，拍击患者胸背部，促其吐出食物。就地抢救，使患者侧卧位或仰卧位，松领口

腹式冲击
1.意识尚清醒的患者可采用立位或坐位，抢救者站在患者背后，双臂环抱患者，一手握拳，使拇指掌关节突出点顶住患者的腹部正中线脐上部分，另一只手的手掌压在拳头上，连续快速向内、向上推压冲击6~10次(注意不要伤及肋骨)
2.若患者意识丧失，使患者就地平卧，护士骑跨患者髋部，双手重叠放在剑突与脐之间，向上、向后用力反复冲击可连续操作5~6次，隔几秒钟重复操作一次

环甲膜穿刺
如果噎食部位较深或已窒息，应将患者就地平卧，肩胛下方垫高，头后仰，摸清甲状软骨下缘和环状软骨上缘的中间部位即环甲韧带(在喉结下)，用粗针头(12~18号)刺入气管内

气管插管
必要时行气管插管进行吸引或气管切开进行机械通气，并做好气管插管、切开的护理

胸外按压
如患者心跳停搏，立即进行胸外心脏按压，同时给予对症抢救处理，如给氧、输液、强心升压药、呼吸中枢兴奋剂等，专人守护直到患者完全恢复

预防并发症
常见的并发症为吸入性肺炎

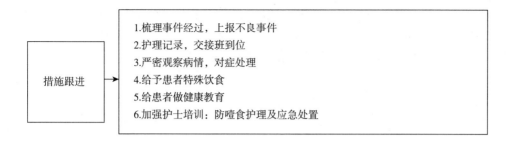

措施跟进

1.梳理事件经过，上报不良事件

2.护理记录，交接班到位

3.严密观察病情，对症处理

4.给予患者特殊饮食

5.给患者做健康教育

6.加强护士培训：防噎食护理及应急处置

五、跌倒／坠床风险防范、处置标准与流程图

（一）跌倒/坠床风险防范、处置标准及要求

1.目的　指导临床护士对跌倒/坠床风险患者进行护理，规范跌倒/坠床风险患者的处理流程，最大化保障患者护理质量与安全。

2.基本要求

（1）医护人员要求

①护士熟练掌握护理工作流程及跌倒/坠床风险防范与应急处理。

②熟练掌握患者病情，包括基本信息、病情特点、诊疗方案、专科护理要点及护理措施、躯体并发症预防及护理、心理卫生、康复与延续等。

（2）环境设施要求：地面清洁，干燥，物品摆放有序无障碍，尽最大化减少不安全因素的存在。

（3）管理要求

①评估患者的风险，高风险患者要求心中有数，有效预警，严格交接班。

②防护措施到位，规范、合理使用器具，加设床档，有效预警。

③护理记录完善。

④为患者及家属实施健康教育，签署知情同意。

3.工作内容

（1）充分了解患者的病情，连续动态地风险评估，行动受限是识别高危人群最常见的危险因素，既往跌倒史可预测跌倒为高风险。当患者存在两个或以上的危险因素，或存在既往跌倒史、行动困难中的任意一项危险因素时，患者存在跌倒/坠床的风险，应重点交接班。

（2）加强病房管理，做好安全检查，尽最大化减少不安全因素的存在。

（3）对跌倒/坠床高风险的患者，设置明显标志，全员皆知，运动能够减少伤害性跌倒的发生，包括力量或阻力训练的运动干预。

（4）对于高风险患者，应及时与家属进行沟通，让家属明白患者的状态及需要配合的要点，采取多因素干预，包括对可处理的跌倒危险因素的初始评估，以及基于初始评估中发现的问题为每个患者定制的干预措施。初始评估包括多学科综合老年医学评估或多因素结合综合评估，包括平衡、步态、视力、卧立位血压、药物使用、环境、认知和心理健康水平等。不推荐单独进行环境改变、用药管理、心理干预以及非个体化的组合干预。

（5）重点患者关键环节的管理：减少重点患者跌倒后损伤，骨折是与跌倒相关的重要伤害，但是缺乏足够的证据证明补充维生素D和钙能够预防男性、绝经前女性（任何剂量）和绝经后女性（＞400 IU的维生素D和＞1000 mg的钙）骨折。

（6）保障各项治疗顺利完成。

4.质量考核

（1）掌握责任区患者病情：知晓患者基本信息、诊疗方案、护理风险，能提出针对性的护理措施。

（2）跌倒/坠床高风险患者班班交接，并有效预警，防范措施到位。

（3）遵医嘱诊疗，严格遵守各项规章制度与规范，确保诊疗措施准确无误。

（4）安全措施到位，及时巡视，严格落实各项规章制度。

（5）实现环境安全、患者安全的管理目标。

5.效果评价

（1）护理过程规范，防跌倒措施有效。

（2）患者安全，未发生不良事件。

（3）环境安全，设施布局合理，无障碍。

（4）家属对患者风险有认识，接受诊疗意见及建议。

（5）医护人员掌握应急预案，具备应急处置能力。

（二）跌倒/坠床风险防范、处置流程图

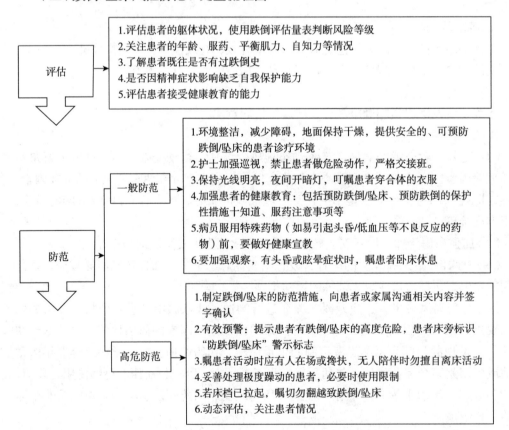

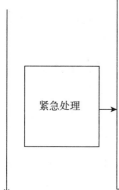

紧急处理

1. 立即观察患者意识、瞳孔及测量T、P、R、BP
2. 检查有无受伤、受伤部位及严重程度，尤其注意有无颅脑损伤、骨折、内出血等
3. 通知医师协助和配合医师作进一步处理
4. 视情况将患者扶回病床或安置在安全处，通知患者家属
5. 及时向上级领导汇报。不论有无受伤，科室于24小时内填写《护理意外、差错事件报告单》并交至护理部。严重不良事件立即口头报告科护士长、护理部，在12小时内填写《护理意外、差错事件报告单》并交至护理部
6. 密切关注患者跌倒/坠床相关病情的发展与转归，以及患者及家属的情绪状况，填写《护理意外、差错事件报告单》并及时向护理部报告
7. 对事件进行展开讨论、原因分析、整改措施，落实持续改进

知识链接

预防跌倒的保护性措施10知道（供患者/家属健康教育用）

1. 请告知护士您曾经跌倒的原因，以便做好相应的预防。
2. 当您服用安眠药或感头晕时，应暂时卧床休息，避免下床活动致跌倒。
3. 若床档已拉起，下床时请先将床档放下来，切勿翻越致跌倒。
4. 当家属/陪伴发现患者有躁动、意识不清时，请拉起床档，并通知护士适时给予保护性约束。
5. 请将物品尽量收于柜内，以保持走道宽敞。
6. 请穿防滑鞋，切勿打赤脚、着硬底鞋、慎穿拖鞋。
7. 若发现地面有水渍，请告诉工作人员，并避免在有水渍处行走，以防不慎跌倒。
8. 病房夜间应保持地灯开启状态，以防下床跌倒。
9. 当您需要任何帮助而无家属在旁时，请立即按呼叫器告知护士。
10. 若不慎跌倒，请尽快通知医务人员，以便及时处理并可将伤害减至最小。

备注：使用《患者跌倒/坠床危险因素评估表》进行风险评估。

六、压力性损伤风险防范、处置标准与流程图

（一）压力性损伤风险防范、处置标准及要求

1. 目的 指导临床护士对跌倒/坠床风险患者进行护理，规范跌倒/坠床风险患者的处理流程，最大化保障患者护理质量与安全。

2. 基本要求

（1）工作人员要求

①护士熟练掌握护理工作流程及跌倒/坠床风险防范与应急处理。

②熟练掌握患者病情，包括基本信息、病情特点、诊疗方案、专科护理要点及护理措施、躯体并发症预防及护理、心理卫生、康复与延续等。

（2）管理要求

①评估患者风险，重点患者心中有数。

②高风险患者保障治疗护理措施及时、有效。

3.工作内容

（1）详细了解患者病情，行动不便的人活动受限，摩擦和剪切的可能性很高，容易受到压力伤害。糖尿病、灌注和循环不足对压力性损伤发生的影响。

（2）体位的安置与更换，除非有禁忌之意，否则应按个性化安排患者体位管理，选择斜躺或坐姿，应双腿抬起。如果不适当或无法斜倚，当坐在椅子或轮椅上时，确保个人的脚在地板或脚凳上得到良好的支撑，对于不稳定或无法维持一定时间体位的重症患者，可对体位进行小幅调整。

（3）减压设施的使用：通过将压力分布在较大的身体表面积上，以减轻骨骼突出的负担，降低发生压力伤害的风险，可根据以下因素，选择能够满足个人压力重新分配需求的支撑表面。①不动和不活动的程度；②需要影响微气候控制和剪切减少；③个人的身材和体重；④现有压力伤害的数量、严重程度和位置；⑤产生新的压力伤害的风险：使用压力重新分配垫可防止长时间坐在轮椅上的高危人群遭受压力伤害，尤其是当该人无法改变体位时。

（4）皮肤的清洁与保护：实施皮肤护理方案，包括：①使用保持皮肤清洁和滋润皮肤的产品，失禁发作后立即清洁皮肤，避免使用碱性肥皂，清洁剂保护皮肤免受水分侵害；②屏障产品，避免剧烈摩擦有压伤危险的皮肤，使用高吸收性尿失禁产品可保护患有尿失禁或有压力性尿失禁风险的人的皮肤。

（5）营养支持：进行全面的营养评估，优化高危人群的能量摄入，调整风险人群的蛋白质摄入量，提供高热量、高蛋白的强化食品和营养补充。

（6）健康教育。

4.质量考核

（1）掌握责任区患者病情：知晓患者基本信息、诊疗方案、护理风险，能提出有针对性的护理措施。

（2）压力性损伤高风险患者班班交接，并有效预警，防范措施到位。

（3）遵医嘱诊疗，严格遵守各项规章制度与规范，确保诊疗措施准确、无误。

（4）安全措施到位，及时巡视，严格落实各项规章制度。

（5）实现环境安全、患者安全的管理目标。

5.效果评价

（1）患者皮肤完好，不发生不可抗力压力性损伤。

（2）护理过程规范、护理措施有效。

（3）护理记录完善。

（4）患者、家属满意。

（二）压疮风险防范、处置流程图

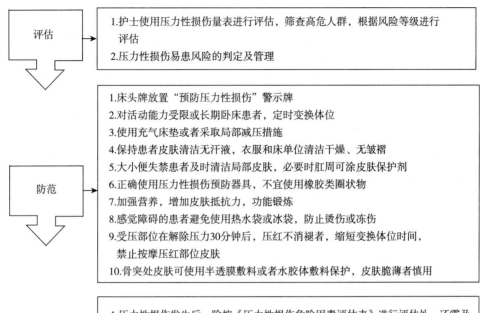

| 评估 | 1.护士使用压力性损伤量表进行评估，筛查高危人群，根据风险等级进行评估
2.压力性损伤易患风险的判定及管理 |

| 防范 | 1.床头牌放置"预防压力性损伤"警示牌
2.对活动能力受限或长期卧床患者，定时变换体位
3.使用充气床垫或者采取局部减压措施
4.保持患者皮肤清洁无汗液，衣服和床单位清洁干燥、无皱褶
5.大小便失禁患者及时清洁局部皮肤，必要时肛周可涂皮肤保护剂
6.正确使用压力性损伤预防器具，不宜使用橡胶类圈状物
7.加强营养，增加皮肤抵抗力，功能锻炼
8.感觉障碍的患者避免使用热水袋或冰袋，防止烫伤或冻伤
9.受压部位在解除压力30分钟后，压红不消褪者，缩短变换体位时间，禁止按摩压红部位皮肤
10.骨突处皮肤可使用半透膜敷料或者水胶体敷料保护，皮肤脆薄者慎用 |

| 紧急处理 | 1.压力性损伤发生后，除按《压力性损伤危险因素评估表》进行评估外，还需及时填写《已患压力性损伤评估与护理措施表》，查找原因，制订护理措施，并记录措施实施情况
2.向上级领导汇报，科室于24小时内填写《护理意外、差错事件报告单》并交至护理部。严重不良事件立即口头报告科护士长、护理部，在12小时内填写《护理意外、差错事件报告单》并交至护理部。对压力性损伤事件应当有原因分析、事件讨论记录与整改措施，并有持续追踪记录
3.密切关注患者压力性损伤相关病情的发展与转归，以及患者及家属的情绪状况
4.加强医护人员的培训，加强基础护理，特别是生活不能自理者的照护 |

Braden 评分分值		大于 18 分	15–18 分	13–14 分	10–12 分	≤9 分
风险性		———————	低度危险	中度危险	高度危险	极度危险
评估频次	病情稳定者	一次即可		1 次 / 周		≥2 次 / 周
	病情变化者	病情变化时动态评估				
评估表打印及存档		不打印		打印并存档		
与家属沟通		必要时	沟通	沟通并签字		
记录		必要时	记录			
上报护士长		必要时	上报			
上报科护士长及时限		必要时		24 小时内上报		
科护士长会诊时限		———————————————		及时		
上报压疮护理质量管理委员会		必要时				及时上报
委员会会诊时限		—————————————————————				24 小时内

备注：Braden《压力性损伤危险因素评估表》

七、吞食异物防范、处置标准与流程图

（一）吞食异物防范处置标准及要求

1.目的　指导临床护士对吞食异物风险患者进行护理，规范吞食异物风险患者的处理流程，最大化保障患者护理质量与安全。

2.基本要求

（1）工作人员要求

①护士熟练掌握护理工作流程及吞食异物风险防范与应急处理。

②熟练掌握患者病情，包括基本信息、病情特点、诊疗方案、专科护理要点及护理措施、躯体并发症预防及护理、心理卫生、康复与延续等。

（2）环境设施要求：环境清洁，安静，病房无杂物，物品妥善保管，急救设施齐全，固定位置存放。

（2）管理要求

①识别风险，评估准确，掌握患者病情，做到心中有数。

②加强高风险患者的管理，必要时限制活动，有效预警，交接班到位。

③加强物品的管理，妥善保管，尽最大化减少不安全因素的存在。

④进行突发事件的应急预案，有培训、有演练。

⑤家属对患者的情况知情，并签署知情同意。

3.工作内容

（1）详细了解患者病情，动态评估，存在吞食异物风险的患者重点交接班。

（2）加强病房管理，做好安全检查，尽最大化减少不安全因素的存在，发现患者吞服异物后，首先应劝慰稳定其情绪，尽快了解所吞服异物的种类，有何不适感觉，并及时报告医生，配合医生进行相应的处理。

（3）对存在吞食异物风险的患者，及时主动沟通，分析可能吞食异物的原因及动机，如发现患者吞服异物根据具体情况采取急救措施：①检查患者口腔及咽部是否被异物损伤，观察异物的位置及种类。②若异物所在位置较浅应设法取出，注意不要损伤局部黏膜。③对吞咽不明异物或金属异物遵医嘱进行X线或B超检查。④若吞服较小或比较光滑的异物，遵医嘱对症处理。观察患者病情及异物的排泄情况，有无痛苦表情、柏油样便。

（4）加强监护与巡视。

（5）加强环境管理。

（6）保障各项治疗及时、有效地进行，尽早控制症状。

4.质量考核

（1）要求责任护士掌握患者病情，重点患者心中有数：知晓患者基本信息、诊疗方案、护理风险，能提出有针对性的护理措施。

（2）对吞食异物高风险患者要做到班班交接，有预警，有措施并落实要求。

（3）遵医嘱诊疗，落实身份识别及查对制度，遵守各项规章制度与规范，诊疗措施

准确无误。

（4）安全措施到位，按要求巡视，及时发现风险，采取有效防范措施。

（5）保持环境安全、定期安全检查，执行病房物品管理要求。

5.效果评价

（1）掌握病情，防护措施到位。

（2）物品保管有序，符合病房物品管理要求。

（3）患者无吞食异物情况发生，一旦发生采取紧急救护，降低意外伤害。

（二）吞食异物防范、处置流程图

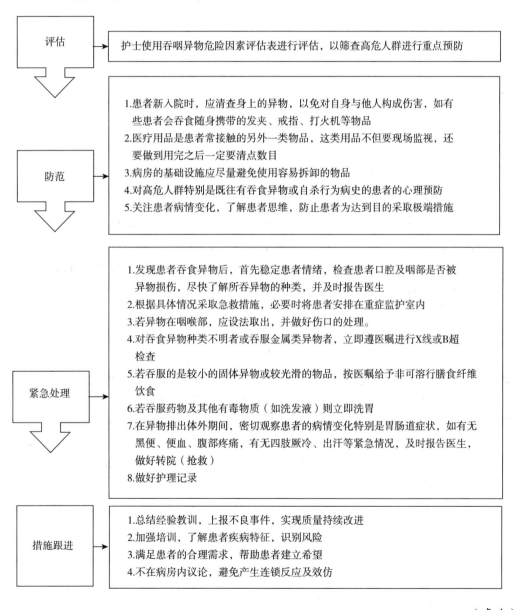

评估　→　护士使用吞咽异物危险因素评估表进行评估，以筛查高危人群进行重点预防

防范　→
1.患者新入院时，应清查身上的异物，以免对自身与他人构成伤害，如有些患者会吞食随身携带的发夹、戒指、打火机等物品
2.医疗用品是患者常接触的另外一类物品，这类用品不但要现场监视，还要做到用完之后一定要清点数目
3.病房的基础设施应尽量避免使用容易拆卸的物品
4.对高危人群特别是既往有吞食异物或自杀行为病史的患者的心理预防
5.关注患者病情变化，了解患者思维，防止患者为达到目的采取极端措施

紧急处理　→
1.发现患者吞食异物后，首先稳定患者情绪，检查患者口腔及咽部是否被异物损伤，尽快了解所吞异物的种类，并及时报告医生
2.根据具体情况采取急救措施，必要时将患者安排在重症监护室内
3.若异物在咽喉部，应设法取出，并做好伤口的处理。
4.对吞食异物种类不明者或吞服金属类异物者，立即遵医嘱进行X线或B超检查
5.若吞服的是较小的固体异物或较光滑的物品，按医嘱给予非可溶行膳食纤维饮食
6.若吞服药物及其他有毒物质（如洗发液）则立即洗胃
7.在异物排出体外期间，密切观察患者的病情变化特别是胃肠道症状，如有无黑便、便血、腹部疼痛，有无四肢厥冷、出汗等紧急情况，及时报告医生，做好转院（抢救）
8.做好护理记录

措施跟进　→
1.总结经验教训，上报不良事件，实现质量持续改进
2.加强培训，了解患者疾病特征，识别风险
3.满足患者的合理需求，帮助患者建立希望
4.不在病房内议论，避免产生连锁反应及效仿

（卓瑜）

第四节　常用护理技术操作标准与流程图

一、医学保护性约束技术工作标准与流程图

（一）医学保护性约束技术工作标准及要求

1.目的

（1）保护患者、他人以及周围环境的安全，帮助患者度过危急状态。

（2）保证患者得到及时的治疗和保证治疗护理工作顺利进行。

2.基本要求

（1）保护器具固定位置存放，护士在病区安全检查、交接班及约束前检查约束带的质量及数量，确保约束装置完好、安全，处于备用状态。

（2）护士掌握实施保护性医疗措施的指征。

（3）护士约束流程符合工作要求，必须遵医嘱完成约束。

（4）约束后告知及护理记录符合书写要求。

（5）约束期间要完成患者心理护理、生活护理、病情观察、巡视等工作。

（6）护士掌握约束解除的标准，解除约束后进行健康教育。

3.工作内容

（1）医务人员维护病房环境安全，保护器具固定位置存放，在病区安全检查、交接班及约束前检查约束带的质量，确保约束装置完好、安全。

（2）实施前，评估患者的情绪、合作程度、行为表现；判断患者存在的风险：当患者发生或者将要发生伤害自身，危害他人安全，扰乱医疗秩序的行为，医疗机构及其医务人员在没有其他可替代措施的情况下，实施保护性医疗措施。实施前医务人员做好环境、人力及用物准备。

（3）实施中，遵循诊断标准和治疗规范操作，由医生开写"冲动行为干预治疗"医嘱，告知患者实施保护性医疗措施的目的，取得患者的理解，填写"冲动行为干预治疗"记录表。特殊或紧急情况下，可按医师的口头医嘱实施紧急保护性医疗措施，医师应当在实施保护性医疗措施后30分钟内补开医嘱，并在病程记录内记载和说明理由。

（4）实施后

①护士准确、客观记录冲动行为干预治疗过程，并记录说明保护性医疗措施的原因、医疗护理措施等情况。

②医生应积极治疗，控制患者症状，如实记录患者的病情、治疗措施、用药情况、实施保护性医疗措施的原因、持续时间、积极采取的治疗措施等内容，书面医嘱后24小时内向患者监护人告知。

③做好交接班（医生-医生，护士-护士，医生-护士）。

④实施保护性医疗措施的具体要求

·实施保护性医疗措施必须开写"冲动行为干预治疗"医嘱，保护性医疗措施每

次可持续时间不超过 4 小时，20：00—次日 8：00，在评估安全的情况下，可适当延长持续时间，但最多不超过 12 小时，在上述时限范围内，保护性医疗措施已经解除，但因病情变化而需再行保护性医疗措施时不需要再开写医嘱；超过上述时限，经医护共同评估需要继续实施保护性医疗措施，需重新开写医嘱并做好记录。

·安置在重症病室，专人看护，尽量遮挡患者，床头交接班，病情好转时及时解除保护性医疗措施。

·护士至少 30 分钟巡视并评估患者 1 次，了解患者精神及躯体状况，满足患者生理、心理需求；两小时活动肢体 1 次。

·约束的患者保持体位处于功能位，约束部位松紧适宜、皮肤完好。

·保护性医疗措施持续实施超过 24 小时，护士在"冲动行为干预治疗"记录表中记录出入量。

·约束持续实施超过 48 小时，医生进行深静脉血栓风险评估，副主任以上职称的精神科执业医师查房，并对是否需要继续约束做出评估。公休、节假日前进行重点患者登记。

·隔离持续实施超过 72 小时，副主任以上职称的精神科执业医师查房指导工作，并对是否需要继续隔离做出评估。

⑤解除约束后健康教育

·约束原因分析，对患者接受医学保护性约束的原因再次讲解，并告知医学保护性约束的目的和意义，使患者对自己的行为有正确的认识，并理解医务人员所采取的措施。达成协议，明确告知患者医学保护性约束的适应指征，并告知患者再次出现相应行为时仍会接受医学保护约束。

·心理护理，对患者讲解其在接受医学保护性约束期间，护士会对患者采取哪些隐私保护措施，并可以为患者提供哪些护理服务，降低患者的心理压力及病耻感。

·行为指导，对患者的行为进行分析，指导患者在遇到病态危险行为时应如何处理或寻求帮助。如指导患者不良情绪的宣泄方法等健康教育内容。

4.质量考核

（1）护士实施保护性约束严格掌握应用指征，能够维护患者自尊和隐私。

（2）约束期间护理措施到位，定时松解并协助患者翻身。使用时肢体处于功能位，松紧适宜。密切观察约束部位的皮肤颜色，做好局部皮肤护理。被保护约束的患者要进行床边交接班，包括患者的病情、约束带数、松紧、皮肤以及床单元清洁情况等，尤其是约束带数应及时清点，防止患者意外的发生。

（3）保护性约束期间护理管理完成，精神科被保护的患者与未保护的患者应分开安置，并加强巡视和观察，做好交接班。各项告知工作完成。

（4）护士按解除约束指征及时完成解除约束操作。

（5）解除约束后健康教育完成，患者及工作人员满意。

（6）保护器具固定位置存放，数量正确，处于备用状态。

5.效果评价

（1）患者安全：患者处于安全保护之中，无血液循环不良、皮肤破溃或骨折等躯体损伤，无自卑、焦虑、病耻感等心理创伤。

（2）环境安全：周围环境无危险物品，保护器具放置在安全区域。

（3）约束后完成各项护理内容。

（4）职业安全：护士操作手法正确，工作人员无职业伤害。

（二）医学保护性约束技术操作流程图

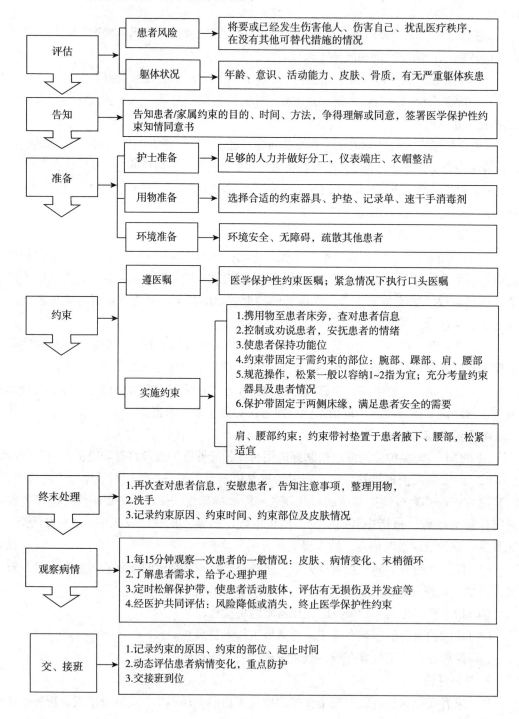

二、鼻饲技术工作标准与流程图

（一）鼻饲技术工作标准及要求

1.目的　对不能经口进食患者，从胃管灌入流质食物，保证患者摄入足够的营养、水分和药物。

2.基本要求

（1）工作人员要求：服装、鞋帽整洁，仪表大方，举止端庄，未佩戴饰品；微笑服务，语言柔和恰当，态度和蔼可亲。

（2）按照操作规程完成鼻饲。

（3）插管时嘱患者做吞咽动作，插管动作轻柔，避免反复插管引起黏膜水肿。

（4）鼻饲时评估上一次鼻饲注食的时间、进食量；管道长度；评估呼吸道情况，有无痰鸣音。

（5）长期鼻饲患者要落实口腔护理措施。

3.工作内容

（1）评估：患者意识情况、躯体情况、合作程度等内容。

（2）核对：备齐用物至床旁，据医嘱核对床号、姓名、病案号。

（3）体位：能配合者取半坐位，昏迷者去枕平卧、头后仰。

（4）操作：插管的过程：润滑胃管前端，测量胃管插入的长度：发际到剑突自鼻孔轻轻插入，插入10~15cm，检查口腔内有无胃管盘曲，根据患者情况插入至预定长度。

（5）观察：若插管中出现恶心、呕吐，可暂停插管，嘱患者深呼吸；若患者呛咳、发绀、呼吸困难，说明胃管误入气管，可拔除重新插。

（6）确认：胃管在胃内，"一抽二听三气泡"，遵医嘱鼻饲：温水–鼻饲液–温水。

（7）固定：保留鼻饲应妥善处理胃管末端，固定胃管。

（8）记录：记录鼻饲的量、时间、患者的情况。

（9）操作注意事项

①遵循查对制度、标准预防、消毒隔离原则。

②胃管必须完好通畅。插管时，动作轻稳。当胃管通过食管的三个狭窄处（环状软骨水平处、平气管分叉处、食管通过膈肌处）时尤应轻慢，以免损伤食管黏膜。

③注入饮食时应注意：每次不能超过200ml、间隔时间不少于2小时、速度不可过快。

④长期鼻饲者，鼻饲前了解上一次鼻饲时间、进食量，检查胃管是否在胃内。

⑤长期鼻饲者，应每日早晚进行口腔护理，每周更换胃管（晚上拔出，第二天早晨再由另一侧鼻孔插入）。

⑥极度兴奋躁动的患者控制兴奋后再进行操作。鼻饲后病情允许保持半卧位或原卧位20~30分钟。

⑦胃肠减压期间记录24小时引流量。

4.质量考核及工作标准

（1）护士操作遵循查对制度、标准预防、消毒隔离原则。

（2）操作前的评估、告知及操作后的解释工作按要求完成。

（3）操作过程符合节力原则，操作稳、准，符合操作流程，顺利完成鼻饲技术，无并发症发生。

（4）记录书写符合要求，基础护理措施完成。

5.效果评价

（1）操作过程中体现人文关怀，增加患者的舒适程度。

（2）患者安全：患者无不适感、反流、误吸等并发症发生。

（3）患者营养得到改善，完成口服给药的目的。

（二）鼻饲技术操作流程图

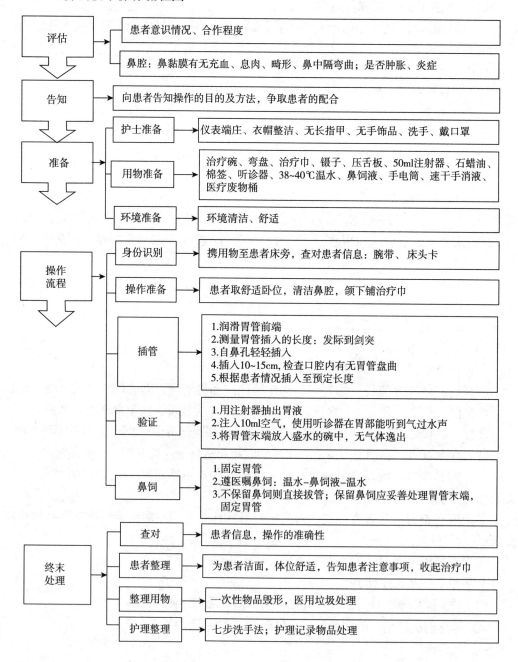

三、沟通技术工作标准与流程图

（一）沟通技术工作标准及要求

1.目的

（1）让患者与他人分享自己的想法、感受、需要、欲望、情感等。

（2）增进护患关系，从而增加患者对护理的依从性。

（3）深入了解患者的病理症状，为医疗护理提供依据。

2.基本要求

（1）工作人员要求：服装，鞋帽整洁，仪表大方，举止端庄，未佩戴饰品；微笑服务，语言柔和恰当，态度和蔼可亲。

（2）以患者为中心，坚持保密原则，沟通过程中避免过多地自我暴露。

（3）根据患者的文化程度和表达能力采用合适的沟通方式。

（4）沟通过程中尊重患者的宗教信仰和生活习惯。

3.工作内容

（1）评估：①患者的基本情况：性别、年龄、文化、职业、宗教信仰、兴趣爱好、婚姻家庭；②病情：疾病特征、心理特征、是否存在风险；③沟通的目标：建立信任关系、了解需求、识别风险，争取配合，互换意见。

（2）准备：环境安静、整洁，安全、舒适，避免打扰。护士仪表端庄，态度认真，衣帽整洁，关闭手机，针对访谈目标拟定提纲，计划沟通时间。

（3）过程：分为三个阶段：开始阶段、访谈阶段、结束阶段。沟通中注意在沟通过程中根据患者的病情，使用合适称谓、安全距离和合适的肢体语言。综合运用各项沟通技术：非言语性沟通、合理提问、倾听、澄清问题、引导话题持续、鼓励患者表达、同理心、共情、具体化、运用沉默、及时反馈、集中焦点、提供信息、小结等。

（4）总结：对患者能进行访谈表示感谢，对患者提出的问题给予反馈，计划下一步的护理措施，帮助患者解决问题。

4.质量考核

（1）沟通环境适宜，保持安静。

（2）执行沟通程序，拟定沟通计划及沟通目标。

（3）沟通前需征得同意。

（4）根据患者的病情，使用合适称谓、安全距离和合适的肢体语言。

（5）综合运用各项沟通技术：非言语性沟通、合理提问、倾听、澄清问题、引导话题持续、鼓励患者表达、同理心、共情、具体化、运用沉默、及时反馈、集中焦点、提供信息、小结等。

5.效果评价

（1）护患关系和谐，沟通能解决患者的问题。

（2）沟通技巧运用恰当到位，达到沟通目的。

（3）沟通全过程体现热情、诚恳、尊重的态度。

（4）沟通提高患者对疾病及服药的认识，增加患者的护理依从性。

（二）沟通技术操作流程图

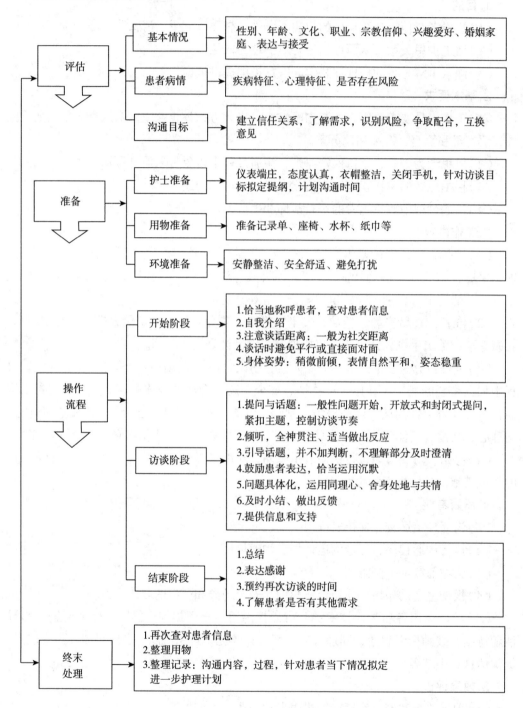

四、防暴技术工作标准与流程图

（一）防暴技术工作标准及要求

1.目的

（1）降低或减少有暴力倾向或暴力危险的患者发生暴力行为。

（2）减少工作人员在工作场所的职业暴力伤害。

2.基本要求

（1）准确评估患者的暴力风险和患者所处环境的安全。

（2）落实安全防范措施，预防暴力行为发生。

（3）合理运用沟通技巧缓和患者的激动情绪。

（4）合理运用脱身法、三人控制法、保护性约束等措施。

3.工作内容

（1）评估：评估患者暴力行为的原因和危险因素及患者暴力行为的先兆特征、危害性、紧迫性，并且评估是否有可替代的方法。主要包括以下几个方面：①行为评估：踱步、坐立不安、握拳、咬牙、激越呼吸增快、敌意的面部表情、持久的盯视；②情感评估：愤怒、紧张、敌意、焦虑、易激惹、忧伤不安；③言语评估：高声、威胁、嘲讽、辱骂、无理；④意识评估：思维混乱、定向力缺乏、记忆力损害。

（2）准备：保证人力、分工明确。环境安全，保持环境的安静与舒适，避免嘈杂、拥挤，合理安置，室内光线明亮，无多余的杂物，使患者感觉到安全，宽阔无障碍，请其他患者回避。约束带（器具）、床单位准备就绪。

（3）有暴力风险时采取的措施：安置在重症病室，限制活动区域严格观察患者的行为，与其他患者相隔离。清除病房内的危险物品，治疗性沟通了解可能暴力的原因，与患者讨论应对愤怒的方法和技巧，鼓励患者表达、合理宣泄。

（4）发生暴力行为时采取的措施：寻求帮助，立即呼叫，集体行动。控制行动要有默契，同时多位工作人员出现在患者面前，以暗示可控制局面。保持冷静、保持距离、保持说话，确定自己的非言语沟通不是侵犯性的。移走潜在的危险物品，疏散围观患者。如果持物，劝说患者放下手中物品；从患者身后及侧面实施控制，设法去除危险物品，合理使用器具：棉被等物质遮挡，尽快控制场面；如果被困使用脱身法迅速脱身；遵医嘱实施医学保护性约束；医嘱药物干预。

（5）健康教育：沟通性健康教育：教会患者人际沟通的方法和表达愤怒情绪的适宜方式是一项有效预防暴力行为的措施。鼓励患者探讨自己被尘封、忽视或压抑的情感，与其一起讨论情绪表达方式，向其提供处理愤怒情绪的一些实用方法，如身体锻炼、改变负性思维、听音乐、倾诉等，有效提高患者自控能力，减少暴力行为发生。

（6）书写护理记录，记录患者暴力的原因，所采取的护理措施及效果。

（7）注意事项

①评估及时、准确、动态。

②实施脱身法时，动作迅速、敏捷，技巧运用熟练。

③注意保护患者和自身的重要器官不受伤害。

④护士之间配合默契，注意人力分配，分列在患者左右两侧对肢体进行控制，动作协调一致。

⑤多次沟通无效后，距患者一步距离时，由沟通者发令，医务人员同时快速夺下危险物品，并控制患者。

⑥应用防暴技能：二人控制法或三人控制法。

4.质量考核

（1）对患者的暴力风险评估及时、准确。

（2）沟通时态度真诚，肢体语言应用恰当。

（3）实施动作迅速、敏捷、有效，动作要领掌握熟练、不伤及患者。

（4）患者卧位舒适，肢体处于功能位。

（5）护士之间配合默契，动作协调一致。

5.效果评价

（1）患者安全：患者无伤害，在防范暴力控制过程中不出现骨折、肌肉韧带损伤等并发症。

（2）护士及时准确评估暴力风险，防暴技术运用符合要求。

（3）工作人员无职业伤害。

（二）防暴技术工作标准与流程图

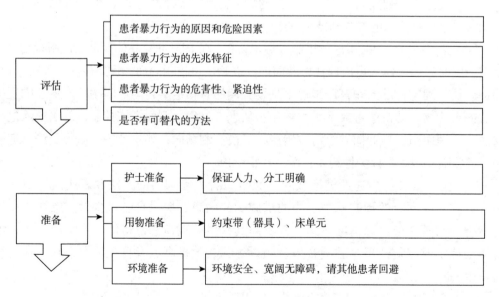

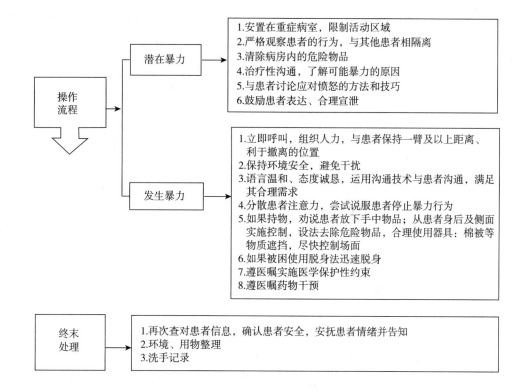

操作流程	潜在暴力	1.安置在重症病室，限制活动区域 2.严格观察患者的行为，与其他患者相隔离 3.清除病房内的危险物品 4.治疗性沟通，了解可能暴力的原因 5.与患者讨论应对愤怒的方法和技巧 6.鼓励患者表达、合理宣泄
	发生暴力	1.立即呼叫，组织人力，与患者保持一臂及以上距离、利于撤离的位置 2.保持环境安全，避免干扰 3.语言温和、态度诚恳，运用沟通技术与患者沟通，满足其合理需求 4.分散患者注意力，尝试说服患者停止暴力行为 5.如果持物，劝说患者放下手中物品；从患者身后及侧面实施控制，设法去除危险物品，合理使用器具：棉被等物质遮挡，尽快控制场面 6.如果被困使用脱身法迅速脱身 7.遵医嘱实施医学保护性约束 8.遵医嘱药物干预

终末处理	1.再次查对患者信息，确认患者安全，安抚患者情绪并告知 2.环境、用物整理 3.洗手记录

第五节　常用急救护理技术操作标准与流程图

一、心肺复苏技术工作标准与流程图

（一）心肺复苏技术工作标准及要求

1.**目的**　对因各种原因引起的呼吸、心跳停止的患者进行抢救，保证重要脏器的血氧供应，尽快恢复心跳、呼吸。

2.**基本要求**

（1）工作人员要求：熟练掌握心肺复苏操作技术，有发现病情变化及判断病情的能力。

（2）准确、及时、熟练地按照操作流程完成。

（3）争分夺秒实施急救。

（4）环境要求：抢救仪器设备每周进行检查，处于完好备用状态。

3.**工作内容**

（1）评估：评估现场环境安全。判断患者有无意识、呼吸、颈动脉搏动。判断患者意识：呼叫患者，轻拍患者肩部，确定患者意识丧失，立即呼救。患者呼吸：直视患者胸部观察呼吸（不超过5秒）。判断患者颈动脉搏动：操作者示指和中指指尖触及患者气管正中部（相当于喉结的部位），向同侧下方滑动2~3cm，至胸锁乳突肌前缘凹陷处，判断时间不超过10秒。若不能确认有颈动脉搏动，立即进行心肺复苏。

（2）准备：护士态度严肃认真、衣帽整洁、佩戴口罩，准备抢救用物。

（3）操作：呼叫、判断、胸外按压、开放气道、人工呼吸、持续心肺复苏，心脏按压与人工呼吸30∶2，持续操作5个循环。

（4）记录抢救成功时间，为患者保暖，进一步生命支持；查对患者信息，安抚患者情绪。

（5）记录抢救时间、抢救过程，书写记录。

（6）注意事项

①按压的力度适中，避免损伤肋骨造成严重的并发症。

②简易呼吸器使用方法正确。

③通常成人潮气量为400~600ml，呼吸频率成人为12~16次/分。

④挤压呼吸囊时，压力不可过大，以挤压呼吸囊的1/3~2/3为宜，亦不可时大时小、时快时慢，以免损伤肺组织，造成呼吸中枢紊乱，影响呼吸功能恢复。

⑤呼吸器连接氧气时，氧气流量为8~10L/min。

⑥呼吸器使用后，呼吸活瓣、接头、面罩拆开，用500mg/L的消毒液浸泡30分钟，凉水冲净、晾干、装配好备用。

⑦储氧袋只需擦拭消毒即可，禁用消毒剂浸泡，因易损坏。

⑧胸外按压的频率为100~120次/分，成人胸骨按压深度为5~6cm。

4.质量考核

（1）操作规程按C（胸外按压）、A（开放气道，检查呼吸）、B（人工呼吸）进行。

（2）按压频率为100~120次/分，按压深度为胸骨下陷5~6cm，吹气时间>1秒。

（3）判断各项指标时间为5~10秒。

（4）人工呼吸前保持气道通畅，吹气时防止气体从口鼻溢出。

（5）操作中途换人应在五个循环后进行，不得使抢救中断时间超过5秒。

（6）每次按压后要让胸廓完全回弹。

（7）避免过度通气。

（8）抢救过程中尽早使用AED（除颤仪）。

5.效果评价

（1）及时发现、抢救及时，动作熟练、敏捷、准确，有爱伤意识。

（2）人工呼吸和心脏按压指标显示有效。

（3）患者无肋骨损伤等严重的并发症。

（二）心肺复苏技术操作流程图

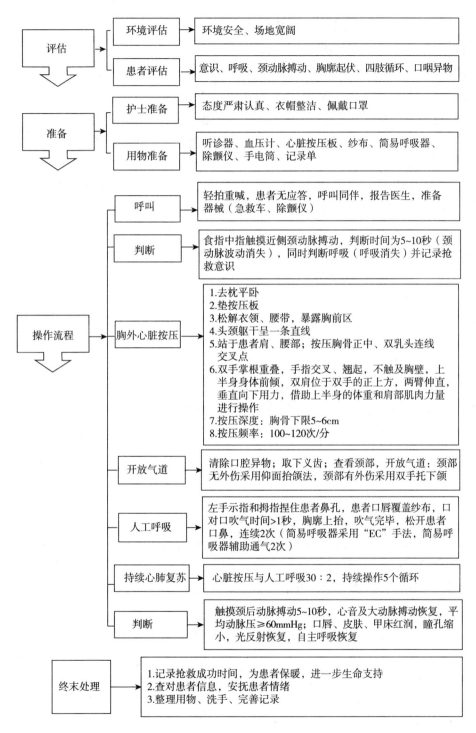

评估	环境评估	环境安全、场地宽阔
	患者评估	意识、呼吸、颈动脉搏动、胸廓起伏、四肢循环、口咽异物
准备	护士准备	态度严肃认真、衣帽整洁、佩戴口罩
	用物准备	听诊器、血压计、心脏按压板、纱布、简易呼吸器、除颤仪、手电筒、记录单
操作流程	呼叫	轻拍重喊，患者无应答，呼叫同伴，报告医生，准备器械（急救车、除颤仪）
	判断	食指中指触摸近侧颈动脉搏动，判断时间为5~10秒（颈动脉波动消失），同时判断呼吸（呼吸消失）并记录抢救意识
	胸外心脏按压	1.去枕平卧 2.垫按压板 3.松解衣领、腰带，暴露胸前区 4.头颈躯干呈一条直线 5.站于患者肩、腰部；按压胸骨正中、双乳头连线交叉点 6.双手掌根重叠，手指交叉、翘起，不触及胸壁，上半身身体前倾，双肩位于双手的正上方，两臂伸直，垂直向下用力，借助上半身的体重和肩部肌肉力量进行操作 7.按压深度：胸骨下限5~6cm 8.按压频率：100~120次/分
	开放气道	清除口腔异物；取下义齿；查看颈部，开放气道：颈部无外伤采用仰面抬颌法，颈部有外伤采用双手托下颌
	人工呼吸	左手示指和拇指捏住患者鼻孔，患者口唇覆盖纱布，口对口吹气时间>1秒，胸廓上抬，吹气完毕，松开患者口鼻，连续2次（简易呼吸器采用"EC"手法，简易呼吸器辅助通气2次）
	持续心肺复苏	心脏按压与人工呼吸30：2，持续操作5个循环
	判断	触摸颈后动脉搏动5~10秒，心音及大动脉搏动恢复，平均动脉压≥60mmHg；口唇、皮肤、甲床红润，瞳孔缩小，光反射恢复，自主呼吸恢复
终末处理		1.记录抢救成功时间，为患者保暖，进一步生命支持 2.查对患者信息，安抚患者情绪 3.整理用物、洗手、完善记录

二、电除颤急救技术工作标准与流程图

（一）电除颤急救技术工作标准及要求

1.目的 纠正、治疗心律失常，恢复窦性心律。

2.基本要求

（1）工作人员要求：准确、及时、熟练按照操作流程完成。

（2）评估患者和仪器性能，操作前做好各项准备。

（3）环境要求：除颤仪器设备每周进行检查，处于完好备用状态。

3.工作内容

（1）评估：①患者一般情况：年龄、体重；②患者病情：心律失常类型、意识状态、是否安装起搏器；③除颤仪的性能及蓄电池充电情况。

（2）准备：护士仪表端庄，态度严肃认真，衣帽整洁、洗手、佩戴口罩；用物和环境准备。

（3）操作：进行身份识别，打开电源。暴露患者胸部，必要时建立心电监护。判断患者心律失常的类型。电极板均匀涂抹导电胶（必要时可用盐水纱布替代），选择合适的能量：单相波360焦耳，双相波120-200焦耳。充电：放置电极板于合适的位置（电极板1：胸骨右缘第二肋间-心尖部，电极板2：左侧第五肋间与腋中线交接处），大声嘱其他人员离开患者、病床，两手同时按下两个电极板上的放电键，立即给予5个循环CPR，观察患者的意识、有无恢复自主心跳，以及心电图改变等。如果室颤/室扑持续出现，立即重新充电，重复步骤。操作完毕，将能量开关恢复至零位。

（4）处理：清洁皮肤，安置患者，患者整理、监测心率、心律，并遵医嘱用药。书写记录。

（5）注意事项

①电除颤时配备各种抢救和心肺复苏所需的器械和药品。

②电极板应避开乳头，两电极板之间的距离不应<10cm。

③糊或盐水不能在胸壁上流出，不能在两电极之间的皮肤涂导电糊，防止形成电流通路烧伤患者。

④除颤仪默认的除颤方式为非同步除颤，需同步除颤时按SYNC ON/OFF键，如房颤、室性心动过速等。

⑤除颤过程中注意观察患者呼吸、血压及心律变化等。注意观察电极板接触部位的皮肤情况。

⑥中毒所致的各种心律失常、低钾血症、年龄过大、体质衰弱、肺部严重畸形无法放置电极板者禁忌除颤。

4.质量考核

（1）除颤仪放置位置固定，定时检查除颤仪性能，及时充电。检查登记符合要求。

（2）导电胶涂抹要均匀，防止皮肤灼伤。

（3）放电除颤时，注意患者和其他人、物绝缘。

（4）注意能量的正确选择。

（5）对于能明确区分QRS和T波的室速，应进行同步电复律；无法区分者，采用非同步电复律。

（6）同步电复律通常遵医嘱选择稍低的起始能量，选择能量前应按下"同步"键。

（7）操作后做好患者解释、告知工作。

5.效果评价

（1）患者的心律失常得到及时发现和有效控制。

（2）根据患者个体情况正确调节能量。

（3）患者安全，无皮肤灼伤等并发症的发生。

（二）电除颤急救技术操作流程图

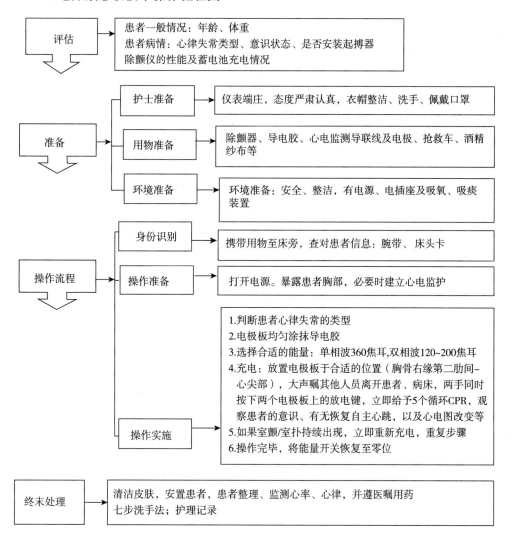

三、紧急转运技术工作标准与流程图

（一）紧急转运技术工作标准及要求

1.目的 安全转运患者到指定科室。

2.基本要求

（1）转运前评估患者病情和转运风险，准备好转运过程中所需的用物和各项联系工作。

（2）转运过程中注意保暖，体位合适，患者生命体征平稳，患者生命处于安全状态。

（3）转运到指定科室后做好交接工作。

3.工作内容

（1）评估：①患者情况：病情、生命体征、合作程度、转运风险、对紧急转运的意愿。②家属情况：对紧急转运的意愿，对危重症患者及存在危及生命风险的患者，要充分告知家属，并签署知情同意书。

（2）准备：①人力安排：危重症患者的转运至少两人陪同：一名医生和一名护士。陪同的医护人员熟悉转运中使用的仪器设备、有一定的抢救和应急能力。②物品准备：病历、检查报告、转运紧急箱（简易呼吸器、一次性接头处无侧孔吸痰管、纱布压舌板、口咽通气道、无菌纱布、注射器、黄色垃圾袋等）、氧气枕、心电监护仪、抢救药物（肾上腺素、阿托品）。③患者的处置：如对兴奋不合作的患者给予镇静，如有呼吸心脏骤停，应立即进行心肺复苏；有伤口的患者要进行简单的伤口处理；四肢、骨盆及脊柱损伤者进行简单而有效的固定；中毒者要迅速清除毒物，使患者安全度过危险期。转运路线：知晓转运目标病房或检查科室，确认电梯，确认转运路线。

（3）不同类型的转运方式：一般患者的转运方式为：①轮椅转运法：适用于心力衰竭、支气管哮喘患者的转运，此方法起到半卧位的作用，有利于患者的呼吸；②担架转运法：大多数患者采用此方法，将患者平稳轻巧地移上担架，患者头前足后，护士始终在患者的头侧，便于观察。

（4）转运过程观察：严密观察患者的病情变化。转运中，护士全程陪同，始终站在患者的头侧，随时严密观察患者的意识、瞳孔、呼吸、脉搏、血压等生命体征的变化，重视患者的主诉，及时发现问题，如颅脑损伤昏迷患者，途中重点观察瞳孔的变化，对光反射，同时注意有无呕吐等颅内高压症状，加强呼吸道的管理；外伤及骨折出血的患者要注意观察伤口包扎敷料渗透情况，骨折固定肢体的血液循环情况；内出血的患者有无休克，重点观察患者的皮肤湿度、神志状况等，如有病情变化应及时处理。保持呼吸道通畅，转运中随时注意患者的呼吸状态。精神症状丰富的患者转运过程中避免出现外走、自伤、冲动等行为。过程中做好患者的心理护理，给予安慰。

（5）到达目标科室交接：患者身份确认（腕带、病历、自身或家属确认）；安全将患者交于目标科室，交待注意事项；病历、物品等交接。

4.质量考核

（1）病情评估准确、及时，转运风险明确。

（2）转运过程中所需的物品准备充分，处于备用状态。

（3）转运前安排的转运路线合理。

（4）提前联系指定科室，做好接收患者的准备。

（5）转运途中关注患者病情变化，及时处理。

（6）转运到指定科室后，病情交接详细。

5.效果评价

（1）转运过程顺利，生命体征改变时能够得到及时救治，安全到达指定科室。

（2）转运后病情交接清楚。

（二）紧急转运技术操作流程图表

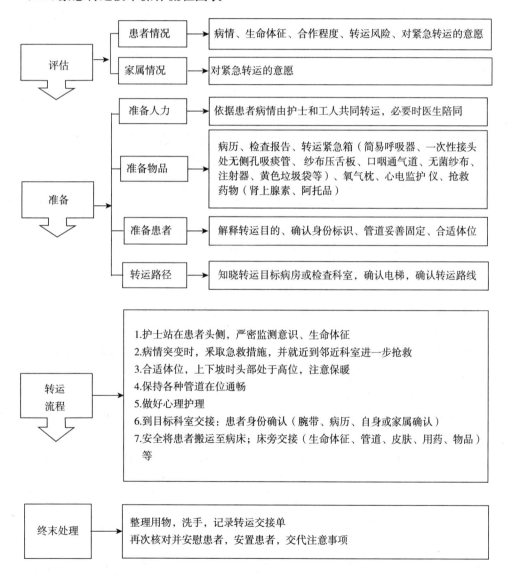

（钱瑞莲）

第六节 护理应急处置标准与流程图

一、管路滑脱应急处置工作标准与流程图

（一）管路滑脱应急处置工作标准及要求

1.目的 正确实施管道护理，防止管道滑脱；发生管道滑脱时能及时有效处理，减少患者损伤。

2.基本要求 护士熟练掌握操作流程及管路滑脱风险评估、防范与应急处置；做好患者、家属或陪护健康宣教，以取得配合。

3.工作内容

（1）插管时，导管插入深度符合要求，并妥善固定导管，固定时保持一定的活动度，以防患者翻身等活动时牵拉、脱出。制定预防管道滑脱的措施，必要时在家属或患者同意的情况下采取适当约束，做好交接班。

（2）按要求做好管道标识和管道滑脱风险评估，在床头置挂警示牌，严格床旁交接班。

（3）对存在管道滑脱风险的患者，告知患者、家属或陪护留置管道的目的、意义，使其充分了解预防管道滑脱的重要性和注意事项，取得配合。

（4）护士要按时巡视，加强对患者的观察，保持管道通畅，防止扭曲、受压、折叠和牵拉，发现问题及时妥善处理，必要时及时告知医生，并协助处理，做好护理记录。对外出检查或下床活动的患者，应认真检查导管接口处是否衔接牢固，并根据活动情况妥善固定导管，告知患者、家属或陪护注意事项。

（5）对精神异常或神志不清、躁动不安的患者，遵医嘱使用镇静剂药物或给予保护性约束，必要时专人守护，以防管道意外滑脱。

（6）加强健康教育，向患者、家属及陪护说明管道的目的和重要性，告诉其保护管道的方法，取得配合。

（7）当患者发生管道滑脱时，应立即启动管道滑脱的应急处理流程，迅速采取补救措施避免或减轻患者身体健康的损害或将损害降至最低。发生不良事件后，按要求上报护理部并填写护理不良事件报告单。

（8）定期组织护士学习相关管道护理知识和管道滑脱的应急处理，护士应熟练掌握，并有考核记录。

（9）病区和护理部定期进行分析及预警，制定防范措施，不断改进护理工作。

4.质量考核

（1）评估：根据患者置管情况进行导管风险评估。

（2）预报：根据风险评估等级按要求上报护理部。

（3）监控

①每班护士对高危患者加强护理，护士长对Ⅰ级护理患者每日评估，Ⅱ级护理患者每周评估至少两次，并在护理记录单上体现。

②护理部48小时内查看患者的管路情况，并根据情况给予指导。每周护理部监控

跟踪一次。

③患者发生导管滑脱，按导管滑脱防范应急流程处理，科室及时组织讨论，分析原因并提出整改措施，填写护理缺陷/意外事件报告单上报护理部。

④根据患者病情或出院撤停评估表，并在护理记录单上说明。

5.效果评价

（1）置管患者均有管道滑脱风险评估，评估准确、落实到位。

（2）重点患者标识醒目，预防措施到位。

（3）患者一旦发生管道滑脱能立即按照管道滑脱应急处理流程处理。

（二）护理应急处置流程图

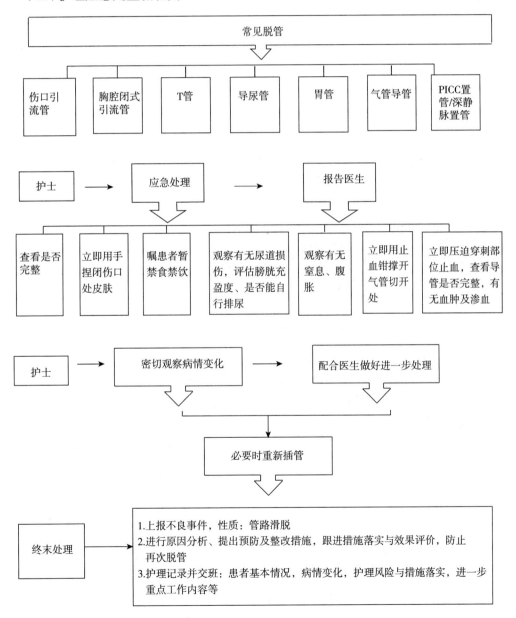

二、低血糖应急处置工作标准与流程图

（一）低血糖应急处置工作标准及要求

1.**目的** 护士及时正确处理患者低血糖，尽可能减少低血糖给患者带来的损害，以保障患者安全。

2.**基本要求**

（1）护士熟练掌握低血糖的定义、临床表现及识别、可能发生的诱因及对策。

（2）护士熟练掌握患者的基本信息、病情、进食情况、护理风险等内容。

（3）做好患者健康宣教，出现不适症状及时寻求医务人员帮助，以防止低血糖的发生。

3.**工作内容**

（1）预防

①掌握可能导致低血糖的高危因素并通过患者临床症状快速识别。

②对高危患者严密监测血糖和生命体征，准确评估病情，落实防范措施。

③向患者及家属提供系统规范化的健康教育，提高患者及家属对低血糖的认识，指导预防和应对方法，识别低血糖的早期反应，防止因低血糖而发生跌倒等伤害事件。

（2）处理

①护士按要求落实巡视制度，做好患者病情观察，及时发现患者低血糖反应，防止对患者造成进一步伤害。及时通知医生，进行有效处理。

②怀疑患者低血糖时立即测定血糖水平，无法测定血糖时暂按低血糖处理。

③糖尿病患者凡血糖≤3.9mmol/L，不管是否有低血糖症状，均应纠正低血糖。意识清楚能吞咽者，口服15~20g糖类食品（葡萄糖为佳）；意识障碍者，按医嘱静脉注射50%葡萄糖20ml，或肌内注射胰升糖素0.5~1mg；有典型低血糖症状但血糖为3.9~6.1mmol/L，进食淀粉类食物15g；血糖在6.1mmol/L以上者，继续观察。

④根据低血糖的严重程度，遵医嘱减少或停用降糖药物。

⑤分析低血糖发生原因，做好饮食护理，调整用药。

⑥加强病情观察，监测生命体征，警惕低血糖症诱发心、脑血管疾病。

⑦按要求完善护理记录。

4.**质量考核**

（1）护士熟练掌握低血糖的定义、临床表现及识别、可能发生的诱因及应急处置。

（2）护士掌握患者病情，了解患者基本信息、进食情况、诊疗方案、护理风险，明确护理措施。

（3）重点患者、高风险患者有效预警，密切监测，落实防范措施。

（4）遵医嘱诊疗，严格"三查八对"，确保诊疗措施准确无误。

（5）按照分级护理制度落实巡视和病情观察，及时发现，及早处理。

（6）健康教育落实到位，指导患者自我照顾。

（7）提供安全环境，防止环境因素对患者造成伤害。

5.效果评价

（1）预防患者低血糖的措施落实到位。

（2）患者低血糖发生时能及时发现、及时处理，处理措施正确有效，护理记录完善。

（3）患者未发生因低血糖导致跌倒、心脑血管意外等伤害事件。

（二）低血糖应急处置流程图

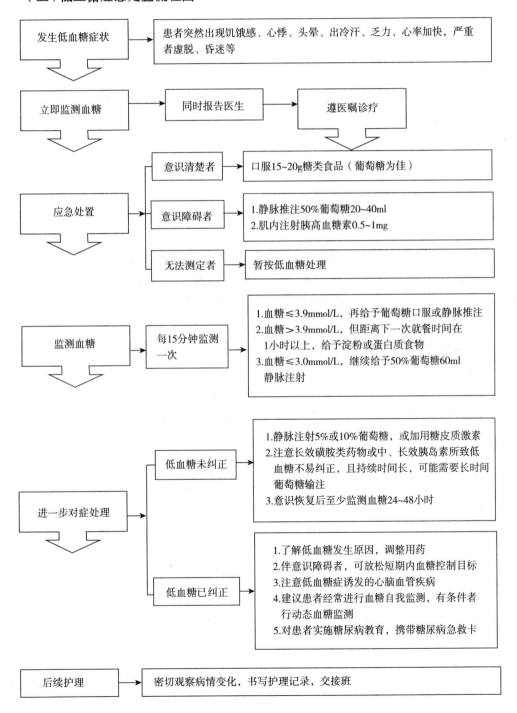

三、猝死应急处置工作标准与流程图

（一）猝死应急处置工作标准及要求

1.目的　患者发生猝死时，及时采取有效措施，尽可能抢救患者生命，维护患者安全。

2.基本要求

（1）护士熟练掌握急救技能及正确使用抢救仪器。

（2）护士熟练掌握新入院患者、危重患者一般情况及病情变化，及时发现、迅速判断并积极采取抢救措施。

（3）做好患者健康宣教，出现不适症状及时寻求医务人员帮助，以防止意外的发生。

3.工作内容

（1）保证急救用品、器械和药品做到"四固定"，按要求定期清点，完好率达到100％，随时处于备用状态。

（2）严格遵守医院及科室各项规章制度，坚守岗位，定时巡视患者，尤其对新入院患者、危重患者应按要求巡视，及早发现病情变化，尽快采取抢救措施。

（3）医护人员应熟练掌握心肺复苏和电除颤的流程，常用急救仪器性能、使用方法及注意事项。仪器及时充电，防止电池耗竭，配合医生实施恰当有效的抢救措施。

（4）发现患者在病房内猝死，应迅速做出准确判断，第一发现者不要离开患者，应立即进行心肺复苏、开放静脉通路等急救措施，同时请旁边的患者或家属帮助呼叫其他医务人员。

（5）发现患者在走廊、厕所等病房以外的环境发生猝死，迅速做出正确判断后，立即就地抢救，行胸外心脏按压、人工呼吸等急救措施，同时请旁边的患者、家属或陪护帮助呼叫其他医务人员。

（6）增援人员到达后，立即根据患者情况，依据本科室的心肺复苏抢救程序配合医生采取各项抢救措施。

（7）抢救中应注意心、肺、脑复苏，必要时开放两条静脉通路。参加抢救的所有人员应密切配合，有条不紊，严格查对，及时做好各项记录，并认真做好与家属的沟通、安慰等心理工作。

（8）在抢救过程中，应注意随时清理环境，合理安排呼吸机、除颤仪、急救车等各种仪器的摆放位置，腾出空间，利于抢救。

（9）抢救成功后遵医嘱进一步生命支持、监测，做好患者的安抚工作，配合医生进一步检查和处理，密切观察病情变化。

（10）按要求在抢救结束后6小时内，据实、准确地补记抢救过程。

（11）抢救无效，当医生宣布临床死亡后，方能停止抢救措施，按要求做好尸体料理。

（12）患者死亡，正常工作时间由护士长上报护理部。夜班及节假日通知值班护士长上报总值班。

（13）护理部参加病区的死亡病例讨论。

4.质量考核

（1）重点患者、高风险患者有效预警，防范措施到位。

（2）及时发现患者病情变化，第一时间有效开展救治。

（3）遵医嘱诊疗，严格"三查八对"，确保诊疗措施准确无误。

（4）环境安全，没有因环境因素影响救治工作的开展。

5.效果评价

（1）及时发现患者病情变化，未延误抢救时间。

（2）抢救过程中与医生配合好，执行医嘱正确，观察病情及时、准确。

（3）抢救成功率高，未发生医疗纠纷。

（二）猝死的应急处置流程图

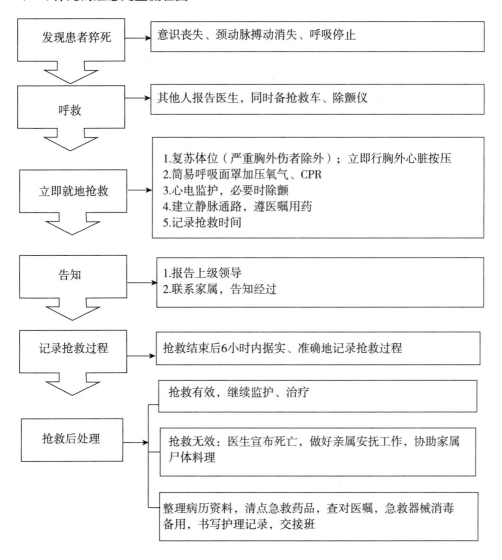

四、过敏性休克应急处置工作标准与流程图

（一）过敏性休克应急处置工作标准及要求

1.目的　患者发生过敏性休克时，及时采取有效急救措施，保障患者安全。

2.基本要求

（1）护士详细了解患者用药情况，按要求正确实施药物过敏试验。

（2）护士及时发现患者病情变化，熟练掌握抢救知识，迅速判断并积极采取抢救措施。

3.工作内容

（1）详细了解患者的用药史、过敏史（包括药物、食物过敏史及过敏性疾病史）、家族史。按要求做过敏试验，凡有过敏史者停止做该药物的过敏试验。有明确过敏原者，避免接触过敏原。

（2）正确实施药物过敏试验。过敏试验药液的配制、皮内注入剂量都应按要求正确操作，试验结果判断应准确，过敏试验阳性者禁用。

（3）过敏试验药液注射盘和注射器、稀释药液的生理盐水应专用，以防"隐性接触"而致过敏反应的发生。

（4）患者在饥饿、剧烈运动或麻醉情况下和傍晚以后不宜做过敏试验和使用过敏性药物。使用过敏性药物时携带过敏性休克急救盒。

（5）护士熟练掌握抢救知识，患者一旦发生过敏性休克应立即停止使用引起过敏反应的药物，迅速判断并积极配合医生实施恰当有效的抢救措施。

（6）立即皮下注射0.1%的盐酸肾上腺素0.5~1ml，小儿酌减，如症状不缓解，可每隔30分钟皮下或静脉注射0.1%的盐酸肾上腺素0.5ml，直至脱离危险，注意保暖。

（7）氧气吸入。当呼吸抑制时，立即进行口对口人工呼吸，应用氨茶碱解除支气管扩张药物和呼吸兴奋剂。喉头水肿影响呼吸时，应尽快行气管插管或配合施行气管切开。

（8）迅速建立静脉通路，补充血容量，必要时建立两条静脉通路。给予抗过敏和升压药，纠正酸中毒。

（9）若心跳骤停，则立即行心肺复苏抢救。

（10）密切观察患者生命体征、尿量、神志等病情变化，注意保暖，并作好病情动态记录。患者未脱离危险不宜搬动。

（11）向患者及家属交待病情，做好安抚工作。醒目标识，并告知今后避免使用同类及相似药物，做好护理记录。

4.质量考核

（1）了解患者用药史、过敏史、家族史。

（2）按要求正确实施药物过敏试验。

（3）病情变化评估准确，抢救及时。

（4）抢救、处理措施正确、有效。

（5）遵医嘱诊疗，严格"三查八对"，确保诊疗措施准确无误。

（6）安全措施及巡视到位，按要求落实各项规章制度。

（7）实现环境安全、患者安全管理目标。

5.效果评价

（1）执行医嘱正确。

（2）抢救措施及时、有效。

（3）使用过敏性药物前按要求做过敏试验。

（二）过敏性休克的应急处置流程图

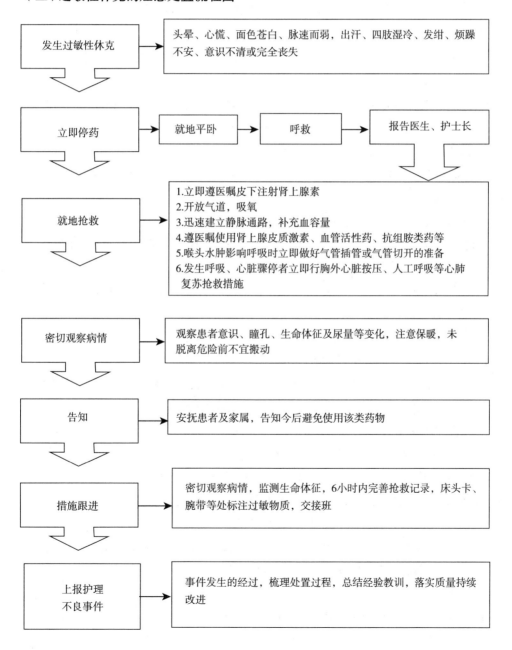

五、服药错误应急处置工作标准与流程图

（一）服药错误应急处置工作标准及要求

1.目的 严格执行查对制度，正确执行口服给药医嘱；发生给药错误时采取及时有效的处理措施，保障患者安全。

2.基本要求

（1）护士严格落实核心制度，认真执行查对制度，正确执行给药医嘱。

（2）患者发生给药错误后护士能够积极采取有效应急处置。

（3）护士了解患者病情，对重点患者能够做到有针对性的防范。

3.工作内容

（1）对治疗不合作患者、有自杀风险患者服药要严格看服到口，防止藏药、积累药物后一次性吞服；防止行为紊乱患者抢服药。

（2）严格执行查对制度、执行医嘱制度和口服给药操作规范，对有疑问的医嘱，需向有关医生询问清楚后方可执行，加强医护之间沟通。对患者提出的疑问，应及时查清，确认无误后向患者解释方可执行。

（3）严格执行交接班制度，患者转院、转科时要认真交接，以防用药遗漏、用药重复等现象发生。

（4）加强重点人群的管理和安全警示教育。

（5）一旦发生服药错误，应立即停止用药，按照服药错误的应急处理流程进行处理和观察。及时报告医生处理，根据药物的种类、剂量、患者身体状况等采取补救措施，遵医嘱及时采取催吐、洗胃、导泻、输液等紧急处理措施，加快药物排出体外。病情严重者及时进行抢救。

（6）密切观察生命体征、神志、瞳孔等病情变化及药物副反应或中毒反应，必要时采用透析治疗。做好抢救患者的各种准备工作。

（7）做好患者及家属的安抚、解释工作。护士在处理过程中，做好心理护理，减轻患者及家属的恐惧、不安情绪，以取得患者及家属的合作。

（8）发生不良事件后，如实、准确、及时书写护理记录，持续监测病情变化，按要求上报护理部并填写护理不良事件报告单。

（9）按照要求逐级上报，妥善保管发生用药错误的各种有关记录、检验报告、药品、不得擅自涂改、销毁。保留剩余药物送检，以备鉴定。

（10）患者家属有异议时，立即按有关程序对药物进行封存。

（11）科室组织护士讨论分析服药错误的原因，提出、制定、落实整改措施。

（12）护理部根据情节和对患者的影响提出处理意见，督察制度及改进措施的落实情况。

4.质量考核

（1）熟悉并落实执行医嘱制度、查对制度、口服给药操作规范，并严格执行。

（2）了解患者病情，对重点患者做到有针对性的防范。

（3）发生误服药后病情评估准确，处置及时。

5.效果评价

患者未出现严重损伤及生命危险，未发生医疗纠纷。

（二）服药错误的应急处置流程图

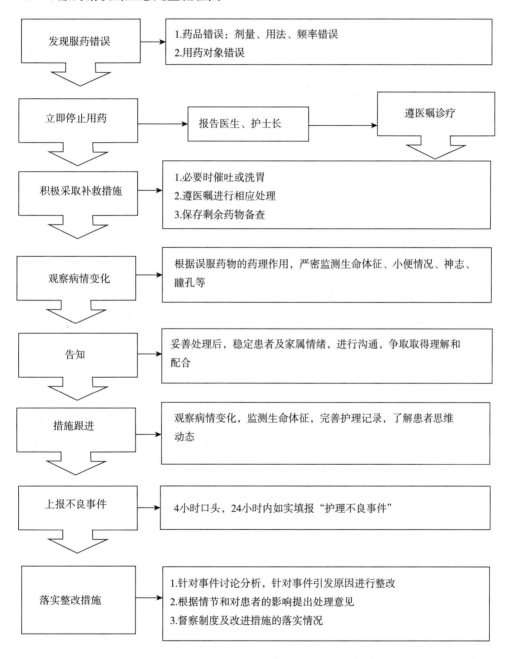

发现服药错误 → 1.药品错误：剂量、用法、频率错误 2.用药对象错误

立即停止用药 → 报告医生、护士长 → 遵医嘱诊疗

积极采取补救措施 → 1.必要时催吐或洗胃 2.遵医嘱进行相应处理 3.保存剩余药物备查

观察病情变化 → 根据误服药物的药理作用，严密监测生命体征、小便情况、神志、瞳孔等

告知 → 妥善处理后，稳定患者及家属情绪，进行沟通，争取取得理解和配合

措施跟进 → 观察病情变化，监测生命体征，完善护理记录，了解患者思维动态

上报不良事件 → 4小时口头，24小时内如实填报"护理不良事件"

落实整改措施 → 1.针对事件讨论分析，针对事件引发原因进行整改 2.根据情节和对患者的影响提出处理意见 3.督察制度及改进措施的落实情况

六、尿潴留应急处置工作标准与流程图

（一）尿潴留应急处置工作标准及要求

1.目的 患者发生尿潴留时采取及时有效的处理措施，减轻患者痛苦，保障患者安全。

2.基本要求

（1）护士熟练掌握尿潴留的定义、临床表现及识别、可能发生的诱因及处理流程。

（2）护士按要求落实巡视制度，严密观察患者病情变化。

（3）患者发生尿潴留后护士能够快速、有效地进行应急处置。

（4）对患者、家属或陪护做好健康宣教，如有不适及时寻求医护人员帮助。

3.工作内容

（1）严格按照分级护理要求巡视病房，倾听患者主诉，及时发现患者排尿异常。

（2）发生尿潴留后，大部分表现为烦躁不安、表情痛苦、小便胀痛，反复去厕所，有憋尿感但不能自行排出；小部分患者不能主动诉说。

（3）急性尿潴留发病突然，膀胱内尿液充盈，胀痛难忍；慢性尿潴留表现为排尿不畅、费力、尿频、尿不尽等。

（4）采取有效的心理护理措施，指导患者采取合适的姿势和习惯，教会患者自我放松的方法，消除患者紧张、焦虑情绪。

（5）评估患者病情变化，观察患者排尿情况，询问排尿次数及尿量，腹部叩诊，了解膀胱充盈程度。

（6）听流水声，腹部按摩及热敷诱导排尿。必要时遵医嘱用药处理。

（7）诱导排尿无效者考虑导尿引流尿液，首次排放尿液不超过1000ml，对于急性尿潴留程度比较严重的患者，可将首次放尿进一步缩小到200~300ml，然后每隔15~30分钟再进行开放尿管放出尿液，反复多次，充盈膀胱缓慢放空，然后可持续开放尿管，按照留置导尿护理常规进行护理。

（8）监测生命体征及出入量、尿量，给予药物治疗。

（9）做好患者及家属心理疏导，准确及时完成护理记录，认真、详细交接班。

（10）做好患者、家属或陪护的健康宣教，如有不适及时通知医护人员。

4.质量考核

（1）遵医嘱诊疗，严格"三查八对"，确保诊疗措施准确无误。

（2）安全措施及巡视到位，落实各项规章制度。

（3）病情评估准确，处置及时。

（4）患者未出现严重损伤及生命危险，未发生医疗纠纷。

5.效果评价

患者发生尿潴留后，护士能够采取有效的措施缓解患者痛苦，无并发症发生。

（二）尿潴留应急处置流程图

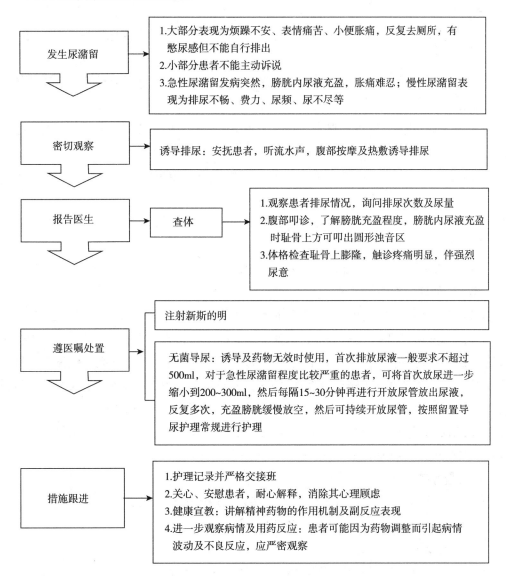

七、体位性低血压应急处置工作标准与流程图

（一）体位性低血压应急处置工作标准及要求

1.目的　患者出现体位性低血压后，护士能及时进行有效处置，避免发生严重不良后果，保障患者安全。

2.基本要求

（1）护士熟练掌握体位性低血压定义、临床表现及识别、可能发生的诱因及发生后处理流程。

（2）护士按要求落实巡视制度，密切观察患者病情变化。

（3）患者发生体位性低血压后护士能够快速、有效地进行应急处置。

（4）对患者、家属或陪护做好健康宣教，出现不适及时寻求医护人员帮助。

3.工作内容

（1）护士知晓体位性低血压的高危因素，严格按照分级护理要求巡视病房，及时发现患者病情变化。

（2）做好患者及家属的健康教育，让患者掌握体位性低血压的预防措施，防止体位性低血压发生。

（3）做好环境安全管理和检查，避免患者由于体位性低血压导致的跌倒等意外事件的发生。

（4）患者一旦发生体位性低血压，应立即将患者就地平卧或抬高下肢30°，不可随意搬动患者。

（5）马上解开患者领口，测血压、脉搏，观察患者意识、面色、瞳孔，立即报告医生，积极处理。

（6）症状未能缓解前不能离开患者，继续观察患者血压、脉搏，必要时建立静脉通道，按医嘱处理，并做好记录。

（7）如果患者发生跌倒，护士要及时检查患者伤情，并按照跌倒处理流程处理。

（8）做好患者及陪护的健康教育，避免长时间卧床；改变体位时动作要慢；根据患者情况制定相应的锻炼计划，若活动后出汗较多，需注意水钠的补充；洗澡水不宜过热，否则容易导致血管扩张而降低血压；存在下肢静脉曲张的患者，建议穿弹力袜或紧身裤，以增强静脉的回流；发生头晕等早期症状时要赶紧坐下或躺下。

（9）造成跌倒等不良事件后护士要如实、准确、及时书写护理记录，持续监测病情变化，按要求上报护理部并填写护理不良事件报告单。

4.质量考核

（1）遵医嘱诊疗，严格"三查八对"，确保诊疗措施准确无误。

（2）安全措施及巡视到位，落实各项规章制度。

（3）病情评估准确，处置及时。

（4）患者未出现严重损伤及生命危险，未发生医疗纠纷。

5.效果评价

（1）有患者体位性低血压的预防措施和宣教内容，患者知晓。

（2）护士知晓高危患者，观察和防范措施到位。

（3）及时发现患者发生体位性低血压，能有效处理，未发生不良后果。

（二）体位性低血压应急处置流程图

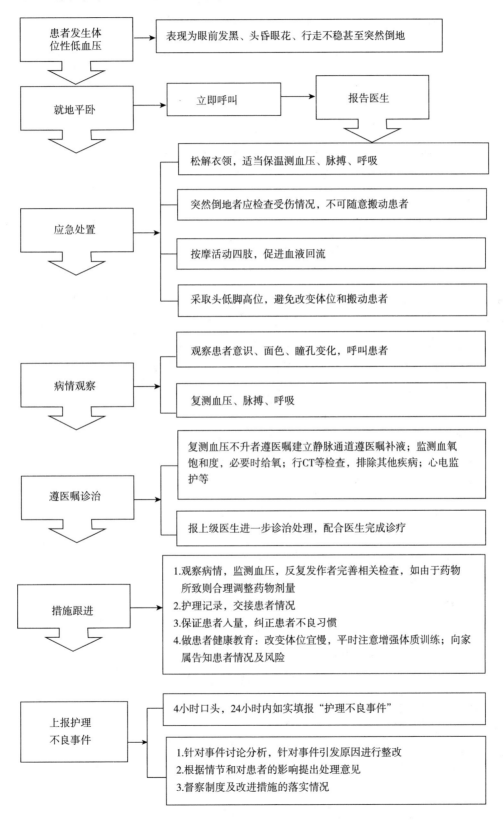

八、恶性综合征应急处置工作标准与流程图

（一）恶性综合征应急处置工作标准及要求

1.目的 及时识别和处理精神科药物所致不良反应，应急处置恰当，避免患者出现严重躯体损害。

2.基本要求

（1）护士掌握恶性综合征定义、临床表现、高危因素及识别、应急处置。

（2）护士按要求落实巡视制度，严密观察患者病情变化。

（3）做好患者、家属或陪护健康宣教，出现不适症状及时通知医护人员。

3.工作内容

（1）护士知晓恶性综合征的高危因素，对重点患者重点观察，及时处理锥体外系反应等药物副作用，必要时监测患者药物浓度。

（2）护士能够识别恶性综合征的早期症状，做到早发现、早诊断、早治疗。

（3）患者一旦发生恶性综合征，立刻通知医生，遵医嘱立即停用抗精神病药物，给予支持性治疗和对症处理，调节水、电解质及酸碱平衡，给氧，保持呼吸道通畅，必要时人工辅助呼吸，物理降温，保证充足的营养等，预防并发症发生。

（4）根据患者病情，按照一级护理或特级护理的要求做好患者护理工作。

（5）严密观察患者意识情况、面色以及监测体温、脉搏、血压、呼吸、心律、意识、血氧饱和度、电解质等指标变化情况。

（6）保持环境干净、整洁、安静，利于患者休息。

（7）发热患者对症处理，保持皮肤清洁，及时更换衣物及床单位，预防压疮发生。

（8）遵医嘱正确使用药物治疗。

（9）告知患者、家属恶性综合征的诱发因素，避免因不规律服药或突然增减药物导致恶性综合征发生。

（10）对患者及家属做好健康宣教，缓解焦虑情绪。

（11）护士按要求做好护理记录。

4.质量考核

（1）掌握高危患者一般情况、用药情况、病情变化。

（2）掌握恶性综合征的预防和处理措施。

（3）遵医嘱诊疗，严格"三查八对"，确保诊疗措施准确无误。

（4）安全措施及巡视到位，落实各项规章制度。

（5）病情评估准确，处置及时、恰当。

（6）各项基础护理措施到位，预防压疮、感染等并发症发生。

5.效果评价

（1）发现、处理及时，患者未出现严重损伤及生命危险，未发生医疗纠纷。

（2）患者皮肤及床单位整洁，无异味，皮肤无压痕，口腔、会阴部干净无异味。

（3）病情观察及时、仔细，护理记录详细。

（二）恶性综合征应急处置流程图

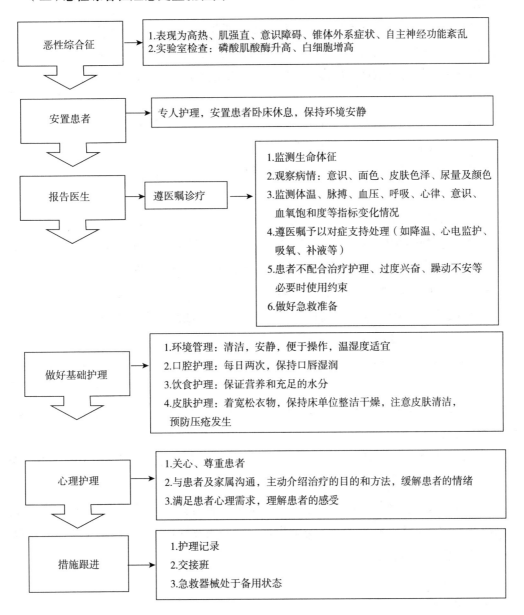

九、碳酸锂药物中毒应急处置工作标准与流程图

（一）碳酸锂药物中毒应急处置工作标准及要求

1.目的 及时有效处理药物不良反应，防止不良后果及纠纷的发生，保障患者安全。

2.基本要求

（1）护士掌握碳酸锂的不良反应、锂中毒先兆及处理。

（2）护士掌握重点患者用药情况，严密观察服药后药物副反应。

（3）对患者做好预防锂盐中毒的健康宣教，出现不适反应及时告知医护人员。

3.工作内容

（1）护士知晓预防碳酸锂中毒知识，每天密切观察手指震颤、疲乏、嗜睡、厌食、腹泻、口干等早期反应，及时发现早期中毒反应。

（2）定期监测碳酸锂血药浓度，及时调整药物，对于饮食欠佳的患者，要注意补充食盐和水分。

（3）当血锂浓度超过1.4mmol/L时，即可出现碳酸锂中毒，中毒症状包括共济失调、肢体运动协调障碍、肌肉抽动、言语不清和意识模糊，重症昏迷甚至死亡。当出现锂中毒反应时，应立即遵医嘱停药和促进锂盐排泄，如大量输液、纠正脱水、维持体液和电解质平衡等支持治疗。严重中毒可用透析治疗。

（4）判断意识情况，监测生命体征，血氧饱和度、注意呼吸的频率、节律幅变。观察瞳孔大小和各种反射活动。

（5）及时复测血锂浓度，根据血锂浓度遵医嘱予以对症支持治疗（如记24小时尿量、补钾等）。

（6）加强基础护理：饮食上注意保持电解质平衡，加强皮肤护理，预防压疮、感染等；注意保暖。

（7）安全护理：专人看护，尽量卧床，设床档，避免坠床、摔伤、自伤等发生。神志不清患者注意防噎食。

（8）做好患者及家属的心理安抚工作，做好预防锂盐中毒的相关知识宣教。向患者及家属介绍碳酸锂治疗的特点，可能出现的副作用及预防方法，鼓励患者多喝盐水、多吃咸菜，促进锂盐排泄。

（9）完善各项记录。

4.质量考核

（1）掌握患者病情，重点患者、高风险患者有效预警，防范措施到位。

（2）病情观察仔细，及时发现早期反应。

（3）遵医嘱诊疗，严格"三查十对"，确保诊疗措施准确无误。

（4）安全措施及巡视到位，落实各项规章制度。

（5）基础护理措施到位，未发生皮肤压疮和感染等并发症。

5.效果评价

处理措施正确有效，患者药物副反应得到有效处理，未发生不良后果及并发症

（二）碳酸锂中毒应急处置流程图

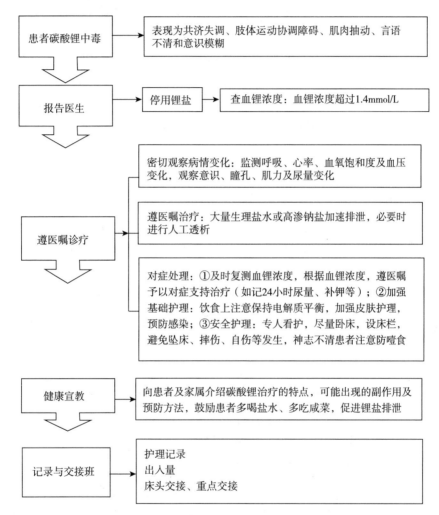

十、危重症患者抢救及转出应急处置工作标准与流程图

（一）危重症患者抢救及转出应急处置工作标准及要求

1.目的 及时发现患者病情变化，采取有效的处理措施，转运流程合理顺畅，保障患者安全。

2.基本要求

（1）护士对危重患者一般情况、病情掌握到位。

（2）护士具备危重症患者抢救技能，能够正确使用抢救仪器。

（3）护士按要求执行巡视制度，严密观察患者病情变化，及时发现、迅速判断并积极采取抢救措施。

（4）护士熟练掌握转运流程。

3.工作内容

（1）抢救室功能布局合理，抢救设备先进、齐全，制度严格，有危重患者抢救和转运的应急处理流程，有明确的抢救人员组织，抢救人员服从统一指挥，既分工明确，又密切配合。

（2）抢救物品实行六固定（定数量、定位置、定人管理、定期检查、定期消毒、定期维修）。各类抢救设备要保持性能良好，防止抢救时出现故障。抢救室物品一律不外借，严格交接班。

（3）患者突然发生病情变化，护士应立即通知医生及在科其他医护人员协助准备急救器材、药品共同进行抢救。

（4）医生未到达之前，护士应评估患者病情，实施必要的急救措施。

（5）医生到达后积极配合医生进行抢救，按要求执行口头医嘱。

（6）抢救时要做好抢救记录，要求准确、扼要、清晰，必须注明执行人及执行时间。在紧急情况下可执行口头医嘱，但护士要复述一遍，尤其是药物的使用，如药名、剂量、给药途径、时间等，并记录。抢救完6小时内完善记录。

（7）抢救过程中，需要各科支持或会诊时，有关科室必须在规定时间内到达并积极给予支持。疑难、危重患者应立即请上级医师诊视或急诊会诊。对不宜搬动的危重患者应在急诊室就地组织抢救，待病情稳定后判定其是否需要转运至ICU、其他科室或其他综合性医院继续治疗。

（8）如需转运时要由具备转运抢救能力的医务人员转运，根据病情携带必要的抢救用品、器械和药物，要设置专门的转运路线，注意途中安全。

（9）及时与家属做好必要的沟通和安抚工作。

（10）与相关工作人员交接清楚、详细。

（11）妥善安置同病室患者或用屏风遮挡保护，注意维持科室工作秩序。

4.质量考核

（1）抢救组织及抢救配合有序；抢救与转运流程顺畅、合理。

（2）抢救仪器、设备和药品准备好；护士抢救技能掌握好；抢救成功率高。

（3）与家属沟通有效；交接班清楚。

5.效果评价

（1）患者抢救及时、有效；与家属沟通有效，取得家属的理解和配合。

（2）与工作人员交接清楚、详细，重点明确。

（二）危重症患者抢救及转出流程图

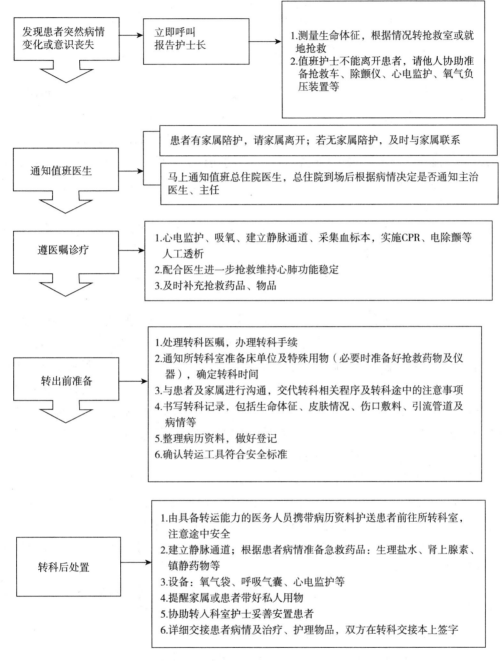

十一、水银泄露应急处置工作标准与流程图

（一）水银泄露应急处置工作标准及要求

1.目的 诊疗、护理操作中体温计不慎打碎，及时彻底清理散落的汞珠，防止水银泄露对环境及人员造成危害，避免发生纠纷。

2.基本要求

（1）发生水银泄露，护士能够快速、准确处理、收集。

（2）收集的汞珠储存得当，定点放置。

（3）与医疗废物收集人员做好交接、处理。

3.工作内容

（1）水银体温表、血压计一旦破损发生水银泄漏，应及时清理玻璃碎屑防刺伤。

（2）及时清理水银，仔细、全面查找，以防止汞污染环境。

（3）避免手直接接触，戴上手套，用锡箔纸将水银收集起来，或用湿润的小棉棒或胶带纸将洒落在地面上的水银轻轻粘起来，放进可以封口的专用收集瓶中，并在瓶中加入少量水加以封闭，瓶上注明"废弃水银"等标识，与医疗废物收集人员交接，送环保部门处理。

（4）若汞滴散落在被褥、衣物上面，应尽快找出汞滴进行处理，要将被污染的被褥和衣服在太阳下充分暴晒。

（5）所有人员暂离房间，关掉室内所有加热装置，开窗通风，以减少人体对残余蒸汽的吸收。

（6）发生水银泄露后，不可使用吸尘器收集散落物；不可使用扫帚或刷子清除水银；不可使用含氯或氨水类清洁产品清洗；不可将水银倒入排水孔，以免造成二次污染。

（7）一旦患者误服，立即通知医生，在医生指导下，用冷水漱口后服用牛奶或生鸡蛋清以缓解身体对水银的吸收，并及时拍摄 X 线腹部平片，观察汞在胃肠道内的部位。患者若能进食，可给予富含纤维素食物（如韭菜等）或随时变换体位，促其排泄。如出现汞中毒表现或尿汞升高，可给予二巯丙磺钠等解毒剂行排汞治疗，密切观察患者生命体征变化及临床表现，若出现中毒症状，立即进行对症处理。

（8）向护士长报告，做好详细交接班和护理记录，密切观察患者病情至病情平稳。

（9）上报护理安全不良事件，记录患者误服水银日期、时间、原因、处理情况、有无并发症等，科内做好事件登记，讨论分析发生原因及防范措施。

（10）对于某些不合作的患者尽可能减少水银体温表的使用，可使用电子体温计或红外线体温计测量体温，必须要使用时要有专人守护。

（11）正确使用和保管带汞柱的台式血压计，防止汞柱断裂和不正确使用导致水银泄露。

4.质量考核

（1）科室有水银泄露处理流程及应急预案，人人掌握。

（2）科室配备有专用的水银收集器皿，定位放置。

（3）发生水银泄露时的处理过程。

5.效果评价

发生水银泄露时处理正确，未对患者、工作人员及周围环境造成伤害。

（二）水银泄露应急处理流程图

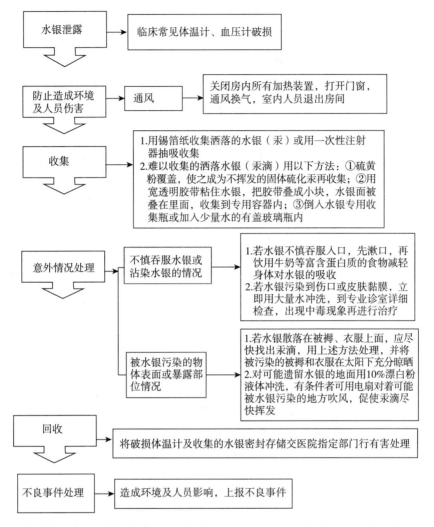

十二、职业暴露（锐器伤/针刺伤）应急处置工作标准与流程图

（一）职业暴露（锐器伤/针刺伤）应急处置工作标准及要求

1. 目的

（1）有效防止职业暴露发生。

（2）有效处理职业暴露（锐器伤/针刺伤）。

（3）尽可能减少职业暴露后的感染率。

2. 工作标准及要求

（1）医务人员应当遵照标准预防原则，对所有患者的血液、体液及被血液、体液污染的物品均视为具有传染性的病源物质，医务人员接触这些物质时必须采取有效的防护措施。

（2）医院和科室有职业暴露的防护制度和处理流程，医院应按要求为医务人员提供防护用品。

（3）职业暴露发生后，通常应遵循4个原则：及时处理原则、报告原则、保密原则、知情同意原则。

（4）医务人员发生各种职业暴露后，应立即实施局部处理措施。如用肥皂液和流动水清洗污染的皮肤，用生理盐水冲洗黏膜；如有伤口，应在伤口旁端轻轻挤压，尽可能挤出损伤处的血液；伤口冲洗后，应使用消毒液消毒并包扎伤口。

（5）医务人员发生各种职业暴露后，医院应对其暴露的级别和暴露源的病毒载体量水平进行评估和确定。职业暴露级别分为三级，暴露源的病毒载体量水平分为轻度、重度和暴露源不明三种类型。

（6）应根据暴露级别和暴露源病毒载量水平对发生职业暴露的医务人员实施检测和预防性用药方案。

（7）发生职业暴露后，医务人员应在24小时内向院感科报告登记，上报不良事件，必要时联系上级疾控部门进行药物紧急阻断治疗。医疗机构应对医务人员职业暴露情况进行登记。

（8）医疗卫生机构应对发生职业暴露的医务人员给予追踪随访和咨询。

3.质量考核

（1）医院可提供口罩、手套、帽子、锐器盒等防护用品。

（2）重点患者、高风险患者有效预警，隔离防范措施到位。

（3）护士操作时严格遵守标准预防和护理操作规范，有效防范职业暴露的发生。

（4）有明确的职业暴露应急处理流程，护士知晓并能有效落实。

（5）每月或每季度对科室职业暴露情况进行质控分析和持续改进。

4.效果评价

（1）有完善的针刺伤预防措施和培训，有效防止针刺伤发生。

（2）发生针刺伤时处置得当、及时，保护工作人员自身安全，未发生严重后果。

（二）职业暴露（锐器伤/针刺伤）应急处置流程图

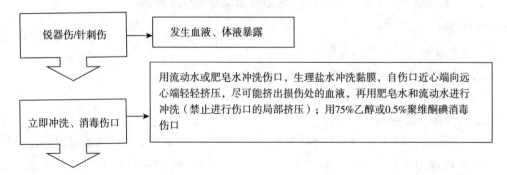

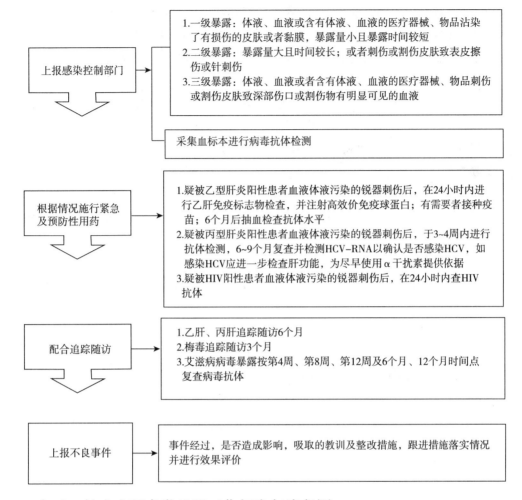

上报感染控制部门

→ 1.一级暴露：体液、血液或含有体液、血液的医疗器械、物品沾染了有损伤的皮肤或者黏膜，暴露量小且暴露时间较短
2.二级暴露：暴露量大且时间较长；或者刺伤或割伤皮肤致表皮擦伤或针刺伤
3.三级暴露：体液、血液或者含有体液、血液的医疗器械、物品刺伤或割伤皮肤致深部伤口或割伤物有明显可见的血液

→ 采集血标本进行病毒抗体检测

根据情况施行紧急及预防性用药

→ 1.疑被乙型肝炎阳性患者血液体液污染的锐器刺伤后，在24小时内进行乙肝免疫标志物检查，并注射高效价免疫球蛋白；有需要者接种疫苗；6个月后抽血检查抗体水平
2.疑被丙型肝炎阳性患者血液体液污染的锐器刺伤后，于3~4周内进行抗体检测，6~9个月复查并检测HCV–RNA以确认是否感染HCV，如感染HCV应进一步检查肝功能，为尽早使用α干扰素提供依据
3.疑被HIV阳性患者血液体液污染的锐器刺伤后，在24小时内查HIV抗体

配合追踪随访

→ 1.乙肝、丙肝追踪随访6个月
2.梅毒追踪随访3个月
3.艾滋病病毒暴露按第4周、第8周、第12周及6个月、12个月时间点复查病毒抗体

上报不良事件

→ 事件经过，是否造成影响，吸取的教训及整改措施，跟进措施落实情况并进行效果评价

十三、护士心理应激处置工作标准与流程图

（一）护士心理应激处置工作标准及要求

1.目的 建立护士心理应激处置流程及培训机制，提高护士心理应对能力，发现问题时及时采取处理措施，保障工作人员心理健康。

2.工作标准及要求

（1）定期给护士开设心理减压和自我心理保健的相关活动，提高护士应对压力、解决问题的能力。

（2）了解护士的心理素质和心理特点，对于重点人员重点关注，在特殊时期或遇到特殊事件时给予特别支持。

（3）营造良好的科室文化氛围和工作环境，尽可能减少压力源。

（4）多了解、关心护士的生活和家庭情况，给予必要的帮助。

（5）发生应激事件时密切观察，评估护士的心理应激反应的强度及护士的应对方法和应对效果、家庭社会支持情况等。

（6）根据应激反应的程度和影响，适当安排休息或暂时脱离应激源事件。

（7）根据应激源或应激事件的特点和性质，引导护士合理解释和逐步接纳。

（8）指导护士发现自己的潜力和优势，利用所能利用的资源，运用一些心理学的方法应对困难和挫折。

（9）必要时请专业的心理咨询师或心理治疗师进一步处理或帮助其至精神心理科就诊。

（10）做好与家属的沟通和指导工作。

3.质量考核

（1）有资质的专业心理咨询师或心理治疗师负责。

（2）掌握护士基本信息、心理动态、面临的问题，给予倾听和共情，提供发泄情绪的方法和途径。

（3）重点人员、高风险人员有效预警，防范措施到位。

（4）有效处理护士应激心理和情绪反应，没有不良事件发生。

4.效果评价

（1）及时发现和处理护士的心理应激反应，无应激障碍发生。

（2）提高护士自身解决问题及应对压力的能力。

（二）护士心理应激处置工作流程图

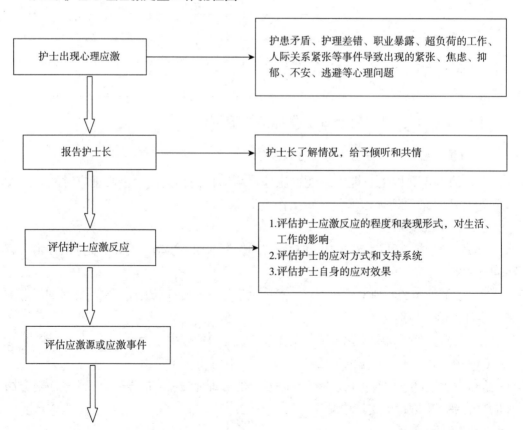

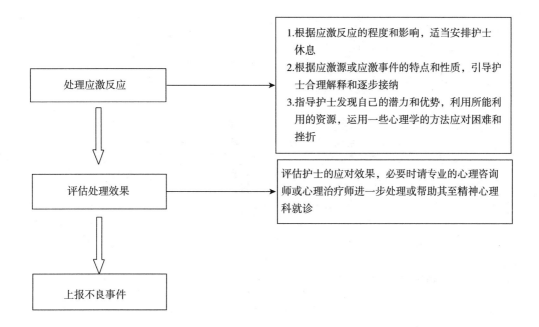

（二）传染病应急处置流程图

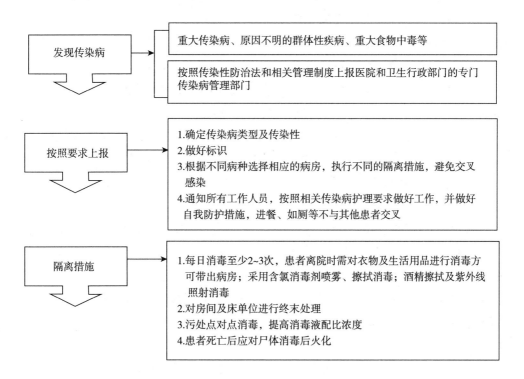

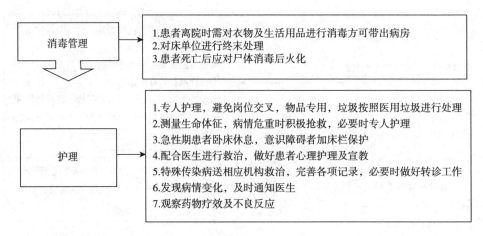

| 消毒管理 | 1.患者离院时需对衣物及生活用品进行消毒方可带出病房
2.对床单位进行终末处理
3.患者死亡后应对尸体消毒后火化 |

| 护理 | 1.专人护理，避免岗位交叉，物品专用，垃圾按照医用垃圾进行处理
2.测量生命体征，病情危重时积极抢救，必要时专人护理
3.急性期患者卧床休息，意识障碍者加床栏保护
4.配合医生进行救治，做好患者心理护理及宣教
5.特殊传染病送相应机构救治，完善各项记录，必要时做好转诊工作
6.发现病情变化，及时通知医生
7.观察药物疗效及不良反应 |

十四、火灾处置工作标准与流程图

（一）火灾处置工作标准及要求

1.目的　防止火灾发生，一旦发生火灾，立即处置，保护生命财产安全。

2.工作标准及要求

（1）明确消防安全责任人，定期组织消防安全检查，消除消防安全隐患。

（2）定期组织员工进行消防安全培训，提高"四个能力：检查消除火灾隐患能力；扑救初期起火能力；组织人员疏散逃生能力；消防宣传教育培训能力"。

（3）保持消防通道通畅，各消防设施完好。定期进行消防演练。

（4）所有员工熟知消防报警电话、报警方法，消防设施的使用，人员疏散路线和逃生方法，并把消防安全教育列入患者常规健康宣教内容。

（5）有火灾处理应急预案和明确的人员分组安排（可根据情况设置现场指挥组、消防引导组、人员疏散组、火情扑救组、伤员救治组等）。根据情况，具体安排护理岗位分别负责（以下工作应同时进行）。

①对初级火情进行扑救。

②封闭火灾场所、切断电源。

③及时上报医院指定主管部门（保卫科、总值班），由主管部门据火情报"119"。上报内容：姓名、火灾地点、火灾性质、火势、人员伤亡情况。

④组织疏散患者原则：先轻后重，不能遗弃患者（包括开启安全通道门）；组织疏散的岗位安排责任到各病室，必要时发放防护工具。选择避开火源，就近疏散，路线较短，行走方便路线。

⑤一旦发生火情，第一时间报警，组织患者疏散至指定地点集合，各组人员听从指挥、分工协作，消防人员到达现场后，积极配合专业消防人员工作，尽可能将损失降到最低。

⑥做好患者安抚工作，配合消防部门调查火灾原因。做好事故现场的清理及伤员

救治工作。若有人员受伤及时给予处理，做好患者的心理护理，稳定患者情绪。

⑦上报不良事件，分析原因，整改。

3.质量考核

（1）消防通道标识醒目，工作人员知晓消防通道和逃生路线。

（2）消防器材完好，所有工作人员熟知使用方法。

（3）工作人员知晓消防报警电话和报警方法。

（4）所有工作人员知晓发生火灾时的应急预案。

（5）科室有发生火灾时应急预案的演练。

4.效果评价

（1）科室没有消防安全隐患，或者能及早发现和处理消防安全隐患，没有火灾发生。

（2）一旦发生火情，能第一时间发现并快速启动应急预案，及早控制火情，避免人员伤亡和财产损失。

（二）火灾应急处置流程图

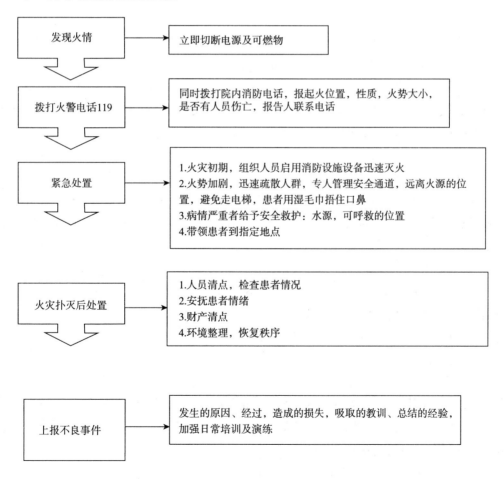

十五、医疗设备紧急调配工作标准与流程图

（一）医疗设备紧急调配工作标准及要求

1.目的 当发生突发公共卫生事件或群体外伤、食物中毒等抢救事件，或者医疗设备出现故障时，保障医院临床科室正常的医疗工作，以及危重患者的救治任务，降低医疗风险，提高医院应急保障水平，更好地为患者提供优质医疗护理服务；同时有效整合全院医疗设备资源，最大限度发挥医疗设备效能，确保医疗设备及时供应和正常运行。

2.工作标准及要求

（1）各种器械设备要处于备用状态，根据资源共享、特殊急救设备共用的原则，按需进行调配。

（2）医疗设备紧急调配在以下情况下可以执行。

①使用科室需要使用但未放置相关医疗设备。

②使用科室医疗设备损坏暂无备用设备。

③出现医疗设备故障或者发生突发事件致科室所需医疗设备需求量激增。

（3）病房医生或护士给邻近科室打电话进行调配，使用科室和借用科室共同参与，积极配合。邻近科室仪器处于使用中时，可向其他备用病区或向医学工程处申请备用医疗设备，相关病区或医学工程处于5分钟内送至使用病房。

（4）提供医疗设备病房的护士在病区《病房急救器械报修及紧急调配情况登记表》上进行登记并将设备送至借用病房，确保设备物品携带齐全。借用科室应凭借条向被调用的科室借用设备。使用科室应爱护设备，用后及时归还。

（5）在进行调配时，若无特殊原因，各科室不得以任何理由推诿，如科室拒绝造成患者不良后果的，根据情节轻重按医院相关制度予以处分。

（6）医学工程处工作人员要重点做好应急调用设备的日常及定期维护保养工作，使之处于良好状态，对设备性能变差、老化等情况，要及时进行保养维修，必要时及时上报并进行更换或者采购。

（7）调配原则

①除颤仪调配原则：以楼宇为单元借用，如果本楼宇内调配不开，向其他处调用或向医学工程处申请备用医疗设备。

②其他设备出现故障，向邻近科室借用。

3.质量考核

（1）医院内各科室的任何设备，根据抢救需要统一调配，各科室不得以任何理由推诿以免影响患者的抢救工作。如科室拒绝调配，造成患者后果的，根据情节轻重予以行政处分。

（2）医学工程处定期组织对医疗设备的检测和维护工作，尽量避免医疗设备突发故障，医疗设备故障后能及时维修解决。

（3）护士应知晓各种医疗设备的维护保养和操作规程，定期检查设备，发现故障及

时上报维修。

4.效果评价

若发生医疗设备故障或紧急急救，需要使用医疗设备时，临床科室能及时上报给相关部门，相关部门能第一时间完成医疗设备的调配工作，确保临床救治工作的顺利进行，无相关不良事件或医疗事故发生。

（二）医疗设备紧急调配流程图

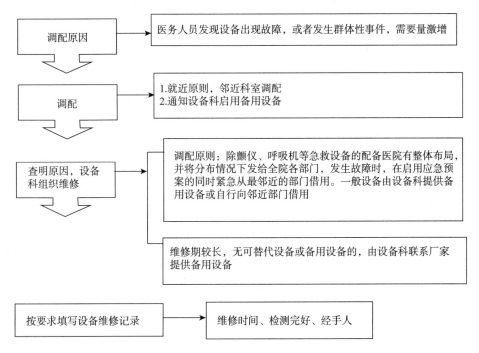

十六、医院信息系统突发事件应急工作标准与流程图

（一）医院信息系统突发事件应急工作标准及要求

1.目的　为防止因医院信息系统出现故障而影响正常医疗秩序，预防和减少突发事件造成的危害，确保患者在特殊情况下能够得到及时有效的治疗和服务，确保医院信息系统安全、持续、稳健运行。

2.工作标准及要求

（1）医院信息系统突发事件包括信息系统突发故障和计划性停机。计划性停机需提前24小时通知全院，停机前向总值班报备，按计划作业。

（2）当各工作站发现计算机访问数据库迟缓、不能进入相应程序、不能保存数据、不能访问网络、应用程序非连续性工作等情况时，应立即向信息科报告。

（3）信息科工作人员对各工作站提出的问题必须高度重视，做好记录，经核实后及时给各工作站反馈故障信息，同时召集有关人员进行讨论。故障明确的尽快维修恢复工作；故障不明、情况严重的及时上报，医院协调解决故障。

（4）根据故障发生原因和性质，医院信息系统故障可以分为三类。根据故障类别进行处理，一类故障由信息科科长上报院领导，由医院组织协调恢复工作；二类故障由信息系统管理人员上报信息科科长，由信息科集中解决；三类故障由信息系统管理人员单独解决，并详细登记维护情况。

（5）护士在信息系统故障期间应详细记录患者的所有费用执行情况，详细填写每位患者的药品请领单，一式两份，一份用于科室补录医嘱，另一份送药房作为领药凭证。

（6）护士接到信息科通知恢复运行时间，按要求及时补录医嘱和费用。6小时内不能恢复信息系统时，护士站转入手工操作。

3.质量考核

（1）信息科定期组织对信息系统的检测和维护工作，尽量避免信息系统突发故障。信息系统故障后能及时维修解决。

（2）护士应知晓各种信息系统的使用操作规程，避免人为操作导致信息系统故障。

（3）护士知晓信息系统突发事件应急处置流程，发现故障能及时上报维修。

4.效果评价

若发生信息系统突发事件，临床科室能及时上报给信息科，信息科能第一时间完成故障排查，尽快商讨实施解决方案以恢复系统，确保临床工作的顺利进行。护士在信息系统故障期间，能准确执行医嘱，做好记录和计费，无相关不良事件或护理差错发生。

（二）医院信息系统突发事件应急处置流程图

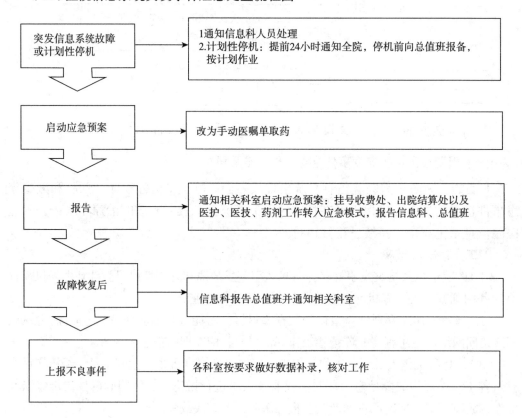

十七、医疗事故紧急处置工作标准与流程图

（一）医疗事故紧急处置工作标准及要求

1.目的　提高医院医疗服务质量，保障医疗安全，有效处理医疗纠纷，保护医患双方的合法权益，维护正常医疗秩序，最大限度地减少医疗差错事故带来的不良影响。

2.工作标准及要求

（1）医院和科室应建立医疗事故防范体系，围绕"医疗质量第一和医疗安全第一"的宗旨，完善医疗质量保障工作，落实各项法律法规和规章制度，防范医疗事故的发生。

（2）当科室发生医疗事故或严重医疗差错时，医务人员首先要采取积极有效的补救措施，全力救治，尽力减少损害，避免扩大不良后果。在不影响患者抢救的情况下保护现场，保留使用过的空安瓿、液体瓶等物品。

（3）建立科室报告制度：立即报告医院总值班，并同时进行逐级上报：科室主任、护士长→医疗安全办公室、医务科或护理部→根据情况报告分管副院长、院长。

（4）发生医疗事故争议后，科室主任或高级职称医师、护士长尽可能向家属做好解释安抚工作，并详细告知解决争议的方法和途径。对于情绪激动的家属，解释工作尽量放在病区外进行，以维持正常的医疗秩序。

（5）患者家属出现过激行为时，通知当事人回避，并通知保卫科到场维持秩序，必要时通知公安部门现场协助处理，确保医院财务及相关当事人的人身安全。

（6）患者突然病情危急实施紧急救治后，当事人应及时将事件经过按时间顺序详细如实地写出书面材料，值班医师亦应详细记录抢救经过。病区主任、护士长对事件的发生、抢救过程进行调查、核实，检查各种记录是否符合实际，并将所有材料交科主任审核。科主任于24小时内将整个事件的调查结果以书面形式如实报告医务处，并做好接待家属的准备（节假日由二线值班医师接待）。

（7）患者家属索要病历或要求封存病历资料时，应将病历中的客观资料或部分客观资料在医务科的监督下复印给患者家属，尽可能征得家属同意封存病历复印件，封存的病历资料由医务科负责保管。

（8）疑似输液、输血、注射、药物等引起不良后果者，应对现场有关实物进行封存。

（9）做好医疗事故的善后处理，当事人如实报告事件经过，科室组织全科讨论，分析整改，并及时组织技术委员会召开鉴定讨论会，讨论有无医疗缺陷，以及决定采取何种方式解决问题。

（10）属于医疗缺陷的，应妥善做好调解工作，积极与患方协商解决。如协商未达成一致，建议患方通过医疗鉴定或法律途径解决。

3.质量考核

（1）科室积极落实各项规章制度，充分保障医疗安全，最大限度减少医疗事故发生。

（2）当发生医疗事故或严重医疗差错时，科室医护人员能启动应急预案，有效采取各种措施减少医疗事故带来的损害和不良影响。

（3）护士应知晓医疗事故的应急处理流程和相关法律法规。

4.效果评价

若发生医疗事故，临床科室能及时上报，合理有效地进行现场处置，降低进一步的损害，有效稳定患方情绪，医疗事故得以通过协商或法律途径解决，未发生当事人遭受医院暴力或医闹等不良事件。

（二）医疗事故紧急处置流程图

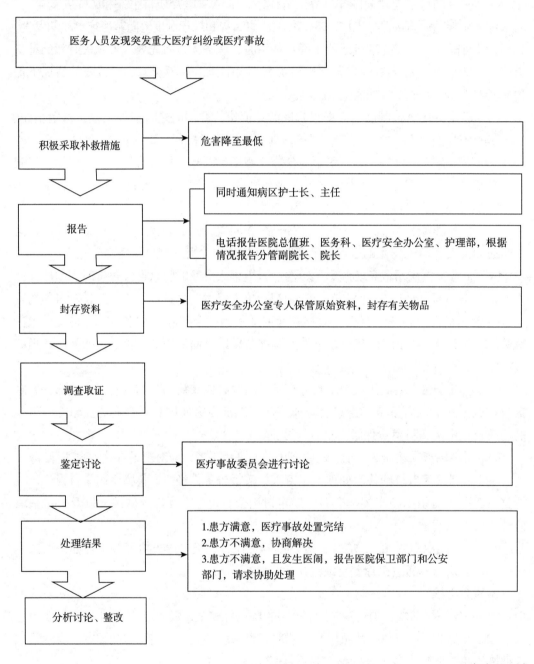

医务人员发现突发重大医疗纠纷或医疗事故

积极采取补救措施 → 危害降至最低

报告 → 同时通知病区护士长、主任

电话报告医院总值班、医务科、医疗安全办公室、护理部，根据情况报告分管副院长、院长

封存资料 → 医疗安全办公室专人保管原始资料，封存有关物品

调查取证

鉴定讨论 → 医疗事故委员会进行讨论

处理结果 → 1.患方满意，医疗事故处置完结
2.患方不满意，协商解决
3.患方不满意，且发生医闹，报告医院保卫部门和公安部门，请求协助处理

分析讨论、整改

（陈琼妮）

第三章 病房管理标准与流程图

第一节 人力资源管理标准与流程图

一、人力资源管理架构标准与流程图

（一）人力资源管理架构标准及要求

1.目的

（1）健全护理管理体制及质量控制体系，发挥框架作用，明确各层级人员职责权限，充分发挥监督管理与质量控制作用，保障管理体系有效运行。

（2）促进护理文化建设，促进护理质量安全、护理教学、护理科研等目标的实现。

2.基本要求

（1）建立适应护理学科发展的组织管理体系。在院长及分管院长的领导下，实行护理部主任—科护士长—病房护士长三级护理管理体系，实施护理工作垂直管理，有效协调全院各职能部门和业务部门为临床一线服务。

（2）制定护理部主任、科护士长、病房护士长及各层级护士的岗位职责及准入条件，明确管理架构中护理管理者及护士的岗位要求并落实。

（3）护理部负责对全院护士进行统一调配，根据工作要求及工作量动态调整，对护理质量进行控制，制定考核奖惩细则，负责各层级护士的岗位培训、绩效考核、业务指导、聘任。

（4）科护士长发挥承上启下作用，协调所管科室做好护理质量、生产安全管理和业务指导，落实环节管理，确保护理安全。

（5）护士长全面负责病区的护理质量和生产安全管理。

（6）对护士实行分层级管理。

3.工作内容

（1）按照卫健委《关于加强护理工作领导，理顺管理体制的意见》，结合各医院实际情况，建立护理垂直管理体系，制定工作方案，实行三级（医院——科室——病区）护理管理。

（2）按照医院护士总数配置相应的护理管理人员，明确各级护理管理人员职责，有序完成各项工作。

（3）实行护理目标管理，制定全院的优质护理目标、安全管理目标和各项护理工作的执行要求及考核标准，促进护理质量、安全管理体系的持续改进。

（4）护理部科学测算各护理单元工作量，结合各护理单元的特点与结构、工作年限与学历层次进行合理配置。

（5）负责对全院护理人员进行弹性管理、统一调配，保障正常工作以及紧急状况下的护理人员合理运用，使护理工作有效运行。

（6）建立护理人员绩效考核体系。制定《护理人员绩效考核制度和绩效考核方案》，对护理人员的绩效考核从多维度去分析，包括工作质量、数量、技术难度、工作满意度、出勤率以及护士的职称、层级、班次等方面。

（7）进行护理质量控制。医院成立护理质量管理委员会，建立护理部—科护士长—病房护士长的护理质量三级质控体系，各级质控组发挥监督、指导作用，使各环节护理质量得到有效控制和持续改进。

（8）建立和落实分层培训制度。按照护士层级制定相应的培训计划，采取多种形式、多种渠道培养护理人才。注重专科护士的培养和科学使用。

（9）完成注册护理人员的执业及岗位资质审核工作。

4.效果评价

（1）护理三级管理体系完善，有效运行。

（2）完成医院工作任务，实现本年度各项目标。

（3）护理人员配置满足临床工作需求，实现人员应急调配。

（4）各层级护理人员考核达标。

（二）人力资源管理架构图

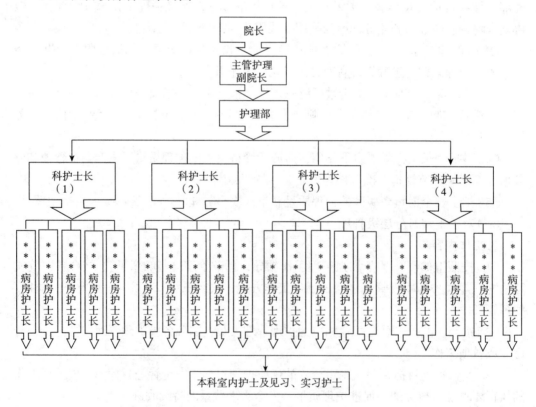

二、岗位设置标准与流程图

（一）岗位设置标准及要求

1.目的　贯彻《护士条例》，按照完善人事和收入分配制度的任务要求，让护理人力资源更优化、精干、高效，进一步推进护士队伍科学化管理，为建立优质护理服务的长效工作机制提供保障。

2.基本要求

（1）实行"以患者为中心"的责任制整体护理工作模式，在全面履行专业照顾、病情观察、治疗处置、心理护理、健康教育和康复指导等职责的基础上，开展岗位管理的相关工作。

（2）科学设置护理岗位，实行按需设岗、按岗聘用、竞聘上岗，逐步建立激励性的用人机制，将护士从按身份管理逐步转变为按岗位管理。通过实施岗位管理，实现同工同酬、多劳多得、优绩优酬。

（3）遵循公平、公正、公开的原则，建立和完善护理岗位管理制度，稳定临床一线护士队伍，使护士得到充分平等的待遇保障、晋升空间、培训支持和职业发展，促进护士队伍健康发展。

3.工作内容

（1）科学设置护理岗位。以患者为中心，促进护理人员提升，促进医院可持续发展，按照科学管理、按需设岗、保障患者安全和临床护理质量的原则合理设置护理岗位，明确岗位职责和任职条件，建立岗位责任制度，提高管理效率。

（2）合理配置和调配护理人员

①合理配置护士数量，持续、动态、科学测算每个护理单元的人力需求，以满足责任制整体护理工作模式之需求。

②实行科学、动态的排班制度，兼顾患者安全和护士利益。

③制定护士人力资源调配方案，满足临床护理工作的同时有效应对突发公共卫生事件。

（3）完善绩效考核制度，建立健全激励机制。绩效考核内容应以岗位职责为基础，以日常工作和表现为重点，在工作业绩、技术能力、医德医风、满意度、科研及创新服务等方面进行综合考核。

（4）建立分层晋级体系

①层级划分。根据工作性质、工作任务、责任轻重、技术难度对不同岗位护士进行分级，实施分层管理，使护理人员能力与岗位相匹配。

②制定晋级标准，择优进入相应岗位，聘任上岗，提供竞争平台，提高护士竞争意识、参与意识、管理意识。

（5）加强护士岗位培训

①建立和完善分层岗位培训，根据护理人员业务水平、岗位工作需要、职业生涯发展需要制定多种培训方案。

②加强护理管理培训。

（6）优化职称晋升标准，岗位设置要求及晋升条件清晰。

4.效果评价

（1）有利于护士队伍的科学管理。

（2）有利于提高护理质量和服务水平。

（3）有利于调动护士积极性，激励护士服务临床一线。

（4）有利于护理职业生涯的发展，推动护士职业自我规划。

（二）岗位设置流程图

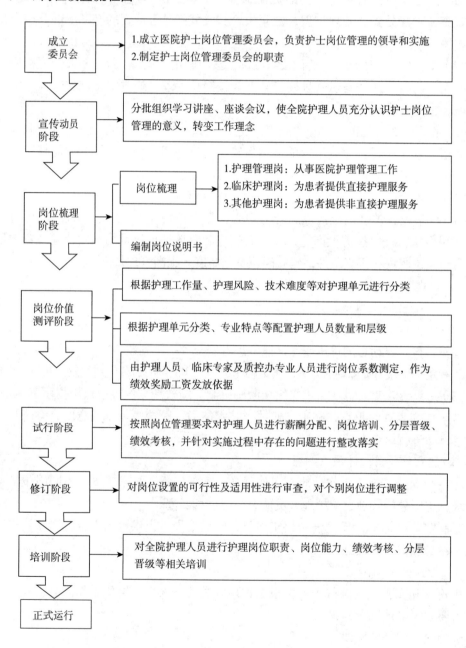

三、人力资源调配原则与流程图

（一）人力资源调配原则及要求

1.目的

（1）有效应对突发公共卫生事件，保证医院在发生公共卫生事件或遇到急、危、重症患者时护理人员能迅速集结到位，同时根据患者质量、数量合理调配护理人力资源。

（2）确保全院护理工作安全良性运行。

（3）实施护理人力资源调配既是保证患者安全也是维护护士权益的重要举措。

2.基本要求

（1）坚持以患者为中心，合理、动态调整人员，最大限度地发挥护理人员的潜能，科学实施人力资源管理，推动护理垂直管理和优质护理服务活动的深入。

（2）建立两级护理、人力资源库：一级为"应急抢救护士（紧急抢救小组成员）"，主要用于紧急状态下应对突发事件时的人力调配；二级为"机动护士"，主要用于非紧急状态下如科室患者增多，工作繁忙、护理人员紧缺等情况。

（3）人力资源库人员资质："应急抢救护士"条件应在临床工作3年以上，具备重症患者护理能力；"机动护士"应有2年工作经验，具备一般患者的护理能力。

3.工作内容

（1）护理部依据护理工作量、工作强度、患者数量、风险系数等因素，合理设定护理岗位，科学配置护理人员。从各科室抽调护理业务骨干，组成护理人力资源储备库。

（2）当遇到重大公共突发事件或遇急、危、重症患者需要统一调配人员紧急救治时，应急抢救护士应立即到位，并迅速投入到被支援科室的患者救治工作中，同时保证各分流科室的护理力量充足，确保抢救安全。

（3）当科室工作繁忙人员紧缺时，启动机动护士，在保证护理质量的前提下完成替代科室的各项工作任务。

（4）紧急状态下护理部立即启动护理人力资源调配预案，并上报分管院长。应急护士接到通知后及时到位（当班人员5分钟内，当日休息人员20~30分钟内），不得耽搁、推诿；必要时全科护理人员参与，服从统一调配。

（5）非紧急状态下启动机动护士库，调配人员到相关科室，机动护士接到调配时，不得推诿、怠工，要高效、优质地完成被支援科室的各项工作。

（6）进行人力资源调配时，护理部应根据床护比、工作难度和强度等因素进行评估确认后再行调配。

（7）实行弹性排班制度，有月排班，也可每日调配，分时段调配，夜班动态调配。落实护理人员规范化培训及轮岗制，便于人员调配时可以适应岗位变动。

4.效果评价

（1）当突发事件以及特殊情况下临床护理人员能够迅速调配到位，根据情况制定有效的应急措施以保证顺利完成救护工作。

（2）人力资源得到充分利用，护理人员潜能得到充分发挥。

（3）人员调配科学合理，工作优质高效完成，护理人员工作与休息安排得当。

（二）人力资源调配流程图

（1）紧急状态下人力资源调配图如下所示。

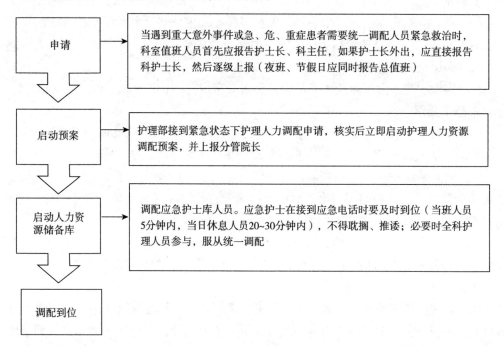

（2）非紧急状态下人力资源调配图如下所示。

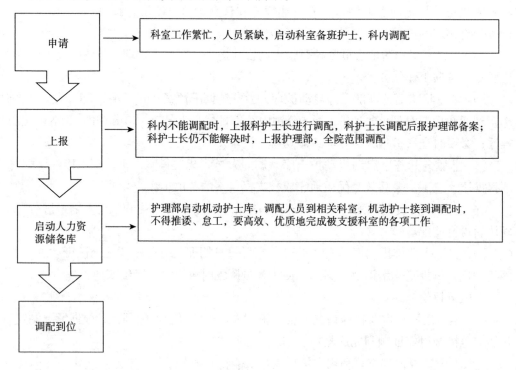

四、护理人员评鉴标准与流程图

（一）护理人员评鉴标准及要求

1.目的　加强医院护理质量管理，科学、客观、准确地评价医院护理质量，促进医院护理质量管理与持续改进，更好地为人民群众的健康服务。

2.基本要求

（1）建立以服务患者为中心，建立按照岗位要求、工作量和服务质量为依据的评鉴机制。

（2）按照护理人员层级、岗位要求、工作质量（德、勤、能、绩）等方面进行综合评鉴。

3.工作内容

（1）制定护理人员定期考核评价制度、考核细则等，每月按要求进行评鉴。

（2）评鉴主要从工作质量、培训考核、技术能力、医德医风、满意度等方面进行综合评鉴。

①制定护理人员系统培训与考核办法。培训以岗位需求为导向，岗位胜任力为核心，突出专业内涵，注重实践能力，提高人文素养，加强继续教育，注重新知识、新技术的培训及应用，适应临床护理工作发展的需要。评鉴过程应公平、公正、公开。

②工作质量的评鉴：多维度评鉴工作质量，按照护理质量评价标准进行考核。以"患者为中心"，体现优质护理服务，涵盖核心制度的执行、分级护理的落实、专科护理的实施、安全管理、技术操作等方面。

③综合能力的评鉴：包括从事专业技术工作所具备的专业理论知识、学术技术水平及完成岗位目标任务的能力，具备科技创新能力、学科建设和人才培养的能力。

④技术能力评鉴：包括掌握危重症患者护理常规，熟练应用危重症抢救技术，科学合法使用医学保护性约束技术，沟通技巧，病情观察与处理，紧急处置能力等。

⑤医德医风：包括良好的职业道德、社会公德，高度的责任心、和蔼的态度、亲切的语言等，在执业活动中，自觉履行道德基本原则，逐渐形成良好的道德信念和养成良好的道德行为、习惯和风尚。知法、懂法、守法、廉洁行医。

⑥满意度：患者（家属）满意度可以从调查患者满意度或第三方满意度调查中获取，也可以从患者工休座谈会中获取；员工满意度可以从本护理单元或者其他科室满意度调查中获取。

（3）设立院、科两级考核，建立月考核登记表，护士长进行考评、审核后上报护理部，每年汇总后放入护理人员技术档案中。

（4）月评价考核表汇总形成年评价考核登记表，科室每年度进行综合评价，根据得分分为优秀、合格、基本合格、不合格四个档次，上报护理部。

（5）护理部进行审核，结合护理人员年终理论考试成绩、业务技能考核成绩，填写审核意见。按照护理人员评价及考核办法进行奖罚，并与晋升、评先、评优挂钩。

4.效果评价

（1）通过评鉴，完成护理人员的综合考评，并指出不足之处，作为下一步改进的重点。

（2）评价标准可操作性强，客观、真实、公平、公正，能调动护士积极性。

（3）评价结果作为护理人员年度评鉴的依据。

（二）护理人员评鉴流程图

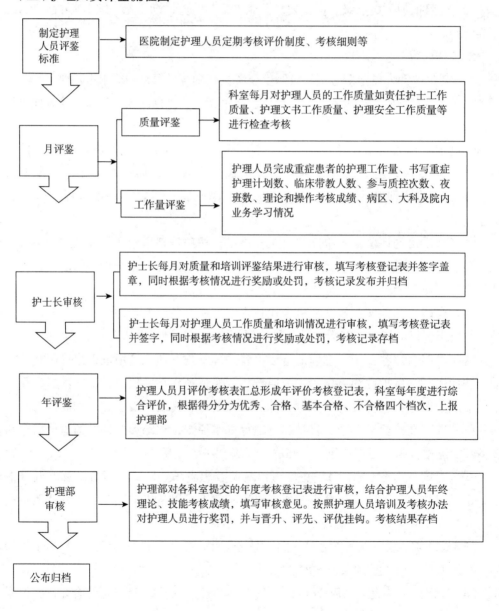

制定护理人员评鉴标准 → 医院制定护理人员定期考核评价制度、考核细则等

月评鉴
- 质量评鉴 → 科室每月对护理人员的工作质量如责任护士工作质量、护理文书工作质量、护理安全工作质量等进行检查考核
- 工作量评鉴 → 护理人员完成重症患者的护理工作量、书写重症护理计划数、临床带教人数、参与质控次数、夜班数、理论和操作考核成绩、病区、大科及院内业务学习情况

护士长审核
- 护士长每月对质量和培训评鉴结果进行审核，填写考核登记表并签字盖章，同时根据考核情况进行奖励或处罚，考核记录发布并归档
- 护士长每月对护理人员工作质量和培训情况进行审核，填写考核登记表并签字，同时根据考核情况进行奖励或处罚，考核记录存档

年评鉴 → 护理人员月评价考核表汇总形成年评价考核登记表，科室每年度进行综合评价，根据得分分为优秀、合格、基本合格、不合格四个档次，上报护理部

护理部审核 → 护理部对各科室提交的年度考核登记表进行审核，结合护理人员年终理论、技能考核成绩，填写审核意见。按照护理人员培训及考核办法对护理人员进行奖罚，并与晋升、评先、评优挂钩。考核结果存档

公布归档

五、护理人员分层晋级与考核标准及流程图

（一）护理人员分层晋级与考核标准及要求

1.目的　加强医院护理人才队伍建设，建立和完善护理岗位管理机制。加强护士队伍的科学管理，调动护理人员的积极性，促进护理队伍良性发展，提升专业内涵，更好地服务于患者。

2.基本要求

（1）护理部构建护士分层级管理组织架构。根据各临床科室在职护士的资质及现状，将护士分为NO、N1、N2、N3、N4五级，根据护士不同层级制订相对应的工作职责及流程。

（2）根据各层级护士职责制定相应的层级晋升及考核标准，并遵照执行。

（3）各层级护士分层标准及应具备的能力要求

① NO——未取得护士职业资格证书的临床见习护士；新入职未满1年，或工作满1年仍未取得护士执业证的护士；在N1及以上护士指导下完成基础护理工作。

② N1——已取得护士执业证书，完成N0护理岗位培训并考核合格，具备完成本岗位职责的能力；工作满1~3年的护士，或工作满1~2年并已具备护师资格；能够独立完成二、三级护理患者的护理工作，在N2及以上护士指导下参与一级护理患者护理工作。

③ N2——已取得护士执业证书，工作满4~9年的护士，或工作满3~6年并已具备护师资格；有参与会诊、承担教学任务的能力，独立承担一级护理患者护理工作。

④ N3——已取得护士执业证书。工作满10年及以上的护士，或工作满7年及以上并已具备护师资格，或在N2岗位工作满4年及以上并已具备主管护师资格；能够负责急危重症患者全面护理工作，并且具备组织讨论科内疑难、危重病例的能力。

⑤ N4——已取得护士执业证书。工作满10年及以上并取得国家级专科护士资格证书的主管护师，或已具备正／副主任护师资格；同时具备下列能力：①直接提供临床护理的能力；②教学能力；③科研能力；④指导本专科领域全面业务技术工作的能力。

3.工作内容

（1）对不同层级护士进行规范化培训。制订并实施各层级护士年度培训与考核计划。根据临床需要制定专科护士培训计划。

（2）建立个人技术档案，对各层级护士的理论水平、操作能力、教学能力、沟通协调能力、论文撰写能力等进行考核，并记录。

（3）护理部认真落实护理人员资质审核规定与晋级标准，每年严格组织晋级考核。

（4）根据实际工作能力，可采用高职低聘或低职高聘，充分发挥每个护士的潜能。形成竞争机制，通过不断的考核、筛选，优化护理队伍的整体结构，提升综合素质。

（5）实施分层级管理，按照护士层级不同给予不同的岗位系数。绩效分配向劳动强度大、技术含量高、责任风险大的护理岗位倾斜，进行综合量化考核。

（6）充分利用护理人力资源，进一步优化护理队伍整体结构，促进护理学科的发展。

4.效果评价

（1）按时完成年度护理人员晋级考核，体现能级对应，促进护理队伍健康发展。

（2）分层晋级考核标准合理，可操作性强，能充分调动护士的积极性。

（二）护理人员分层晋级与考核流程图

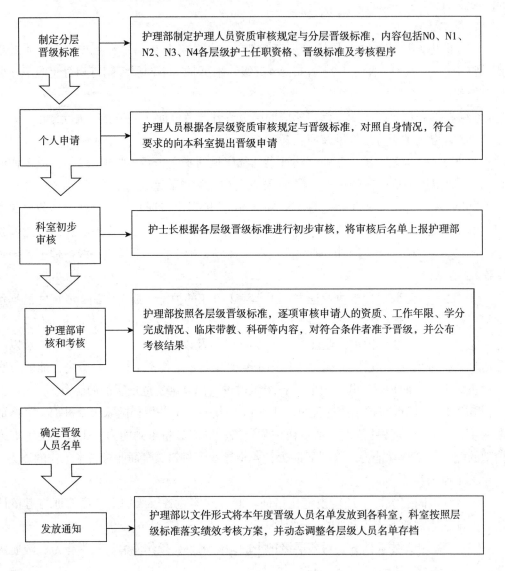

制定分层晋级标准 → 护理部制定护理人员资质审核规定与分层晋级标准，内容包括N0、N1、N2、N3、N4各层级护士任职资格、晋级标准及考核程序

个人申请 → 护理人员根据各层级资质审核规定与晋级标准，对照自身情况，符合要求的向本科室提出晋级申请

科室初步审核 → 护士长根据各层级晋级标准进行初步审核，将审核后名单上报护理部

护理部审核和考核 → 护理部按照各层级晋级标准，逐项审核申请人的资质、工作年限、学分完成情况、临床带教、科研等内容，对符合条件者准予晋级，并公布考核结果

确定晋级人员名单

发放通知 → 护理部以文件形式将本年度晋级人员名单发放到各科室，科室按照层级标准落实绩效考核方案，并动态调整各层级人员名单存档

（李栓荣）

第二节　病房安全管理标准与流程图

一、封闭式病房管理标准与流程图

（一）封闭式病房管理标准及要求

1.目的　打造安全、舒适的住院环境，建立良好的护患关系、减少护患纠纷、维护患者安全，确保患者及医护人员职业安全和医疗服务有序实施。

2.基本要求

（1）环境要求：保持病区整洁、舒适、安全，避免噪音，工作人员做到走路轻、关门轻、说话轻、操作轻。病区根据精神科特点合理布局，设置重点病室，用于安置新入院急性期、风险高或有特殊情况需要护理的患者。病房安置双通道，符合消防安全要求。工作人员生活区域与病房工作区域分开。

（2）设施要求：病房根据住院患者特点统一配备临床使用设备和设施，比如急救器械和物品，并分别指派专人管理，建立账目，定期清点，如有遗失及时查明原因，按规定处理。病区陈设、室内物品和床位摆放整齐，固定位置，不得随意变动。

（3）人员要求：病区护理工作由护士长负责管理，医护人员按要求统一着装，佩戴胸牌上岗。工作严肃认真、坚守岗位，病房内禁止吸烟。各级人员科学分工，明确各班工作岗位职责、标准、要求，保质保量完成工作。

（4）管理要求

①落实护士仪表和行为规范的要求，必须按要求着装，佩戴胸牌上岗。工作严肃认真、坚守岗位，病房内禁止吸烟。

②知晓并落实岗位职责和工作流程，掌握各种疾病的护理规范，落实护理操作流程。

③严格执行各项规章制度、操作规程和护理常规，主动、及时巡视病房，严密观察病情变化，落实专科护理和基础护理措施，满足患者身心需要。

④建立健全病房安全措施及应急预案，护理人员应具备处理意外事件的能力。

⑤定期对患者进行健康教育，每月召开工休座谈会，听取患者意见，改进护理工作。

⑥保证患者的基础护理到位，督促全体患者饭前便后洗手，患者每周洗澡1~2次并修剪指（趾）甲。

⑦统一病房陈设，室内物品和床位应摆放整齐，固定位置，未经护士长同意不得随意搬动。保持病区安静，避免噪音，注意通风，做到走路轻、关门轻、说话轻、操作轻。

⑧护士长全面负责管理病区财产、设备，建立账目，定期清点，并指派专人专管，如有遗失要查明原因，按规定处理，护士长调动时应办理交接手续。

⑨定期对患者进行健康教育，做好患者及家属的各项告知工作，提高患者和家属应对疾病的能力。定期召开座谈会，定期征求患者及家属意见，改进病区工作。

⑩护士长排班落实月排班与动态调配相结合的原则。

3.工作内容

（1）保证人员安全：主要包括医护人员、患者、亲属及相关陪同探视人员的安全。

（2）保证病房设施及环境安全：主要包括消防安全、环境安全、设备安全等，病房环境布局符合专科要求，及时发现隐患并解除风险。

（3）患者入院时随身所带贵重、危险物品应收缴，当场清点交陪护带回家。探视者携带物品必须严格检查，以防意外。

（4）保证物品安全：主要包括危险物品的管理及病房各项规章制度的落实。医护办公室里的物品如体温计、刀、剪、绳、约束带、拖把等实行定量、定点、定位放置，班班清点交班并记录，如发现缺少必须及时追查交班，提示各班人员。患者使用的刀、剪、打火机等危险物品妥善放置，保证患者安全。

（5）保证药品安全、设备安全：主要包括病房药品管理、设备管理。设备安全主要是指由医院统一配置的常用医疗护理设备和急救设备的安全。

（6）保证信息安全：主要包括医护人员信息和患者信息的安全。医护人员在工作中应该严格遵循精神卫生法总则第四条规定：有关单位和个人应当对精神障碍患者的姓名、肖像、住址、工作单位、病历资料以及其他可能推断出其身份的信息严格保密。

（7）落实病房安全管理制度，组织演练住院患者外走、自伤自杀、冲动、吞食异物等重点环节应急预案。

4.质量考核

（1）落实护士素质管理要求，知晓并落实岗位职责和工作流程。

（2）病区环境整洁、舒适，设施、物品摆放整齐、位置固定，符合精神科安全管理要求。

（3）病房药品、设备专人管理、账目清晰，严格交接，急救设备性能良好、配备齐全。

（4）落实隐私保护制度，未泄露医疗相关信息。

（5）知晓重点环节的处理流程。

（6）落实各项安全管理制度及措施，不保证患者安全。

5.效果评价

（1）实现医护人员职业安全。

（2）不发生医疗不良事件。

（3）环境整洁舒适，患者住院感受良好，无投诉、无纠纷。

（4）药品、设备、设施管理到位，满足临床使用需要。

（5）未泄露相关医疗信息。

（二）封闭式病房管理流程图

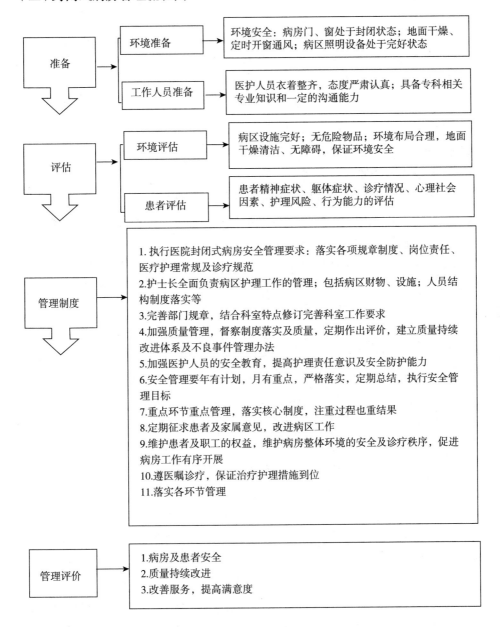

环境准备 → 环境安全：病房门、窗处于封闭状态；地面干燥、定时开窗通风；病区照明设备处于完好状态

工作人员准备 → 医护人员衣着整齐，态度严肃认真；具备专科相关专业知识和一定的沟通能力

准备

环境评估 → 病区设施完好；无危险物品；环境布局合理，地面干燥清洁、无障碍，保证环境安全

患者评估 → 患者精神症状、躯体症状、诊疗情况、心理社会因素、护理风险、行为能力的评估

评估

管理制度 →

1. 执行医院封闭式病房安全管理要求：落实各项规章制度、岗位责任、医疗护理常规及诊疗规范
2. 护士长全面负责病区护理工作的管理；包括病区财物、设施；人员结构制度落实等
3. 完善部门规章，结合科室特点修订完善科室工作要求
4. 加强质量管理，督察制度落实及质量，定期作出评价，建立质量持续改进体系及不良事件管理办法
5. 加强医护人员的安全教育，提高护理责任意识及安全防护能力
6. 安全管理要年有计划，月有重点，严格落实，定期总结，执行安全管理目标
7. 重点环节重点管理，落实核心制度，注重过程也重结果
8. 定期征求患者及家属意见，改进病区工作
9. 维护患者及职工的权益，维护病房整体环境的安全及诊疗秩序，促进病房工作有序开展
10. 遵医嘱诊疗，保证治疗护理措施到位
11. 落实各环节管理

管理评价 →
1. 病房及患者安全
2. 质量持续改进
3. 改善服务，提高满意度

二、开放式病房管理标准与流程图

（一）开放式病房管理标准及要求

1.目的 加强开放病房管理，完善各项管理制度，根据开放管理的特色开展诊疗护理工作。提高护理人员的专业素质和风险意识，维护患者安全，确保患者及医护人员生命安全和医疗服务有序实施。

2.基本要求

（1）环境要求：保持病房安静、整洁，温、湿度适宜；病房布局合理，有一定的活动空间及康复设施，病房内无危险物品，适合安置患者，患者带入的物品进行安全检查。

（2）设施要求：设施完好，床备用；设施齐全，根据病房需要备齐物品；满足临床、安全使用需要。设施、设备要建立账目，定点放置、专人维护记录，如有损坏，及时处理，以保证临床实用。

（3）工作人员要求：根据开放病房管理特色，工作人员要具备良好的服务意识，态度端正、操作规范，熟悉开放病房的护理工作流程，具有相应的专业知识和沟通技巧。

（4）管理要求

①凡住开放病房按照标准需要陪护的患者，住院治疗期间必须全程陪护，陪护人员可以是患者法定监护人或患者授权的委托人员，原则上只限一人。陪护人员对患者人身安全负有法定责任，应保证患者24小时在自己的视线范围之内；代理患者处理诊疗过程中的一切事务。

②住院患者应严格按照病区日常活动作息时间表的要求，在陪护人员的陪护下，在医院范围内的区域里进行适当活动，但事先要与护士打招呼，告知去向，不能从事剧烈、危险性活动，以免发生意外。

③患者住院期间原则上不能离开医院，因特殊情况必须离院外出时，需按照《开放病房住院患者离院外出管理制度》的要求，履行外出手续并按照规定的时间按时返回。离院外出期间产生的一切不良后果、责任由患者本人及陪护人员负责，与医院无关。

④患者、陪护人员应当尊重医师诊疗权，对医师提出的治疗方案享有选择权和决定权；作为精神科执业医师，如果认为患者、陪护人员的决定不利于患者当前治疗，有责任向患者、陪护人员进行如实告知，帮助患者、陪护人员做出最有利于患者的抉择。

⑤患者、陪护人员不得私自翻阅病历及各项医护记录，未经医护人员允许，不得请院外人员对患者进行诊治或私自给患者使用药品。

⑥患者、陪护人员在患者住院期间严禁打架、饮酒等。与其他患者、陪护人员发生矛盾，请本着治疗第一的原则协商解决，若无法协商解决，可自行或请求医护人员协助报警，由警方负责处理。

⑦患者、陪护人员应当自觉维护病区内各类物品使用的完好性，保持环境的干净整洁，妥善保管好各类钥匙；未经医护人员同意，患者、陪护人员不得自行调换病房、不得擅自搬动病房内公物。任何原因导致病房内物品丢失、损坏时，需照价赔偿。

⑧陪护人员在陪护期间随意外出、未尽到陪护责任，导致患者出现任何意外，由陪护人员负责，与医院无关。

⑨陪护人员要关心、理解患者，不要有激惹患者的言行；协助医护人员督促患者的饮食、起居、服药及做各种检查治疗；为了保证治疗及时性及患者安全，请主动、真实、及时向医务人员反馈病情变化；住院期间医护人员会动态评估患者情况，患者及陪护人员应予以配合。

⑩本院为无烟医院，请患者、陪护人员自觉遵守禁烟规定，在医院指定地点吸烟，

禁止在病房内吸烟。

⑪患者、陪护人员可以携带必要的私人物品，建议不要携带贵重物品，禁止携带危险物品；私人物品由患者及陪护人员妥善保管，因病房实行开放式管理，如出现财物不慎遗失，医院不承担赔偿责任。

⑫患者在住院期间接受检查或治疗时，家属需与相关科室人员共同核对患者身份。

⑬尽管住院前进行了详细评估，由于精神疾病的特殊性，患者仍有冲动、自杀、自伤和伤人等潜在的风险或病情波动的风险，一旦出现上述情况，医生会与陪护人员协商将患者转入封闭病房，陪护人员应积极配合。在此以前因为病情变化所导致的对自己、他人的损害医院不承担责任。如果患者及陪护人员拒不配合转入封闭病房治疗，患者出现任何意外，由患者及陪护人员负责，与医院无关。

3. 工作内容

（1）根据开放病房的管理特点，修订完善各项制度和工作规范、工作流程。

（2）随时评估环境及病房设施情况，保持完好；维护环境、设施安全，及时发现隐患并去除风险；尽到环境告知义务与责任。

（3）及时、准确地执行医嘱，保证治疗和检查到位。

（4）交接病房的设施设备，账目清楚，记录详实、准确。对于有损坏或影响正常使用的设施设备，及时与职能部门沟通，进行维修或更换。

（5）利用晨间交班、护理查房、病房讨论等形式，对科室存在或潜在的风险进行评估，评估病区患者护理风险及等级，采取恰当的护理措施。

（6）对在院患者进行动态的病情和风险评估，严格交接班，制定并落实针对性措施。

（7）提高护理人员的专业素质及风险意识　制订护理队伍建设计划，加强对科室护士的系统化培训教育。

（8）做好开放病房患者及家属的健康宣教工作。包括签署知情同意书（患者和家属）、精神卫生知识及医院制度、个人卫生物品管理、服药、陪护、探视、出入院管理、特殊药物和治疗等告知。健康教育形式多样，可利用讲座、小组讨论、发放宣传册、多媒体讲课等形式。

（9）根据患者的病情和能力，为患者制定精神心理康复训练的计划，组织实施康复活动，促进患者康复。

（10）定期召开公休座谈会，征求患者和家属的意见，持续改进病房工作，避免投诉和纠纷。

4. 质量考核

（1）具备开放病房完善的管理制度，护士知晓并落实到位。

（3）设施设备符合临床实用需要。

（4）医嘱执行落实到位，不出现治疗错误。

（5）及时、准确地评估患者的风险，并采取及时的处置措施。

（6）落实健康教育及各项告知到位，患者及家属能够遵照执行。

（7）各种护理知情同意书告知到位，签字全面。

（8）患者及家属不出现违反医院管理的情况。出现后，医护人员处理及时恰当。

（9）根据患者和家属的意见，持续改进病房工作。

5.效果评价

（1）环境舒适、安全，设施设备满足临床需要，符合开放病房的特色。

（2）患者风险管理到位，不出现医疗不良事件，患者及家属对医疗工作满意，无投诉、无纠纷。

（3）医护人员掌握并执行开放病房的管理制度，执行各项诊疗程序，规范开展各项医疗护理工作。不出现差错等不良事件。

（4）各项医疗文书告知到位、签字全面。

（二）开放式病房管理流程图

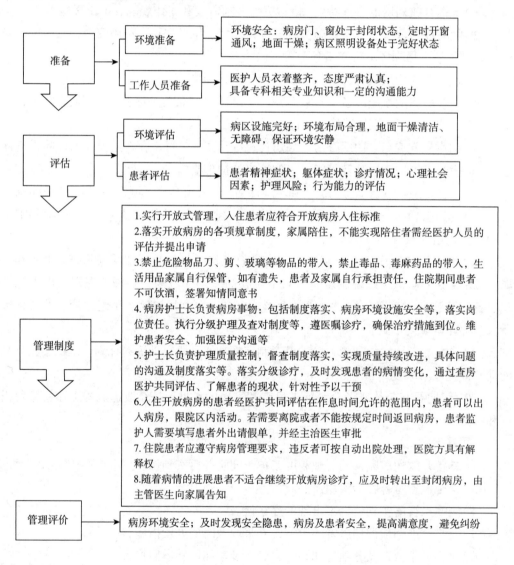

三、重点患者管理标准与流程图

（一）重点患者管理标准及要求

1.目的　明确重点患者的护理工作要求，落实重点患者护理内容，维护患者安全，确保患者及医护人员生命安全和医疗服务有序实施。

2.基本要求

（1）环境要求：病房设置重点病室安置患者，病室陈列整洁、无杂物、无危险物品，易于观察，距离洗手间、治疗室、护士站较近，出现紧急事件时能够迅速得到支援。

（2）人员要求：对重点患者安排专人看护，护士要明确知晓患者的病情、治疗、风险及护理措施，具有一定的沟通和处置能力，能够预判患者的风险，出现意外事件时能够及时、准确地进行处置，会熟练进行精神科的相关操作。

（3）设备要求：配备保护性约束带、保护衣等，根据患者的需要，配备一些抢救的器械、药品和物品。

（4）管理要求

①本制度中精神疾病重症患者是指：有冲动、伤人、毁物、外跑倾向的患者；有自伤、自杀倾向的患者；严重的兴奋吵闹患者；木僵或亚木僵患者；各种原因所致（如药物、酒精等）的有意识障碍的患者；癫痫发作的患者等。

②对重症患者，主管医师或值班医师应根据病情变化随时查看患者，要预见可能出现的风险，对可能出现的风险即刻处理，处理有困难时，随时向上级医师汇报。

③对重症患者，在活动时间，护理人员应将其放在视线范围内；在实施医疗保护措施和休息时，要加强巡视，防止风险行为。

④对重症患者，医护人员都应该要进行床头交接班，详细交接病情和可能出现的风险。

⑤对重症患者，主管医师要制定安全、快速、有效的治疗方案，护理上要加强生活护理，在安排病房时要充分考虑各种风险因素。

⑥对重症患者可能出现的风险，主管医师要详细告知家属，必要时留陪和单独签署谈话记录。

⑦各种医疗文书及时、准确地书写，记录规范。

3.工作内容

（1）评估患者情况，明确护理风险及等级，采取恰当的护理措施。重点患者重点评估，妥善安置，尽量不脱离护士视线。

（2）评估病房环境及设施情况，维护环境、设施安全，及时发现隐患并及时处置。

（3）完成日常护理及其他工作任务，护理措施到位，维护患者的安全。

（4）发现紧急事件，采取应急处置，措施得当。

（5）遵照医嘱实施诊疗护理，确保准确无误。

（6）严格交接班制度，包括患者情况、护理措施执行情况，需跟进的护理措施及要求等，保质保量完成各项工作任务。

（7）医疗文书根据患者的实际情况按时书写，记录规范，及时打印、签字。

4.质量考核

（1）重点患者安置到位，有效预警，防范措施到位。

（2）掌握责任区患者病情，知晓患者基本信息、诊疗方案、护理风险，明确护理措施。

（3）医疗护理措施落实到位，有效防范。

（4）对重点患者每日评估风险，严格床头交接班。

（5）遵医嘱按时完成各项治疗和检查。

（6）基础护理落实到位，满足患者的需求。

（7）对家属病情告知到位。

（8）医疗文书书写规范。

5.效果评价

（1）医护人员顺利实施重点患者护理要求，进行患者风险的预判和管理，维护正常诊疗秩序。

（2）维护病房环境安全，保持病房设施完好，住院期间患者不出现医疗安全不良事件。

（3）维护患者安全、舒适，满足患者的需求，无差错，无意外。

（4）患者及家属对诊疗过程满意，接纳诊疗意见，无投诉。

（二）重点患者管理流程图

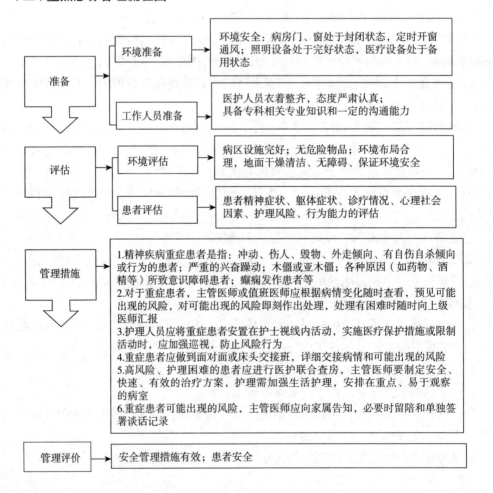

四、患者陪护管理标准与流程图

（一）患者陪护管理标准及要求

1.目的　加强病房管理，满足患者和家属双方的心理需求，消除患者的孤独感和恐惧感，增加安全感。降低护理风险发生率，提升护理服务质量及满意度。

2.基本要求

（1）环境准备：从活动空间上能满足陪护人员的需求。

（2）设施要求：根据管理情况，可有偿或无偿提供陪护人员的床、被褥等物品。

（3）人员要求：知晓医院的陪护管理制度，并能在病房内工作中严格落实。

（4）管理要求

①患者及陪护人员需签署有关陪护的医疗文书并严格按照规定执行。

②陪护人员应身体健康，原则上年龄应小于60岁。陪护人员一旦确定，不能随意变换，因特殊情况变换时，应告知医护人员并说明原因，同时确保新的陪护人员知晓开放病房住院管理要求和陪护人员责任。

③陪护人员应注意保护患者，避免发生跌倒、坠床等意外；协助医护人员安抚患者，不激惹、刺激患者；当患者出现情绪波动、行为异常，劝阻无效或无法控制时，应立即报告医护人员。

④陪住人员在陪住期间自觉遵守医院管理规定和要求，服从科室管理，遵守病区各项管理制度，不干扰医疗护理正常工作，与医护人员友好合作。

⑤护士根据患者具体病情安置床位，住院期间请勿随意更换房间，患者按照规定需佩戴腕带及其他规定的标识；保持病室内环境干净、整洁，私人贵重物品妥善保管，如有遗失或损坏责任自负。

⑥下列物品禁止带入病房：各种刀具、利器、玻璃、铁器、瓷器、锐器、易燃易爆物品（含酒精类）、火柴或打火机、长条物品等。陪护人员一旦发现患者携带该类物品，应立即报告医护人员。

⑦未经医护人员允许，不得向患者透露、谈论病情，不得向患者本人提及有关治疗方面的意见，以免影响患者情绪，影响身体健康。

⑧服从医院对患者的治疗和护理，不得私自外请医生会诊、购药，如对治疗、护理有疑问或有其他要求，应及时与医护人员联系。

⑨在进行查房、治疗和护理时，应主动离开。如需了解患者病情，可与医护人员联系，不得私自翻阅病历。如患者病情发生变化，需治疗、护理或抢救时，应与医护人员积极配合，做好相应工作。

⑩讲究公共道德，文明陪伴，尊重同病区的患友，和谐相处。

⑪文明礼貌，讲究卫生，保持室内清洁、整齐、安静、有序，禁止吸烟、饮酒，

禁止使用明火和非医院配备的电器。不在病区吸烟、喧哗谈笑，不随地吐痰，不乱扔纸屑、果皮，不坐卧病床、互串病区。节约水电，爱护医院公共设施，如有擅自损坏应相应赔偿。

⑫注意安全，不得随意调节患者应用的各种医疗仪器及设备，不得为患者提供技术性护理操作。

3.工作内容

（1）护士长要强调护士在工作中不能因患者有陪护就放松对患者的管理，而要一视同仁，严格落实管理要求。

（2）医护人员共同评估患者病情，决策患者是否需要陪护及陪护人员是否适合。

（3）向陪护人员进行陪护管理要求的告知，并落实签字。

（4）将陪护人员进行安置，检查陪护人员带入的物品是否安全。日常工作中指导陪护人员对患者的护理，发现错误及时纠正，以保证患者的安全。

（5）对陪护人员进行患者的病情、风险、治疗护理要求的告知，指导陪护人员与患者相处。

（6）定期进行健康教育，管理陪护人员的行为，提供陪护人员相关的疾病知识。定期召开陪护人员座谈会，征求陪护意见，对病房工作持续改进，满足陪护人员的合理需求。

（7）对陪护人员进行心理疏导，缓解陪护人员的心理压力。

（8）遵照医嘱实施诊疗，确保准确无误。发现紧急事件，采取应急处置，措施得当。

（9）与其他岗位护士无缝衔接，包括患者情况、需跟进的护理措施、陪护家属情况等，确保患者安全，保证病房工作有序开展。

4.质量考核

（1）掌握患者的病情，治疗、护理措施落实到位。

（2）与陪护人员签订相关医疗文书。

（3）陪护人员能够配合病房的管理，不出现违反病房管理的现象。

（4）健康教育落实到位。

（5）病房工作持续改进

5.效果评价

（1）患者和陪护人员对病房工作满意，无投诉、无纠纷。

（2）患者住院感受良好，促进病情康复。

（3）患者未发生医疗不良事件。

（4）医护人员安全平稳开展病房工作，不发生职业伤害事件。

（二）患者陪护管理流程图

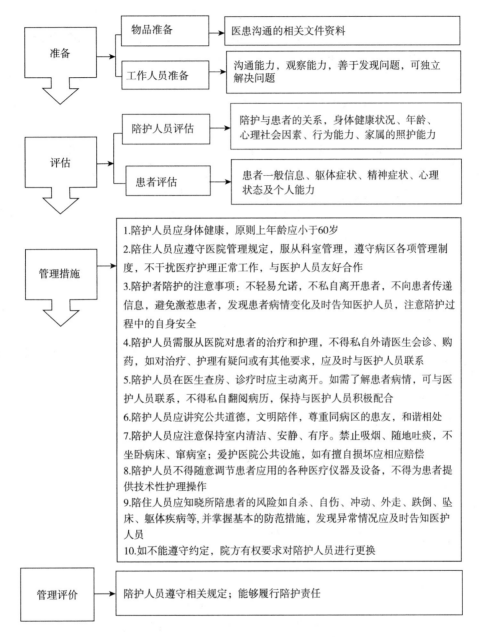

1. 陪护人员应身体健康，原则上年龄应小于60岁

2. 陪住人员应遵守医院管理规定，服从科室管理，遵守病区各项管理制度，不干扰医疗护理正常工作，与医护人员友好合作

3. 陪护者陪护的注意事项：不轻易允诺，不私自离开患者，不向患者传递信息，避免激惹患者，发现患者病情变化及时告知医护人员，注意陪护过程中的自身安全

4. 陪护人员需服从医院对患者的治疗和护理，不得私自外请医生会诊、购药，如对治疗、护理有疑问或有其他要求，应及时与医护人员联系

5. 陪护人员在医生查房、诊疗时应主动离开。如需了解患者病情，可与医护人员联系，不得私自翻阅病历，保持与医护人员积极配合

6. 陪护人员应讲究公共道德，文明陪伴，尊重同病区的患友，和谐相处

7. 陪护人员应注意保持室内清洁、安静、有序。禁止吸烟、随地吐痰，不坐卧病床、窜病室；爱护医院公共设施，如有擅自损坏应相应赔偿

8. 陪护人员不得随意调节患者应用的各种医疗仪器及设备，不得为患者提供技术性护理操作

9. 陪住人员应知晓所陪患者的风险如自杀、自伤、冲动、外走、跌倒、坠床、躯体疾病等，并掌握基本的防范措施，发现异常情况应及时告知医护人员

10. 如不能遵守约定，院方有权要求对陪护人员进行更换

五、药品（自备、高危、急救药品）管理标准与流程图

（一）药品（自备、高危、急救药品）管理标准及要求

1.目的　提高医院药品使用管理水平，保障药品安全、有效使用，维护患者生命安全，确保医疗服务有序实施。

2.基本要求

（1）环境要求：病房药物储存房间应温、湿度适宜，有固定的放置区域、专用的药品柜，需要冷藏的药品应配备治疗用冰箱，各种标识清晰明确。

（2）设备要求：配备冰箱、急救箱及专用药品柜。

（3）人员要求：患者了解医院各类药品的管理办法，对备存的药品定时检查、登记，严格执行医嘱，准确地使用药品。

（4）管理要求

①病房药品柜应保持清洁整齐。口服药品和外用药品应分别放置，定期检查，防止药品过期。

②病房内所有基数药品指定专人管理。设基数药清点本，用后签名交班，第二天及时请领补充。

③病房内所有基数药品只供应住院患者按医嘱使用，其他人员不得私自取用。

④存放药品药瓶标签清晰，标注浓度、剂量、片数，治疗班定期对药品进行检查，核对种类、数量，有无过期、变质现象，标签是否清晰。

⑤急救药品放置在急救车内，定位放置，标签清晰，封闭管理，每月检查封闭标签完整性。设急救药品清点本，抢救时及时记录用药情况，抢救结束后及时补充。

⑥患者自备药品专药专用，停药后需及时归还患者家属。自备药品应注明姓名、床号，单独存放。

⑦皮试液、胰岛素、肝素等要求冷藏的药品放在冰箱内保存，以免影响药物疗效。定期检查，避免过期。

3.工作内容

（1）自备药品管理工作内容

①家属所带药物必须包装完整，病区内应自设药物接收登记本，内容包括床号、姓名、药物名称、规格、数量、有效期、家属签名、护士签名。

②自备药品须由主管医生交于护士手中，治疗护士应检查药品的药物名称、规格、数量、有效期、形状、包装是否完好，根据医生开具医嘱后方可使用。

③医生开具自备药物（包括家属外带自备药物、科研药物）医嘱后，口服药物治疗护士将医嘱分别打印至患者自备口服药物治疗单及口服药摆药单上；外用药物打印至患者自备外用药物治疗单上。要求字迹清晰，准确无误。

④治疗护士负责自备药物的摆放，按照药物核对流程进行核对。

⑤每周五查医嘱要求，核对自备口服药物治疗单与口服药摆药单相一致。

⑥自备药物由治疗护士统一管理，定期检查。

（2）高危药品管理工作内容

①实行专人负责，专柜双人双锁管理。

②实行专用账册管理。建立储存麻醉药品的专用账册，做到账物相符。

③实行专用处方管理。禁止非法使用、储存、转让或使用。

④应有专用药柜或专区贮存，药品储存处粘贴专用标识，有专人管理，并定期（每季）核查备用情况。

⑤存放必须有醒目的标志，放于固定位置，不得与其他药物混合存放。

⑥对过期、损坏的高危药品应登记在册，并向药品监督管理部门申请销毁。

⑦加强报告制度。发生高危药品被盗、被抢、被人骗取或者冒领、丢失等情形的，应立即采取必要的控制措施，同时报告主管部门。

⑧使用高危药品时，应收回空安瓿，由专人负责到药房换取。

⑨药柜内的药品存放、使用、数量要定期核查。

⑩药柜应放在干燥通风、光线明亮处。药物摆放整洁，标识清楚。

⑪药柜的注射用药、口服药与外用药严格分开放置。

⑫药品要按有效期顺序先后使用。急救药品使用后要及时补充数量。

⑬定期检查药品质量，若发现有变质或过期的药物，要及时退回药房处理。

⑭按照药品性质选择不同的保存环境。不稳定的药品要特殊存放。

（3）急救药品管理工作内容

①急救药品的品种及数量由药学部及护理部共同负责制定并进行严格管理。

②急救箱内的药品仅限危重症患者抢救或出现紧急情况时使用，不作为临床上常规使用。

③各病区急救箱内的药品，由所属病区的药疗护士负责管理，做到品种齐全、定点放置、摆放整齐。急救箱内药品的标签要明确、清晰，模糊者应及时更换。

④病区药疗护士要定期对急救箱内药品的品种及数量进行清点核对，做到账、物相符，并确保药品的质量。病区护士长及护理部应进行定期检查。

⑤抢救患者后，病区的药疗护士应将所使用过的急救药品品种及数量按规定及时补齐，确保应急时使用。

⑥住院药房指派药剂人员定期检查各病区急救箱内药品质量，若发现有过期、变质、失效等质量问题的药品，应督促病区药疗护士及时予以更换，并对检查情况进行记录。

⑦住院药房负责保障病区急救箱内的药品供应。

4.质量考核及工作标准

（1）知晓各类药品管理制度。

（2）落实药品管理要求，建立登记本，专人负责。

（3）定期检查药品并签字。

（4）各类药品使用符合管理规定，高危药品、急救药品使用后进行登记，及时补充。

（5）无过期、损坏、使用差错等情况。

（6）家属自备药品登记齐全，床号、姓名等标识清晰，按医嘱使用。

5.效果评价

（1）掌握各类药品的管理办法。

（2）药品按规定进行使用，无损坏、无过期、无使用差错。

（3）药品的管理和配备能够满足临床的使用。

（二）药品（自备、高危、急救药品）管理流程图

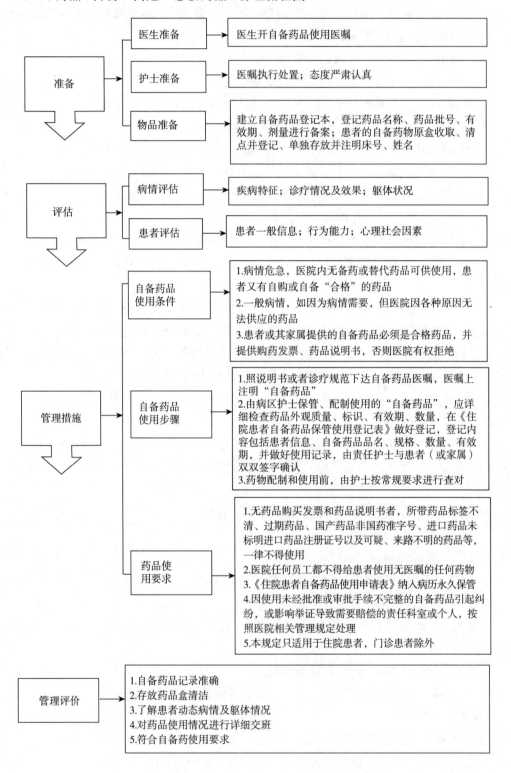

准备	医生准备	→	医生开自备药品使用医嘱
	护士准备	→	医嘱执行处置；态度严肃认真
	物品准备	→	建立自备药品登记本，登记药品名称、药品批号、有效期、剂量进行备案；患者的自备药物原盒收取、清点并登记、单独存放并注明床号、姓名

评估	病情评估	→	疾病特征；诊疗情况及效果；躯体状况
	患者评估	→	患者一般信息；行为能力；心理社会因素

管理措施	自备药品使用条件	→	1.病情危急，医院内无备药或替代药品可供使用，患者又有自购或自备"合格"的药品 2.一般病情，如因为病情需要，但医院因各种原因无法供应的药品 3.患者或其家属提供的自备药品必须是合格药品，并提供购药发票、药品说明书，否则医院有权拒绝
	自备药品使用步骤	→	1.照说明书或者诊疗规范下达自备药品医嘱，医嘱上注明"自备药品" 2.由病区护士保管、配制使用的"自备药品"，应详细检查药品外观质量、标识、有效期、数量，在《住院患者自备药品保管使用登记表》做好登记，登记内容包括患者信息、自备药品品名、规格、数量、有效期，并做好使用记录，由责任护士与患者（或家属）双双签字确认 3.药物配制和使用前，由护士按常规要求进行查对
	药品使用要求	→	1.无药品购买发票和药品说明书者，所带药品标签不清、过期药品、国产药品非国药准字号、进口药品未标明进口药品注册证号以及可疑、来路不明的药品等，一律不得使用 2.医院任何员工都不得给患者使用无医嘱的任何药物 3.《住院患者自备药品使用申请表》纳入病历永久保管 4.因使用未经批准或审批手续不完整的自备药品引起纠纷，或影响举证导致需要赔偿的责任科室或个人，按照医院相关管理规定处理 5.本规定只适用于住院患者，门诊患者除外

管理评价	→	1.自备药品记录准确 2.存放药品盒清洁 3.了解患者动态病情及躯体情况 4.对药品使用情况进行详细交班 5.符合自备药使用要求

（2）高危药品管理流程图

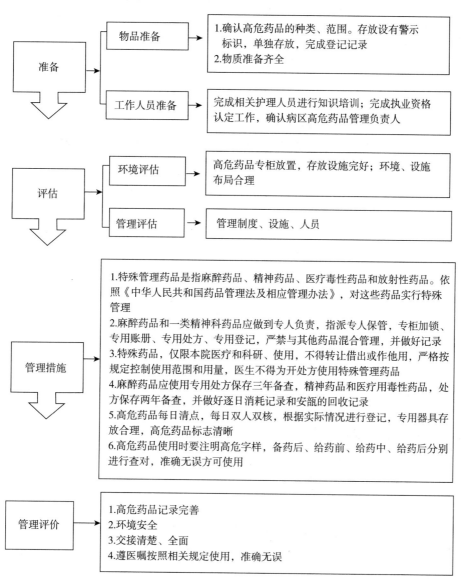

准备
- 物品准备 → 1.确认高危药品的种类、范围。存放设有警示标识，单独存放，完成登记记录
2.物质准备齐全
- 工作人员准备 → 完成相关护理人员进行知识培训；完成执业资格认定工作，确认病区高危药品管理负责人

评估
- 环境评估 → 高危药品专柜放置，存放设施完好；环境、设施布局合理
- 管理评估 → 管理制度、设施、人员

管理措施
1.特殊管理药品是指麻醉药品、精神药品、医疗毒性药品和放射性药品。依照《中华人民共和国药品管理法及相应管理办法》，对这些药品实行特殊管理
2.麻醉药品和一类精神科药品应做到专人负责，指派专人保管，专柜加锁、专用账册、专用处方、专用登记，严禁与其他药品混合管理，并做好记录
3.特殊药品，仅限本院医疗和科研、使用，不得转让借出或作他用，严格按规定控制使用范围和用量，医生不得为开处方使用特殊管理药品
4.麻醉药品应使用专用处方保存三年备查，精神药品和医疗用毒性药品，处方保存两年备查，并做好逐日消耗记录和安瓿的回收记录
5.高危药品每日清点，每日双人双核，根据实际情况进行登记，专用器具存放合理，高危药品标志清晰
6.高危药品使用时要注明高危字样，备药后、给药前、给药中、给药后分别进行查对，准确无误方可使用

管理评价
1.高危药品记录完善
2.环境安全
3.交接清楚、全面
4.遵医嘱按照相关规定使用，准确无误

（3）急救药品管理流程图

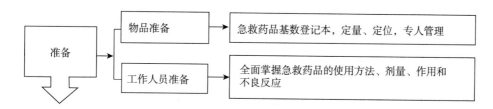

准备
- 物品准备 → 急救药品基数登记本，定量、定位，专人管理
- 工作人员准备 → 全面掌握急救药品的使用方法、剂量、作用和不良反应

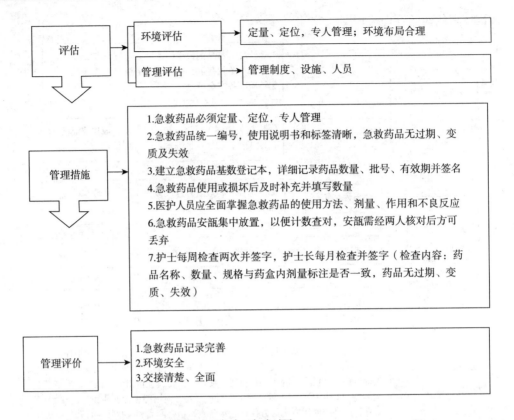

六、患者物品、食品管理标准与流程图

（一）患者物品、食品管理标准及要求

1.目的　提高人性化护理服务措施，加强对患者物品食品的管理，满足患者住院生活的需要，维护病房及患者安全。

2.基本要求

（1）环境要求：温、湿度适宜，布局合理，物品放置有序。

（2）设备要求：有患者储存物品和食品的食品柜，酌情配备冰箱，以满足患者储存食品的需要。

（3）人员要求：知晓病区对患者物品和食品管理的制度，并能按照制度严格管理。

（4）管理要求

①鉴于精神疾病的特殊性，为了住院患者的安全，患者带入病房的物品及食品必须符合安全要求，带进病房前需经护士检查。

②下列物品严禁带入病房

·尖锐物品：如各种刀具、利器、钥匙、玻璃制品或铁器制品等。

·长条物品：如绳索、围巾、鞋带、耳机线等。

·易燃易爆物品：如火柴、打火机、家用电器、各类酒等。

·贵重物品：如现金、存折（卡）、手机、手表、首饰、电脑、证件等；各种药品，包括中药、中成药和西药等。

·其他可能危害患者健康、危及生命的物品。

③带入病房食品，要充分考虑患者的病情和躯体状况，符合安全要求，不对患者健康、生命安全构成威胁，具体要求如下所述。

·易腐烂、变质食品不能带入病房。

·糖尿病患者不能将甜食带入病房。

·老年及吞咽困难患者不能将易导致噎食的食品带入病房。

·其他可能危害患者健康、危及生命的食品不能带入病房。

④日常换洗内衣、洗漱用品及卫生用品可以由患者自己保存。食品由病房统一妥善存放和管理，根据患者的需求，护士每日发放。患者不得私自将自己的物品及食品送给其他患者。

3.工作内容

（1）对每位新入院的患者及家属详细告知病房的物品食品管理要求，并落实签字。

（2）对患者或家属带入病房的物品食品进行严格检查，无危险物品，不符合病房管理要求的要做好解释，让家属带回。

（3）患者留存的食品要适量并分类管理，需要冷藏的食品要放在冰箱内。每位患者的食品应单独放置于食品柜，标注姓名、床号，以免混淆。

（4）定期检查患者的食品，检查有无过期、变质、腐烂等，以保证患者的饮食安全。

（5）自带食品定时发放，护士看护下食用，不可让患者私藏，以免出现噎食等风险。

（6）家属探视带回的物品应严格检查，适当留存。

4.质量考核

（1）知晓并落实病房物品食品管理办法。

（2）向患者及家属详解告知病房物品食品的管理要求。

（3）严格检查带入病房的物品食品。

（4）患者的物品食品符合病房的管理要求，并分类管理。

（5）患者的物品食品姓名床号标注清晰。

（6）看护患者进食自带食品。

5.效果评价

（1）患者住院期间物品食品能够满足患者的需要。

（2）患者和家属对病房的管理满意，无投诉、无纠纷。

（3）患者带入的物品食品无安全隐患。

（4）患者的物品食品使用过程中不发生危险。

（二）患者物品、探视食品的管理流程图

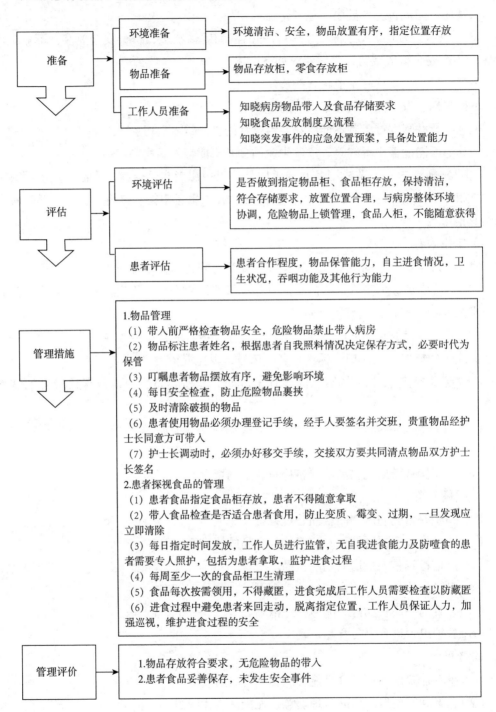

准备	环境准备	→	环境清洁、安全，物品放置有序，指定位置存放
	物品准备	→	物品存放柜，零食存放柜
	工作人员准备	→	知晓病房物品带入及食品存储要求 知晓食品发放制度及流程 知晓突发事件的应急处置预案，具备处置能力

| 评估 | 环境评估 | → | 是否做到指定物品柜、食品柜存放，保持清洁，符合存储要求，放置位置合理，与病房整体环境协调，危险物品上锁管理，食品入柜，不能随意获得 |
| | 患者评估 | → | 患者合作程度，物品保管能力，自主进食情况，卫生状况，吞咽功能及其他行为能力 |

管理措施 →

1.物品管理
（1）带入前严格检查物品安全，危险物品禁止带入病房
（2）物品标注患者姓名，根据患者自我照料情况决定保存方式，必要时代为保管
（3）叮嘱患者物品摆放有序，避免影响环境
（4）每日安全检查，防止危险物品裹挟
（5）及时清除破损的物品
（6）患者使用物品必须办理登记手续，经手人要签名并交班，贵重物品经护士长同意方可带入
（7）护士长调动时，必须办好移交手续，交接双方要共同清点物品双方护士长签名

2.患者探视食品的管理
（1）患者食品指定食品柜存放，患者不得随意拿取
（2）带入食品检查是否适合患者食用，防止变质、霉变、过期，一旦发现应立即清除
（3）每日指定时间发放，工作人员进行监管，无自我进食能力及防噎食的患者需要专人照护，包括为患者拿取，监督进食过程
（4）每周至少一次的食品柜卫生清理
（5）食品每次按需领用，不得藏匿，进食完成后工作人员需要检查以防藏匿
（6）进食过程中避免患者来回走动，脱离指定位置，工作人员保证人力，加强巡视，维护进食过程的安全

| 管理评价 | → | 1.物品存放符合要求，无危险物品的带入
2.患者食品妥善保存，未发生安全事件 |

七、病房设施设备管理标准与维护流程图

（一）病房设施设备管理标准及要求

1.目的　使病房设施设备预防性保养、日常维护、故障清修、备品零件管理、维修有章可循，以维持医疗设备正常运转，降低故障率，提高使用率。

2.基本要求

（1）环境要求：病房整洁，物品摆放有序，有指定的区域放置病房设施设备。

（2）设备要求：根据病房需要，配备设施设备，并有设施设备的放置柜或区域。

（3）人员要求：知晓病房设施设备的管理和维护要求，并能遵照落实。

（4）管理要求

①建立设施设备台账，将数量、性能、维护保养等按要求进行记录。

②安排专人负责病房设施设备的保养和维护。

③定期组织护士进行设施设备的检查，培训护士掌握安全管理制度和技术操作规程的培训及考核。

3.工作内容

（1）本制度所指的设施是指一切有可能影响患者就诊和治疗期间安全的所有设备、设施，特别是病房门、窗、锁、热水器、灭火器、电源、医疗设备及其他危险物品等。

（2）对病房设施设备的安全，所有工作人员要高度重视，实行"谁发现，谁负责"的原则，首先发现设施设备有损坏或有安全隐患的工作人员，应立即通知相关部门前来修理，并通知所有当班人员作好防护，必要时安排专人看管，防止患者外跑，或出现其他意外。对可能导致大的安全事故的，应立即报告给科主任、护士长。

（3）护理人员应每天检查室内物品和设施，对隔离病房和实施医疗保护措施的病房要随时检查，防止由于设施设备的问题导致安全事故。

（4）对放置医疗设备的抢救病房，禁止其他患者进入，保证氧气、监护设备等的安全。

（5）病房电源插座要处于断电状态，特殊情况使用后应由当班护理人员立即关闭。

4.质量考核

（1）病房设施设备账目记录清晰。

（2）病房设施设备按要求使用。

（3）对设施设备检查到位，记录清晰。

5.效果评价

（1）病房设施设备使用维护到位，能满足临床使用。

（2）病房设施设备不存在安全隐患。

（二）病房设施管理与维护流程图

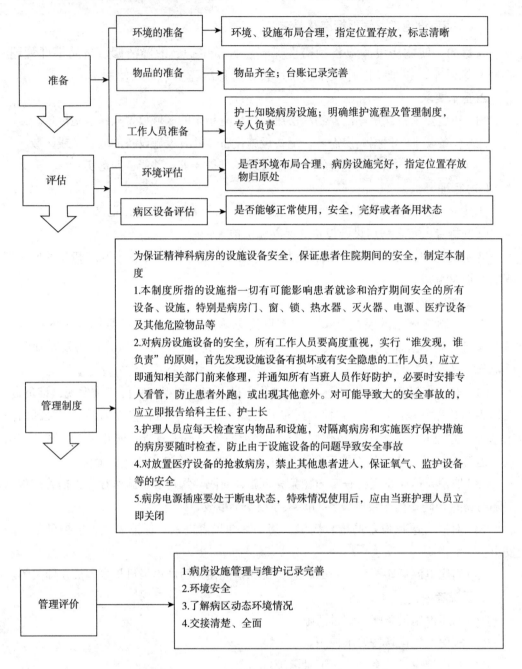

为保证精神科病房的设施设备安全，保证患者住院期间的安全，制定本制度

1.本制度所指的设施指一切有可能影响患者就诊和治疗期间安全的所有设备、设施，特别是病房门、窗、锁、热水器、灭火器、电源、医疗设备及其他危险物品等

2.对病房设施设备的安全，所有工作人员要高度重视，实行"谁发现，谁负责"的原则，首先发现设施设备有损坏或有安全隐患的工作人员，应立即通知相关部门前来修理，并通知所有当班人员作好防护，必要时安排专人看管，防止患者外跑，或出现其他意外。对可能导致大的安全事故的，应立即报告给科主任、护士长

3.护理人员应每天检查室内物品和设施，对隔离病房和实施医疗保护措施的病房要随时检查，防止由于设施设备的问题导致安全事故

4.对放置医疗设备的抢救病房，禁止其他患者进入，保证氧气、监护设备等的安全

5.病房电源插座要处于断电状态，特殊情况使用后，应由当班护理人员立即关闭

八、常用医疗器械管理标准与检测流程图

（一）常用医疗器械管理标准及要求

1.目的 对设施、设备实施了风险管理，保证所有设施、设备时刻处于完好的备用状态。维护患者安全，消除医疗安全隐患，提高诊疗效果，为患者提供可靠的医疗服务。

2.基本要求

（1）常用医疗仪器、设备定点放置、标识明显、专人管理、确保设备处于备用状态。

（2）护理人员均应具备识别主要报警信息的知识与操作技能。

（3）护理人员定期检查（每周），护士长每周检查一次。

（4）护理人员均应熟悉仪器、设备的性能、操作流程及保养方法。

（5）常用医疗仪器、设备标签清楚，需标注名称、产地、型号、操作流程及注意事项。

（6）严格遵守操作规程，定期检查、保养、消毒，保持性能良好；常用医疗仪器、设备标签模糊应及时更换。

（7）仪器不得随意外借，经相关部门领导同意后方可出借。

3.工作内容

（1）随时评估环境及病房设施情况，保持完好；维护环境、设施安全，及时发现隐患并去除风险。

（2）定位放置：各种仪器、设备和抢救物品等放在易取放的位置，并定位放置、标识明显，不得随意挪动位置。

（3）定人保管：各抢救仪器有专人负责保管，所有护理人员均应具备识别主要报警信息的基本知识与技能。

（4）定期检查：治疗护士每周开机检查（洗胃机每周二、周五检查两次，其他抢救设备每周五检查一次），保持性能良好呈备用状态。

（5）定期消毒：使用中的仪器或设备每日以75%乙醇擦拭或按照仪器消毒保养须知进行消毒。使用前检查评估医疗仪器、设备、物品是否保持正常状态。

（6）医疗仪器、设备运行期间保证人员在岗，不得离开。

（7）使用后仪器、设备归位，做好清洁工作，登记使用记录。

（8）每周治疗护士、护士长检查设备是否完好，处于备用状态并签字。

（9）仪器不得随意外借，在医疗仪器紧急调配时，经护士长同意后填写调配记录方可借出。

4.质量考核

（1）定岗专责：不私自离岗，不空岗。

（2）保证病房环境安全、设施安全。

（3）医疗器械应全院统一管理，定位放置、定人保管、定期检查和保养。

（4）仪器不得随意外借，紧急情况下调配应符合要求。

5.效果评价

（1）常用医疗器械管理记录完善。

（2）物品准备齐全。

（3）环境、设施安全，医疗器械全院统一管理，定位放置、定人保管、定期检查和保养。

（4）仪器不得随意外借，紧急情况下调配符合要求。

（二）常用医疗器械管理流程图

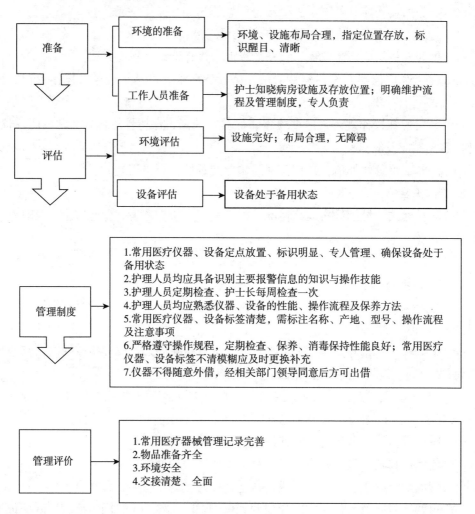

准备 → 环境的准备 → 环境、设施布局合理，指定位置存放，标识醒目、清晰

→ 工作人员准备 → 护士知晓病房设施及存放位置；明确维护流程及管理制度，专人负责

评估 → 环境评估 → 设施完好；布局合理，无障碍

→ 设备评估 → 设备处于备用状态

管理制度 →
1.常用医疗仪器、设备定点放置、标识明显、专人管理、确保设备处于备用状态
2.护理人员均应具备识别主要报警信息的知识与操作技能
3.护理人员定期检查、护士长每周检查一次
4.护理人员均应熟悉仪器、设备的性能、操作流程及保养方法
5.常用医疗仪器、设备标签清楚，需标注名称、产地、型号、操作流程及注意事项
6.严格遵守操作规程，定期检查、保养、消毒保持性能良好；常用医疗仪器、设备标签不清模糊应及时更换补充
7.仪器不得随意外借，经相关部门领导同意后方可出借

管理评价 →
1.常用医疗器械管理记录完善
2.物品准备齐全
3.环境安全
4.交接清楚、全面

九、消防器材维护与管理标准及流程图

（一）消防器材的维护与管理标准及要求

1.目的 维护患者安全，确保患者及医护人员生命安全和医疗服务有序实施。

2.基本要求

（1）环境要求：环境布局合理，消防通道通畅。

（2）设施要求：设施完好，处于备用状态，配备符合消防安全要求。

（3）管理要求

①医院所属各单位应当按照有关规定定期对灭火器进行维护保养和维修检查。

②对灭火器应当建立档案资料，记明配置类型、数量、设置位置、检查维修单位（人员）、更换药剂的时间等有关情况。

③医院所属各单位应当按照有关规定定期对灭火器进行维护保养和维修检查。

④设置符合国家规定的消防安全疏散指示标志和应急照明设施，保持防火门、防火卷帘、消防安全疏散指示标志、应急照明、机械排烟送风、火灾事故广播等设施处于正常状态。

⑤专人管理仪器设备，落实岗位安全责任制，负责仪器的维护、保养、报修及使用。

3.工作内容

（1）随时评估环境及病房消防设施情况，消防设施每周检查1次，保持完好；保证在紧急状态下可及时、有效使用。

（2）消防安全栓处无杂物堵塞，消防钥匙放在固位放置、标识醒目。

（3）对存在安全风险与院内保障部门及时沟通处理，并做好记录。

（4）评估病房患者情况，明确护理风险及等级，重点患者重点评估，妥善安置，尽量不脱离护士视线。护理措施到位，维护患者的安全。

（5）发现紧急事件，采取应急处置，措施得当。

（6）环境布局合理，消防通道通畅，地面干燥、清洁。

（7）配备消火栓、灭火器、灭火毯、防毒面具、烟感器、防火门等消防设施，设施完好处于备用状态。

（8）人员培训：科室定期进行消防演练和培训。

（9）设置病区日巡查、护士长周巡查、科室月巡查记录本，巡查记录符合要求。

4.质量考核

（1）科室环境布局合理，消防通道通畅，地面干燥、清洁。

（2）消防设施配备符合消防安全要求，均应处于备用状态。

（3）消防设施日常维护和检查应符合要求：病区每日巡查一次、护士长每周巡查一次、科室每月巡查一次，巡查记录符合要求。

（4）评估病区患者安置情况，发现紧急事件时立即启动火灾应急预案，措施到位，维护患者的安全。

（5）科室定期进行消防演练和培训，工作人员具有消防安全的四个能力，掌握常用消防设施的使用方法。

5.效果评价

（1）科室环境布局合理，消防通道通畅，地面干燥、清洁、无障碍。

（2）消防设施配备符合消防安全要求，均处于备用状态。

（3）消防设施日常维护和检查应符合要求。

（4）发生火灾时应立即启动火灾应急预案，争取把伤亡控制到最小。

（5）科室定期进行日常培训和发生火灾应急预案演练。

（二）消防器材的维护与管理流程图

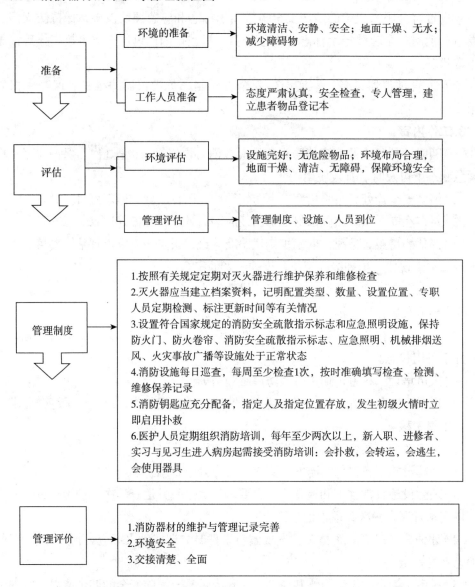

准备
- 环境的准备 → 环境清洁、安静、安全；地面干燥、无水；减少障碍物
- 工作人员准备 → 态度严肃认真，安全检查，专人管理，建立患者物品登记本

评估
- 环境评估 → 设施完好；无危险物品；环境布局合理，地面干燥、清洁、无障碍，保障环境安全
- 管理评估 → 管理制度、设施、人员到位

管理制度 →
1.按照有关规定定期对灭火器进行维护保养和维修检查
2.灭火器应当建立档案资料，记明配置类型、数量、设置位置、专职人员定期检测、标注更新时间等有关情况
3.设置符合国家规定的消防安全疏散指示标志和应急照明设施，保持防火门、防火卷帘、消防安全疏散指示标志、应急照明、机械排烟送风、火灾事故广播等设施处于正常状态
4.消防设施每日巡查，每周至少检查1次，按时准确填写检查、检测、维修保养记录
5.消防钥匙应充分配备，指定人及指定位置存放，发生初级火情时立即启用扑救
6.医护人员定期组织消防培训，每年至少两次以上，新入职、进修者、实习与见习生进入病房起需接受消防培训：会扑救，会转运，会逃生，会使用器具

管理评价 →
1.消防器材的维护与管理记录完善
2.环境安全
3.交接清楚、全面

十、病房物品管理标准与流程图

（一）病房物品管理标准及要求

1.目的 维护患者安全，确保患者及医护人员生命安全和医疗服务有序实施。

2.基本要求

（1）病房物品专人保管，定期清点检查，做到账物相符。

（2）护士长定期抽查管理工作情况。

（3）患者物品必须办理登记手续，经手人要签名并交班，贵重物品经护士长同意方可带入。

（4）护士长调动时，必须办好移交手续，交接双方要共同清点物品，双方护士长签名。

（5）病房日常消耗物品按需、按量领用，建立出入库台账。

（6）病房日常消耗物品需经主管护师请领，护士长审批后提交。

（7）病房贵重物品领取应先审批，后请领。

（8）病房贵重物品应定期核查，并记录。

（9）病房日常物品报残或淘汰物品均由物资管理科室统一处理。

（10）病房贵重物品报残需先审批，后报残。

（11）病房危险化学品执行危化品相关规定。

3.工作内容

（1）病房物品应专人分类保管，定期检查，做到账物相符。

（2）物品管理有登记，定期清点检查，由护士长负责，对损坏、丢失物品及时追查处理；护士长定期抽查管理工作情况。

（3）患者使用物品必须办理登记手续，经手人要签名并交班，贵重物品经护士长同意方可带入。

（4）护士长调动时，必须办好移交手续，交接双方要共同清点物品双方护士长签名。

（5）病房日常消耗物品应根据病房实际需求领用物品，实现按需、按量领用，建立出入库台账，避免浪费。

（6）病房日常消耗物品需经主管护师请领，护士长审批后提交。

（7）病房贵重物品领取：由护士长、病区主任、科主任向物资管理科室申请，主管院长审批后方可领取。

（8）病房贵重物品物资管理科室每6~12个月由科主任、病区主任、护士长核查一次，并完成核查结果记录。

（9）病房日常报残或淘汰物品均由物资管理科室统一处理，不得私自处置。

（10）病房贵重物品报残或淘汰时需先审批，填报残单，后送至物资管理科室处理。

（11）病房危险化学品执行危化品相关规定。

4.质量考核

（1）病房物品应专人保管，定期清点，账物相符。

（2）护士长应定期抽查管理工作情况。

（3）病房物品必须办理登记手续，经手人要签名并交班，贵重物品经护士长同意方可带入。

（4）护士长调动时，必须办好移交手续，交接双方要共同清点物品双方护士长签名。

（5）病房应建立出入库台账，按需、按量领用。

（6）病房贵重物品领取应先审批，后领取。

（7）基础运行科应定期对病房贵重物品进行核查。

（8）病房日常报残或淘汰物品均应由物资管理科室统一处理。

（9）病房贵重物品报残或淘汰时应先审批，后报残。

（10）病房危险化学品执行危化品相关规定。

5.效果评价

（1）物品账物相符。

（2）贵重物品妥善保管。

（3）物品管理规范。

（4）未发生因物品管理不善发生的不良事件。

（5）病房危险化学品管理符合规定，未发生安全事件。

（二）病房物品管理流程图

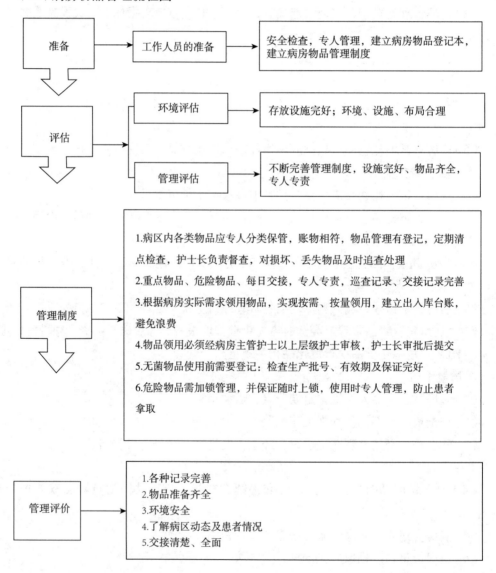

十一、病房钥匙管理标准与流程图

（一）病房钥匙管理标准及要求

1.目的　防止精神障碍患者出现外走、吞食异物的风险，保障医疗安全，确保患者及医护人员生命安全和医疗服务有序实施。

2.基本要求

（1）钥匙的收发管理：由病区主任或护士长负责收发病房钥匙，并登记在册。

（2）钥匙持有人应妥善保管私人钥匙，不得借用他人。

（3）岗位钥匙交接应作为交接班的重要内容之一。

（4）如果钥匙遗失马上上报，并评估钥匙遗失后果。

（5）科室应在病房钥匙遗失后，进行科室质量分析和整改，杜绝隐患和类似事件再次发生。

（6）病房钥匙配置由物资管理部门统一负责。

3.工作内容

（1）由病区主任或护士长对已定科且在本病房工作的正式员工发放病房钥匙，并登记在册。科室人员岗位调整时，钥匙应留存至原病区。

（2）随时评估环境及病房设施情况，保持完好；维护环境、设施安全，及时发现隐患并去除风险；尽到环境告知义务与责任。

（3）钥匙持有人应妥善保管私人钥匙，并在上下班前确认病房钥匙安全掌控，不得存放在随手可取的公共区域，不得借用他人。

（4）主班和巡回等岗位钥匙交接班时责任护士面对面进行交接，并随身携带，禁止私自存放在抽屉、沙发角等地方。

（5）如钥匙遗失马上报告病区及科室负责人，科室负责人第一时间报告物资管理部门，组织科室人员查找病房钥匙，并向医务处上报不良事件。同时查看有无患者外走、吞食异物等事件发生，如果存在，应立即启动外走或吞食异物应急预案。

（6）科室确认病房钥匙遗失后，认真分析原因，及时制定科学补救措施，由物资管理部门负责重新配置钥匙或统一更换钥匙及锁芯。

（7）所有人员不得自行配置钥匙，病房钥匙的配置均由物资管理部门负责。

4.质量考核

（1）钥匙收发应专人负责，并有记录。

（2）钥匙持有人妥善保管私人钥匙。

（3）交接班时钥匙交接到位。

（4）钥匙遗失后及时上报，并把损失控制到最小。

（5）发生钥匙遗失科室对该事件进行PDCA闭环管理。

（6）钥匙配置应符合管理要求。

5.效果评价

（1）钥匙管理符合要求，数目相符。

（2）钥匙持有人妥善保管私人钥匙。

（3）不因钥匙管理不力发生不良事件。

（4）钥匙遗失后能紧急启动应急预案。

（二）病房钥匙管理流程图

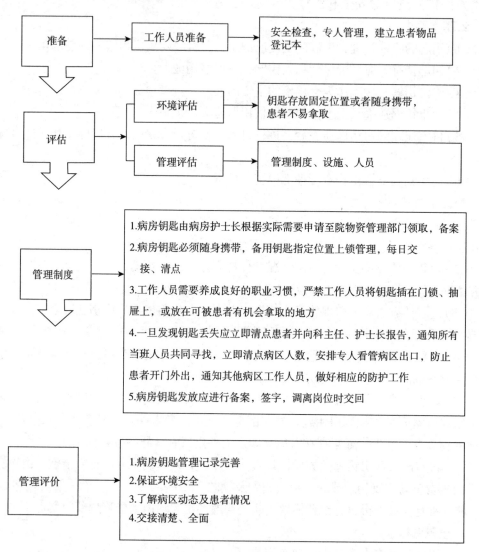

十二、危险化学品安全管理标准与流程图

（一）危险化学品安全管理标准及要求

1.目的 明确和落实各级安全管理责任，确保医院不发生危险化学品安全事故。

2.基本要求

（1）危险化学品指具有毒害、腐蚀、爆炸、燃烧、助燃等性质，对人体、设施、环境具有危害的剧毒化学品和其他化学品。

（2）医院危险化学品管理包括审批、采购、储存、使用和销毁等流程。

（3）危险化学品使用严格落实领用、保管、清退等相关程序。

（4）危险化学品集中管理、专人负责，遵守"双人收发、双人记账、双人双锁"的原则。

（5）病房按需领用，建立危险化学品出入库台账，入库清点，出库使用记录，标注责任人，护士长核准并签字，责任护士每日巡查并记录。

（6）危险化学品指定位置存放，标志清晰，不可接触火源、防止碰撞、震荡。

（7）病房定期组织危险化学品制度落实的培训及应急预案的演练。

（8）日常管理双人双锁，专人管理，阴凉处存放，避免火源、遗撒。

3.工作内容

（1）审批：按照逐级审批原则。

（2）采购：医院危险化学品由医院管理部门集中统一采购。

（3）储存：设置危险化学品专用仓库、场地、储存室、储存柜，科室应配备危险化学品专用库（柜）。设立《危险化学品出入库单》，并如实记录。

（4）使用：按照国家标准、行业标准，根据所使用危险化学品的种类、危险特性及使用量和使用方式，建立危险化学品的安全周知卡，明确名称、危险性类别、危险性标志、危险特性、接触后表现、防护措施、急救措施等内容。

（5）领用：科室负责危险化学品管理人员持《危险化学品领用单》，经科室领导批准，库管部门签字确认后方可领取。领取数量原则上不应超过一周的使用量。

（6）保管：科室应配备储存危险化学品专用库（柜）。根据危险化学品不同特性、危害程度等，对危险化学品进行分类、分区保管存放。危化品指定位置存放，标志清晰，不可接触火源、防止碰撞、震荡。日常管理双人双锁，专人负责。

（7）清退和销毁：废弃的危险化学品应及时移送医院危险化学品废弃库，不得任意处置和直接排放。物资管理部门负责危险化学品统一销毁。

（8）安全检查：科室负责危险化学品管理人员、科室负责人、医院职能管理部门、医院物资管理部门等均应定期对危险化学品进行检查，并做好记录。

（9）教育培训：定期进行培训，内容包括：危险化学品安全管理法律、法规，安全防护知识、应急预案程序等。

4.质量考核

（1）医院危险化学品审批、采购、储存、使用和销毁等符合管理流程。

（2）危险化学品使用应落实领用、保管、清退等相关程序。

（3）危险化学品集中管理、专人负责，遵守"双人收发、双人记账、双人双锁"的原则。

（4）病房按需领用危险化学品，巡查、记录符合要求。

（5）危化品指定位置存放，标志清晰，方法正确。

（6）病房定期组织危化品制度落实的培训及应急预案的演练。

5.效果评价

（1）医院危险化学品审批、采购、储存、使用和销毁等符合管理流程。

（2）危险化学品落实领用、保管、清退等相关程序。

（3）危险化学品管理符合要求。

（4）不因危化品保管不善发生安全事件。

（5）紧急情况下迅速启动应急预案。

（二）危险化学品安全管理流程图

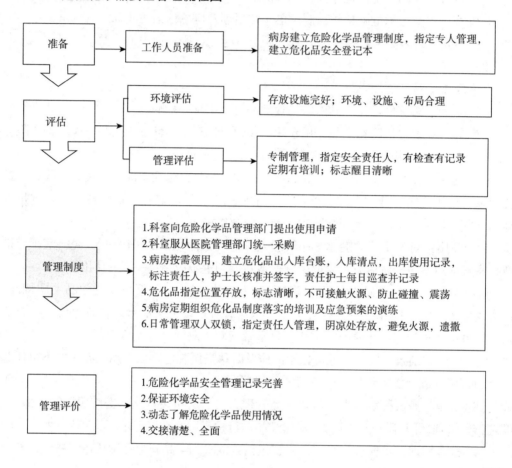

（姚红萍）

第三节　病房重点环节管理工作标准与流程图

一、身份识别管理标准与流程图

（一）身份识别管理流程工作标准及要求

1.目的　准确识别患者身份，对正确的患者实施正确的操作和治疗。

2.基本要求

（1）核对要求：严格执行"核对制度"，必要时应由双人核对患者身份。

（2）佩戴腕带：所有住院患者均佩戴腕带。门诊特殊患者（MECT治疗术中患者，意识障碍、语言障碍等特殊患者）应佩戴腕带，但不能将腕带作为唯一身份识别标识。

（3）识别方法：使用腕带、床头卡、住院患者一览表等工具，至少有患者两种以上信息作为身份识别方式。

（4）信息一致性要求：所有识别工具中对相同含义的名称应统一，如将住院号、病历号、病案号统一为病案号。

3.工作内容

（1）需住院的患者由门诊护士打印腕带，与家属或患者核对身份证、医保卡、病案号等信息无误后为患者佩戴在左手。

（2）门诊护士与病房护士及家属完成身份识别并交接。

（3）住院期间患者全程佩戴腕带。

（4）住院患者一览表及患者床头卡均应注明床号、病案号、姓名、年龄、性别、诊断、护理等级、入院时间等信息。

（5）病房与辅助科室之间完成身份识别及交接，严格落实患者身份识别流程，建立交接记录本，对患者逐一完成交接并登记。

（6）身份识别方法：病房识别时应至少使用两种标识确认患者身份，如腕带、姓名、病案号、出生日期等。门诊特殊患者（MECT治疗术中患者，意识障碍、语言障碍等特殊患者）应佩戴腕带。

4.质量考核

（1）身份识别正确：严格执行"核对制度"，特殊时刻应由双人核对患者身份，确保对正确的患者实施正确的操作和治疗。

（2）门诊患者应使用医保卡、新型农村合作医疗卡、身份证号码、病案号等两种以上识别患者身份的方法，由门诊护士与患者或家属共同确认患者信息准确无误。

（3）住院患者，应使用腕带、姓名、病案号、床头卡等两种以上识别患者身份的方法，由病房护士与辅助科室人员共同确认患者信息准确无误。

（4）实施各种诊疗及护理操作技术时均需认真核对患者身份。

（5）能有效沟通的患者，实行双向核对法：核准患者身份识别标识并要求患者自行说出本人床号、姓名、年龄，确认无误后方可执行操作。无法正确识别自我身份的患者，必须由两名护士共同核对床头卡及腕带，共同识别患者的身份。

（6）各种交接记录信息完整正确。

（7）腕带信息完整：包括科室病区、病案号、患者姓名、性别、年龄等信息准确无误，字迹清晰可辨。统一使用机打一次性腕带标识。

5.效果评价

（1）可正确识别患者身份。

（2）患者接受正确的操作和治疗。

（二）身份识别管理流程工作流程图

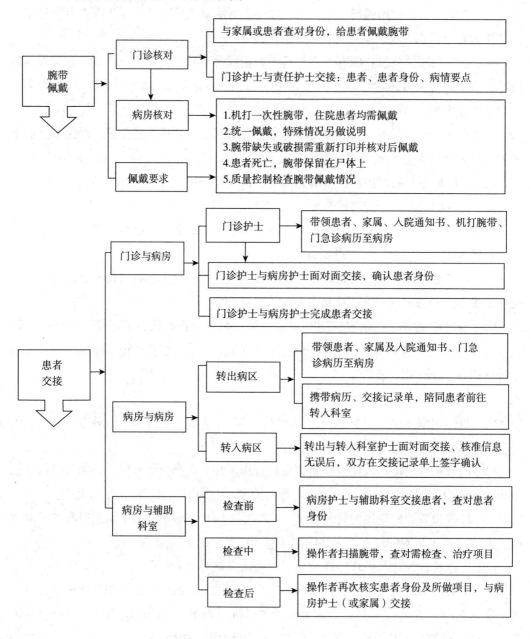

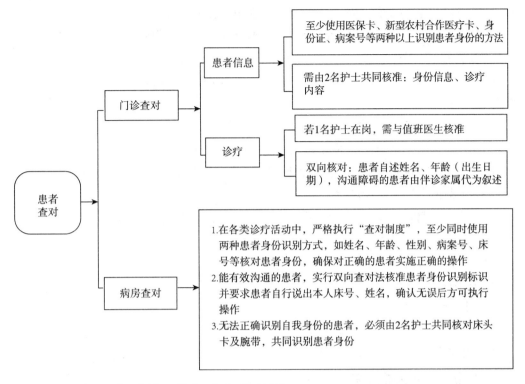

二、执行口头医嘱工作标准与流程图

（一）执行口头医嘱工作标准及要求

1.目的 在抢救危重症患者时，为了保证抢救工作及时、快速、准确、无误，为患者赢得宝贵抢救时间。

2.基本要求

（1）资质要求：开具口头医嘱的医师为有处方权的本院医师。护士为取得护师职业资格的本院护师，具备N2层级护理能力。

（2）非紧急情况下，不允许开具和执行口头医嘱。口头医嘱仅限于在难以或无法使用书面医嘱或电子医嘱的情况下（如紧急抢救时）使用。

（3）严格执行医嘱和执行核对制度。

（4）有明确的口头医嘱执行制度及流程。

3.工作内容

（1）规范口头医嘱的必要内容，至少包含：患者姓名、床号（如为儿童，提供年龄和体重）、药品名称（商品名、通用名）、给药途径、剂型、剂量、频次、下达口头医嘱的时间、医生姓名和或工号等。

（2）医师下达口头医嘱要准确清楚，护士要复述1遍，再次得到医师确认无误后执行。执行前需再次与医生核对确认，与另一位护士核对。

（3）抢救过程中应妥善保留口头医嘱所用药品包装，抢救结束后再次核对并准确记录。

（4）抢救完成后6小时内应当将抢救过程中所涉及口头医嘱补开为书面医嘱，并将对应抢救记录记入病历，记录时间应具体到分钟，主持抢救的人员应当审核并签字。护士审核后签字处理。

（5）护士及时处理补记录的口头医嘱，及时取回药物。完成抢救箱内药物或基数药物补充，并登记。

4.质量考核及工作标准

（1）人员资质：符合人员资质要求的本院医师和护师。

（2）严格执行核对制度，医护、护护双人核对，确保准确执行口头医嘱。

（3）医嘱内容符合诊疗规范。

（4）补记医嘱时间及时，6小时以内，具体到分钟，由下达口头医嘱医师补记。

（5）按顺序摆放抢救器械或药品，直至口头医嘱补记完成。

（6）执行口头医嘱后抢救箱药物或病区基数药物及时正确补充。

5.效果评价

（1）执行口头医嘱内容正确。

（2）执行口头医嘱符合制度要求。

（3）抢救箱药物或病区基数药物处于备用状态。

（二）执行口头医嘱流程图

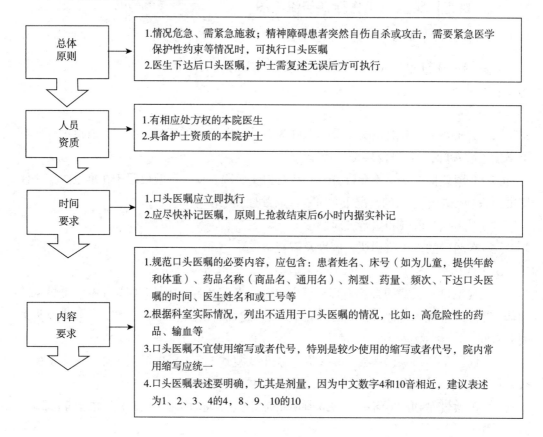

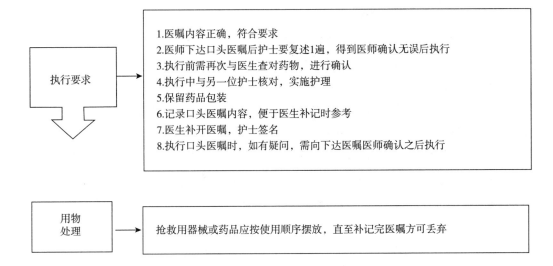

三、危急值报告及处置工作标准与流程图

（一）危急值报告及处置工作标准及要求

1.目的　对严重威胁到患者生命及健康状态的检查、检验结果建立复核、报告、记录等管理机制，规避医疗风险，保障患者得到及时救治。

2.基本要求

（1）资质要求：院内有对应职业资格的医护医技人员。

（2）建立危急值管理制度及处置流程。

（3）建立危急值目录及标准。

（4）建立核对制度、登记报告制度、可追溯制度。

（5）统一制定危急值信息登记专册和模板。

（6）严格执行首接负责制。

3.工作内容

（1）医技部门发现并确认危急值各环节无异常情况下，紧急电话或网络通知病区或门诊，双方应复述核对、确认后并登记在《危急值报告登记本》。

（2）危急值报告与接收均遵循"谁报告（接收），谁记录"原则，执行首接负责制。

（3）接到相关科室危急值报告电话，接听者必须重复确认两次以上。

（4）接听者负责第一时间通知患者主管医生或主诊医生，如果主管医生或主诊医生未告知到，应立即通知病房主任或病区其他医生。

（5）医护人员应第一时间处理危急值，采取积极治疗措施，改善危急值。

（6）做好风险评估，准备好急救药品和器械，精准施护。

（7）合理安排床位，便于护士观察病情变化，第一时间采取恰当的护理措施。

（8）密切关注复查结果回报。

（9）查找危急值发生原因，避免再次出现。

（10）定期对危急值相关内容进行培训。

4.质量考核

（1）制度健全：危急值管理制度及流程、危急值目录及标准、核对制度、登记报告制度、可追溯制度、《危急值报告登记本》和模板。

（2）精准的风险评估，确定护理问题，采取防范性护理措施。

（3）执行核对制度，双人核对并签字确认，夜间或紧急情况下可单人双次核对。

（4）严格执行首接负责制，第一时间紧急处理，防止病情恶化。

（5）定期监测追踪危急值报告执行情况，从医辅科室发现危急值开始登记、报告、接收、医嘱、病程记录、护理记录、交接班、复查等综合评估。

（6）将危急值管理纳入质控管理范围，每月至少检查1次并反馈。

（7）危急值信息登记准确完整，记录病程和书写护理记录，交接班。

5.效果评价

（1）危急值处置得当、及时。

（2）信息登记准确。

（3）符合操作标准及流程。

（二）危急值报告及处置流程图

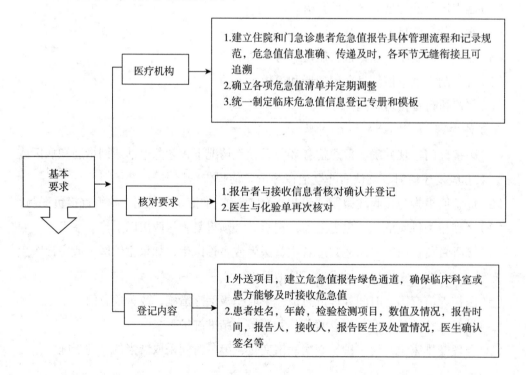

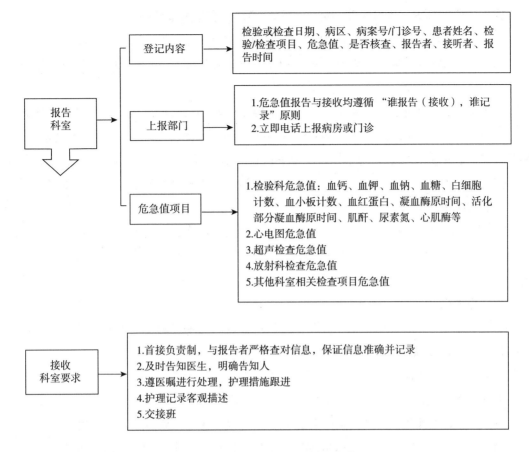

四、护理不良事件处理及报告工作标准与流程图

（一）护理不良事件处理及报告工作标准及要求

1.目的 发现护理行为中安全隐患、防范护理事故、提高护理质量、实现患者安全目标、保护患者利益，落实PDCA持续改进措施。

2.基本要求

（1）资质要求：全体护理人员均可通过口头、电话、网络、表格等形式上报。

（2）上报原则：非惩罚性、如实原则。

（3）制度建设：包括事件分级分类、防范处理护理不良事件的预案、应急处置流程、监测控制、分析评价、持续改进方案。

（4）组织建设：成立不良事件管理委员会，完善职责，包括院级、科室、病区三级管理组织，有专兼职人员负责日常管理工作。

（5）科室有重点监测目标，包括压力性损伤、跌倒、坠床、骨折、管路（尿管、胃管、引流管等）脱落、意外（缝合、噎食、自杀、外走、烫伤）等。

3.工作内容

（1）监测要求：依据患者的特点，随时收集危险因素的监测数据及相关信息，进行综合分析，研判预警，识别发生风险的各种可能性，实施风险预防和控制。

（2）采取防范措施，消灭或减少发生风险的各种可能性。

（3）加强医疗风险防范、管理制度、报告制度、处置流程、应急预案、持续改进方案等内容培训，并记录。

（4）发生不良事件后，根据制度要求依据时限，立即按程序逐级上报，组织迅速有效的应急处置措施，必要时组织多科室的抢救、会诊等工作，力争使损失降低到最小。相关的器械、药物、标本、记录等均应妥善保管，不能擅自涂改、销毁。

（5）科主任、护士长负责不良事件的调查、讨论，查找制度漏洞，确定事件真实原因并落实持续改进措施。

（6）护理部及医院层面建立主动上报不良事件奖惩制度，如有意隐瞒按情节严重程度给予处理。针对事件发生的原因、影响因素及风险管理各个环节制定应对策略、质量持续改进措施。

4.质量考核

（1）完善制度：符合临床工作需要，有可操作性，定期更新，对所有医护人员进行培训和考核，提高知晓率。

（2）主动上报不良事件，发生后当事护士立即口头报告护士长或值班护士长，严重不良事件上报不超过1小时，一般不良事件在4小时内上报。

（3）医疗纠纷预防：有纠纷风险时，应及时上报医患办、院办等部门备案。

（4）不良事件预防：对于全体员工进行不良事件培训，全员知晓。对患者或家属进行健康宣教告知可能发生的风险，取得配合，制定预防措施并落实。

（5）专人负责：有专（兼）职人员负责不良事件的常态化管理，收集分析相关信息，对事件进行分类和统计并上报，填写《护理不良事件持续改进记录单》。

（6）科室参与病区持续改进讨论会，提出改进措施督导病区落实并有记录，持续改进体现PDCA。明确事件性质，做出书面处理意见并上报医院备案，每季度汇总分析，提出预警。

（7）对于严重不良事件参与、协助制定持续改进计划，并评价改进效果。查找制度缺陷，完善制度，改进流程，制定防范措施。

（8）院级不良事件管理委员会组织召开持续改进讨论会，明确事件性质，做出书面处理意见并上报医院。每季度召开质量分析会。

5.效果评价

（1）不良事件处置及时。

（2）护理干预措施有效。

（3）同类不良事件发生率环比和同比下降。

（二）护理不良事件处理及报告流程图

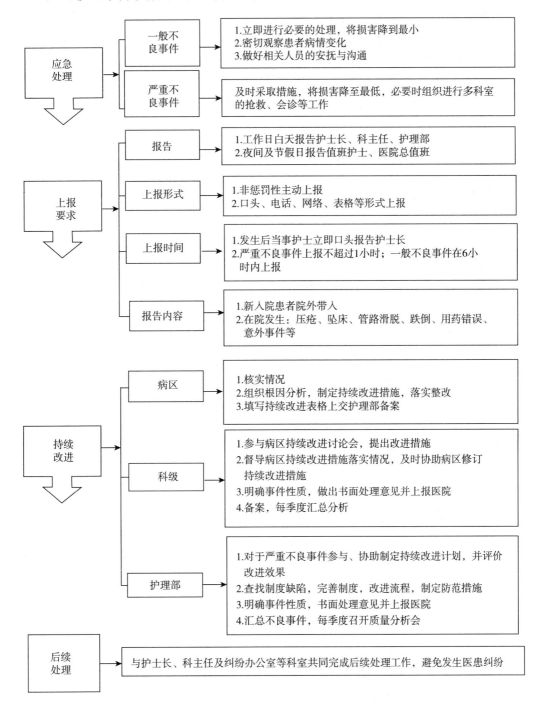

五、医疗过失行为处置工作标准与流程图

（一）医疗过失行为处置工作标准及要求

1.目的 发现管理医疗风险、提高医疗风险处置能力、实现医疗风险的有效管

控、防范医疗事故、实现患者安全目标、保护患者利益。

2.基本要求

（1）资质要求：全体医务人员均可通过口头、电话、网络、表格等形式上报。

（2）立即上报。书面方式汇报医疗过失行为过程。

（3）组织医护人员采取补救措施救助患者，将损失降到最小程度。

（4）组织PDCA的持续改进，认真分析原因，查找工作及制度漏洞，总结经验教训，改进工作。

（5）做好患者后续救治工作，诚恳与患者和/或家属沟通，取得谅解，避免产生医疗纠纷。

3.工作内容

（1）监测：系统和持续地收集医疗过失行为中危险因素的监测数据及相关信息，进行综合分析，研判预警，识别发生风险的各种可能性，实施风险预防和控制，规避医疗过失行为的发生。

（2）严格执行核心制度及其他各项规章制度，确保患者住院安全。

（3）加强护士的安全意识教育，定期进行业务培训和考核。

（4）加强管理，重点人群、重点环节、重点时间进行有针对性的监督检查，完成风险评估，制定个性化护理防范措施。

（5）发生医疗过失行为后立即上报，采取有效的补救措施，备好急救药品器械，最大限度救治患者。

（6）相关的器械、药物、标本、记录等均应妥善保管，不能擅自涂改、销毁。

（7）召开相关部门参加的专题分析会，进行根因分析，制定改进措施，评价效果。

（8）妥善处理后续工作，避免产生医疗纠纷。

4.质量考核

（1）完善制度：制度符合临床工作需要，有可操作性，定期更新，培训和考核，全员知晓。

（2）风险评估：持续动态完成重点人群、重点环节、重点时间段的风险评估，发现现存和潜在医疗风险隐患，及时采取防范措施。

（3）严格执行核心制度，正确执行医嘱，确保诊疗措施准确无误。

（4）发生医疗过失行为后，第一时间救治患者和上报，措施积极有效。

（5）每季度召开相关科室专题讨论会，进行根因分析，查找制度缺陷，完善制度，改进流程，制定防范措施。明确事件性质，做出书面处理意见并上报医院备案。

（6）与医患办公室等科室共同完成后续处理工作。

5.效果评价

（1）处置及时。

（2）急救措施得当、有效。

（3）未发生医疗纠纷。

（二）医疗过失行为处置流程图

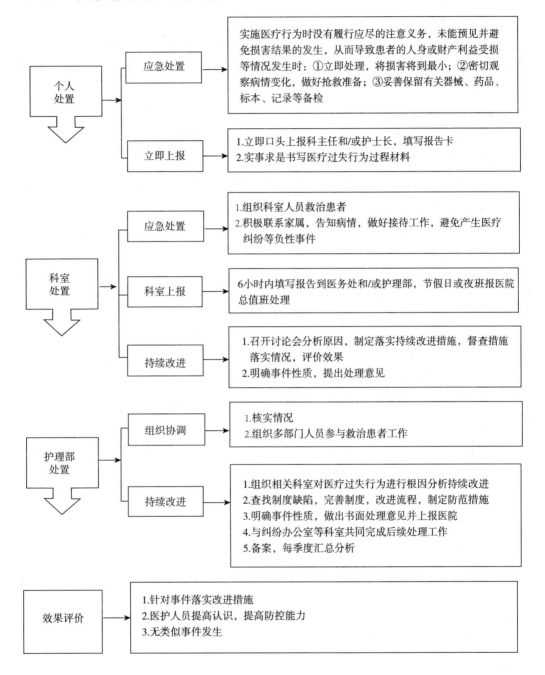

六、患者投诉处置工作标准与流程图

（一）患者投诉处置工作标准及要求

1.**目的** 规范投诉处理程序，改善医疗服务，保障医疗安全和医患双方合法权益，维护正常诊疗秩序。畅通医患沟通渠道，预防和减少纠纷，减少医患对抗，促进医患和谐。

2.基本要求

（1）设置医患关系办公室或者指定部门承担投诉管理工作。

（2）配备专（兼）职管理人员，具备良好的职业道德和责任心；熟悉医疗和投诉管理相关法律法规及规章制度；社会适应能力较强，具有良好的社会人际交往、沟通和应变能力。

（3）在医疗机构显著位置公布医疗纠纷解决途径、程序和联系方式。

（4）在诊疗活动中以患者为中心，遵守医疗卫生法律法规、诊疗规范及规章制度，加强日常培训和职业道德教育。

（5）加强风险管理，完善风险的识别、评估和防控措施，定期检查措施落实情况，及时消除隐患。

（6）完善医疗质量安全管理制度，加强对诊疗工作的规范化管理，优化服务流程，改善服务态度，提高医疗服务水平。

（7）不能协商解决的问题，可引导通过医患调解委员会、行政调解、诉讼等途径解决。

（8）每季度组织召开科室讨论会，分析原因，持续改进。

3.工作内容

（1）全程风险评估，研判预警，实施风险预防和控制。

（2）严格执行诊疗规范及各项规章制度，对患者的疑问，及时予以核实，耐心解释，如实说明情况。

（3）实施首诉负责制，要认真对待每一起投诉，不推诿、不扯皮，热情接待，耐心细致地解释，积极疏导投诉人情绪，避免矛盾激化，同时按照规定逐级报告。诚恳热情接待投诉人，记录投诉内容，询问诉求，安抚患者及家属，能当场协调处理的尽量当场协调解决，无法当场解决的给出具体反馈时间，留取联系方式。

（4）采用询问、查阅病例、调取视频资料等多种形式调查核实情况，提出初步处理意见，上报护理部和（或）投诉管理部门。

（5）在规定时限内向投诉人反馈调查结果，取得理解，化解矛盾，可留取电话录音和或影视资料。

4.质量考核

（1）独立的管理部门，建立和完善投诉的接待和处置程序。

（2）加强风险管理，优化服务流程，改善就诊环境，防范安全隐患，减少医疗纠纷及投诉。

（3）专人负责：负责医疗投诉的日常管理，收集分析相关信息，梳理医疗安全的薄弱环节，落实整改措施。

（4）开展医患沟通及投诉处理培训，开展医疗风险防范、医德医风培训和教育，改善服务态度。

（5）定期对投诉隐患进行摸排，对高发隐患提出针对性的防范措施，加强与患者沟通。

（6）尊重患者依法享有的隐私权、知情权、选择权等权利，履行告知义务，采取适当方式进行沟通。

（7）诊疗情况的重要内容应当及时、完整、准确记入病历，并由患者签字确认。

（8）可能危及患者健康的，应当立即采取积极措施，避免或者减轻对患者身体健康的损害。

（9）一般应当于5个工作日内反馈相关处理情况。涉及多个科室的，应当于10个工作日内反馈处理情况。

（10）建立投诉档案，立卷归档，留档备查。

5.效果评价

（1）投诉处理得当。

（2）及时化解投诉，避免矛盾升级。

（3）患者对处理满意。

（二）患者投诉处置流程图

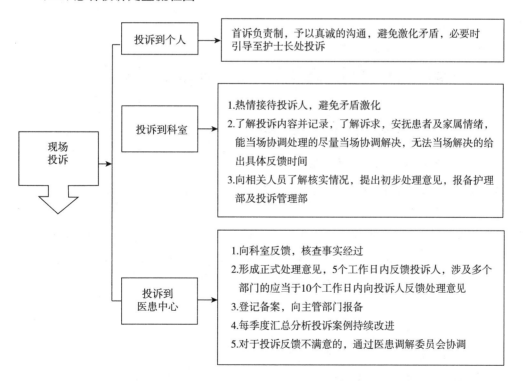

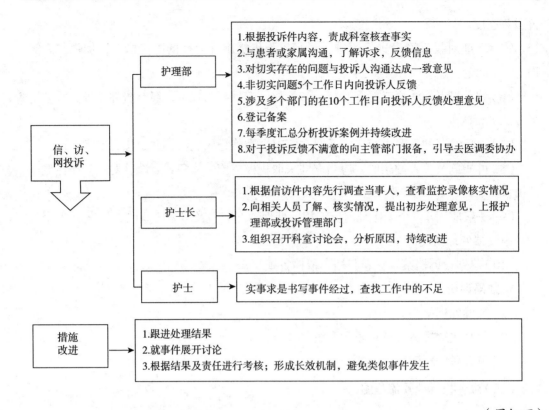

信、访、网投诉

护理部
1.根据投诉件内容，责成科室核查事实
2.与患者或家属沟通，了解诉求，反馈信息
3.对切实存在的问题与投诉人沟通达成一致意见
4.非切实问题5个工作日内向投诉人反馈
5.涉及多个部门的在10个工作日向投诉人反馈处理意见
6.登记备案
7.每季度汇总分析投诉案例并持续改进
8.对于投诉反馈不满意的向主管部门报备，引导去医调委协办

护士长
1.根据信访件内容先行调查当事人，查看监控录像核实情况
2.向相关人员了解、核实情况，提出初步处理意见，上报护理部或投诉管理部门
3.组织召开科室讨论会，分析原因，持续改进

护士
实事求是书写事件经过，查找工作中的不足

措施改进
1.跟进处理结果
2.就事件展开讨论
3.根据结果及责任进行考核；形成长效机制，避免类似事件发生

（周红丽）

第四节 医院感染控制工作标准与流程

一、病房感染控制工作标准与流程图

（一）病房感染控制工作标准及要求

1.目的 有效预防和控制医院感染，提高医疗质量，保证医疗安全。

2.基本要求

（1）资质：大专或以上学历，2年以上临床工作经验，取得护师资格；熟练掌握无菌操作技术，通过感染控制理论考试后进入面试择优选用；也可以通过病房管理者如科室主任和护士长推荐3名候选人，再由感染控制小组确定考试项目，进行最后的选拔。

（2）管理要求

①熟悉微生物学，明确感染风险因素。

②掌握日常消毒及终末消毒的流程。

③掌握责任区感染监测、不同环境的消毒原则。

④评估其自律性以及对医院感染的敏感性、风险预估能力。

⑤在每个科室配备充足的情况下涵盖到每个班次，尽量减少本岗位的人员调动，保证工作的持续性和稳定性。

⑥每周支持感染预防和控制的工作时间不少于8小时。

3.工作内容

（1）严格执行并完成部分护理常规的基础上，协助感染控制小组做好医院感染相关工作。

（2）日常监测、规范科室病房环境的清洁、消毒隔离。

（3）及时上报病区医院感染发生的情况，并采取适当的处理措施，做好相应的消毒措施。

（4）对本病区的护士及时传达病房感染控制措施的会议内容。

（5）协助感染控制小组收集相关资料，保证数据准确性和完整性。

（6）参与医院感染监测、修订、实施相关管理制度条例以及流行病学研究等。

3.质量考核

（1）不定期进行理论知识和操作技能考核。

（2）将医院感染相关指标纳入其绩效考核范畴。

（3）掌握感染控制措施，落实各项规章制度。

（4）责任区感染监测、高风险感染有效预警，防范措施到位。

（5）实现环境安全、零感染管理目标。

4.效果评价

（1）患者安全：不发生院内聚集性感染。

（2）环境安全：环境清洁，消毒规范。

（3）职业安全：不发生职业暴露事件。

（4）应对突发事件迅速反应。

（二）病房感染控制流程图

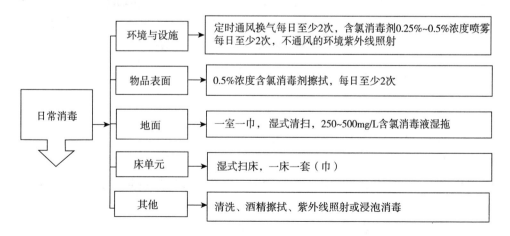

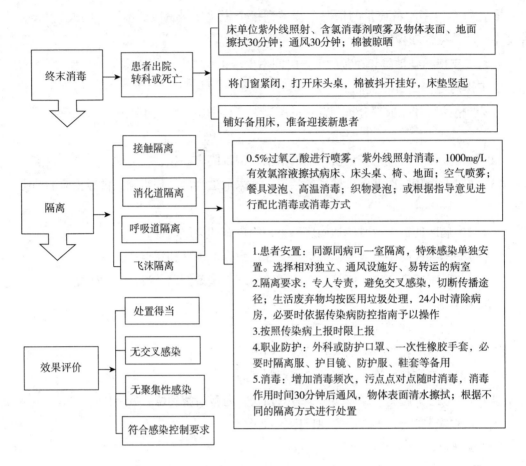

二、医疗废弃物管理标准与流程图

（一）医疗废弃物管理标准及要求

1.目的 有效预防和控制医院感染，合理处置医疗废弃物，保证医疗安全。

2.基本要求

（1）资质：大专或以上学历，2年以上的临床工作经验，取得护师资格；熟练掌握无菌操作技术，通过感染控制理论考试后进入面试择优选用；也可以通过病房管理者如科室主任和护士长推荐3名候选人，再由感染控制小组确定考试项目，进行最后的选拔。

（2）管理要求

①熟悉微生物学，明确感染风险因素。

②掌握锐器处置及废物的处理。

③评估其自律性以及对医院感染的敏感性、风险预估能力。

3.工作内容

（1）严格执行并完成部分护理常规的基础上，协助感染控制小组做好医院感染相关工作。

（2）日常监测、规范科室病房人员的医疗废弃物的处置。

（3）及时上报病区医院感染发生的情况，并采取适当的处理措施，预防和控制疾病的暴发。

（4）对本病区的护士及时传达医院感染专项会议的内容。

（5）参与医院感染监测、修订、实施相关管理制度条例以及流行病学研究等。

4.质量考核

（1）不定期进行理论知识和操作技能考核。

（2）将医院感染相关指标纳入其绩效考核范畴。

（3）掌握医疗废弃物品处置原则，落实各项规章制度。

（4）责任区感染监测、高风险感染有效预警，防范措施到位。

（5）实现环境安全、零感染管理目标。

5.效果评价

（1）执行医疗废物处理规定。

（2）医疗垃圾处理规范。

（3）不发生医源性感染。

（4）不发生职业暴露事件。

（5）发生突发事件迅速反应。

（二）医疗废弃物管理标准与流程图

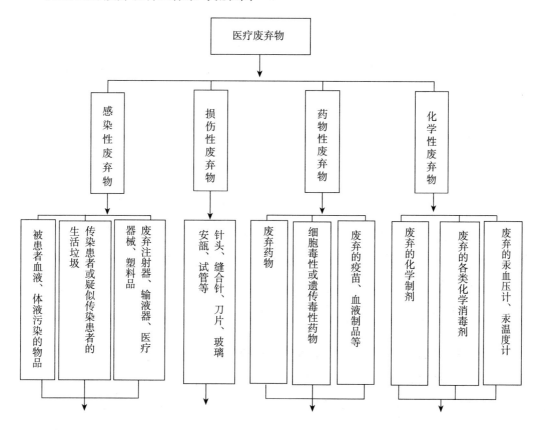

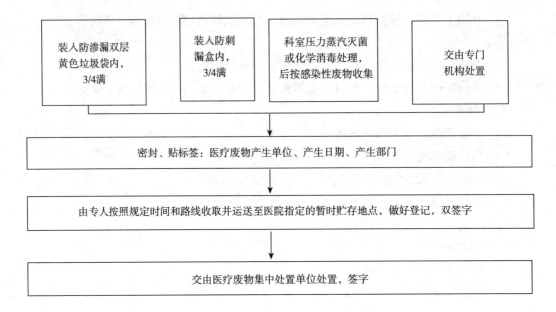

<table>
<tr><td>装入防渗漏双层黄色垃圾袋内，3/4满</td><td>装入防刺漏盒内，3/4满</td><td>科室压力蒸汽灭菌或化学消毒处理，后按感染性废物收集</td><td>交由专门机构处置</td></tr>
</table>

密封、贴标签：医疗废物产生单位、产生日期、产生部门

由专人按照规定时间和路线收取并运送至医院指定的暂时贮存地点，做好登记，双签字

交由医疗废物集中处置单位处置，签字

三、一次性无菌物品的保管与使用标准及流程图

（一）一次性无菌物品的保管与使用标准及要求

1.目的　有效预防和控制医院感染，提高医疗质量，保证医疗安全。

2.基本要求

（1）资质：大专或以上学历，2年以上的临床工作经验，取得护师资格；熟练掌握无菌操作技术，通过感染控制理论考试后进入面试择优选用；也可以通过病房管理者如科室主任和护士长推荐3名候选人，再由感染控制小组确定考试项目，进行最后的选拔。

（2）管理要求

①熟悉微生物学，明确感染风险因素。

②掌握隔离预防措施、无菌和消毒，一次性无菌物品的保管及使用。

③掌握责任区感染监测、食品卫生监测以及消毒供应室监测。

④尽量固定保管人员，保证工作的持续性和稳定性。

⑤评估其自律性以及对医院感染的敏感性、风险预估能力。

3.工作内容

（1）严格执行并完成部分护理常规的基础上，做好一次性无菌物品的保管与使用相关工作。

（2）日常监测、规范一次性无菌物品的保管及使用并做好相关记录。

（3）对本病区的护士及时传达医院一次性无菌物品保管与使用的相关制度培训。

（4）协助感染控制小组收集相关资料，保证数据准确性与完整性。

（5）利用有效沟通、护理技能以及教育技巧确保医务工作者遵守相关制度。

4.质量考核

（1）不定期进行理论知识和操作技能考核。

（2）将一次性物品的保管与使用纳入其绩效考核范畴。

（3）掌握一次性无菌物品的保管与使用的规章制度。

（4）实现环境安全、零感染管理目标。

5.效果评价

（1）一次性无菌物品规范使用。

（2）不发生器械使用感染。

（3）不发生职业暴露。

（二）一次性无菌物品的保管与使用流程图

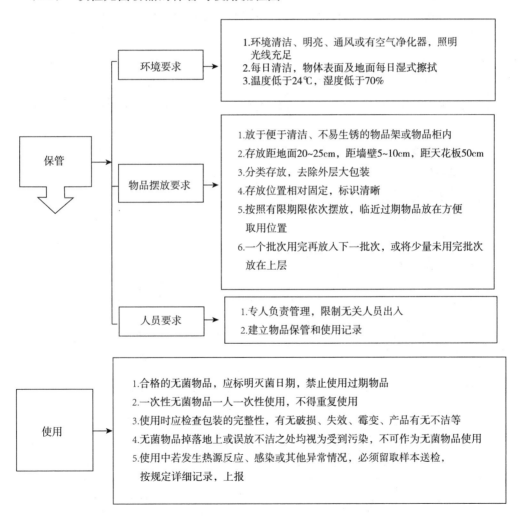

四、护士洗手标准与流程图

（一）洗手标准及要求

1.目的　有效预防和控制医院感染，提高医疗质量，保证医疗安全。

2.基本要求

（1）明确洗手的重要性。

（2）掌握规范的洗手流程，参照最新版《医务人员卫生规范》。

（3）掌握责任区感染监测、食品卫生监测以及消毒供应室监测。

3.工作内容

（1）严格执行并完成部分护理常规的基础上，协助感染控制小组做好手卫生的检查督导工作。

（2）日常监测医务人员的手卫生。

（3）利用有效沟通、护理技能以及教育技巧确保患者和家属以及医务工作者遵守手卫生操作。

4.质量考核

（1）不定期进行理论知识和操作技能考核，并将其纳入绩效考核范畴。

（2）掌握手卫生操作规范与流程，参照最新版《医务人员手卫生规范》，确保流程无误。

（3）实现环境安全、零感染管理目标。

5.效果评价

（1）不发生医源性感染。

（2）不发生交叉感染。

（3）职业安全。

（二）洗手流程图

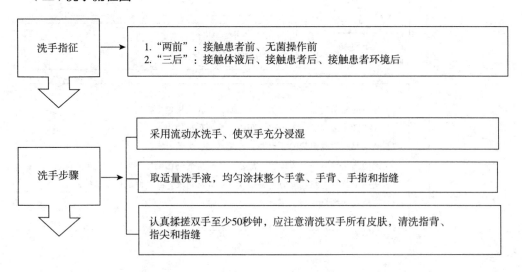

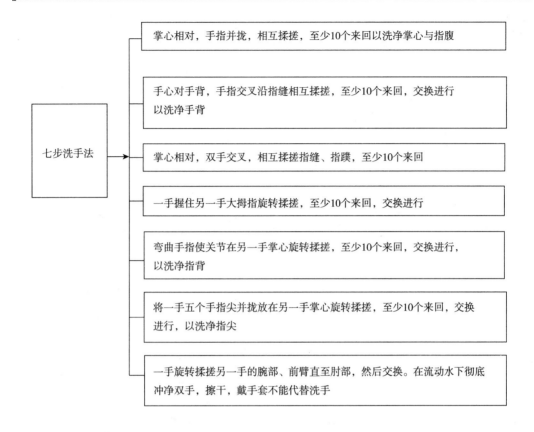

第五节　护理质量控制工作标准与流程图

一、护理文件书写的质量控制标准与流程图

（一）护理文件书写的质量控制标准及要求

1.目的　规范护理文件书写，规范护理质量控制流程，注重结果反馈，提高护理文件书写质量持续改进，确保护理文件书写的准确与规范。

2.基本要求

（1）文件填写完整、规范、不缺项；签署全名，字迹清楚。

（2）管理要求

①书写内容真实可靠，文字简明扼要，病情描述重点突出，有连续性。

②按书写时间要求完成文件的书写，遇到抢救等特殊情况按要求补录。

③未转正的护士在带教老师的指导下完成护理文件的书写，按要求署名签字。

3.质量考核

（1）定期对护理文件质量进行评价，做好质量监控记录。

（2）制定并落实护理文件管理与控制标准、考核办法和持续改进方案。

（3）明确风险因素及应急预案，落实各项规章制度，树立"以患者为本"的工作理念。

（4）实现监督、反馈、改进管理目标。

4.效果评价

（1）文件书写规范。

（2）不因文件记录引发影响。

（3）客观反映情况。

（二）护理文件书写的质量控制流程图

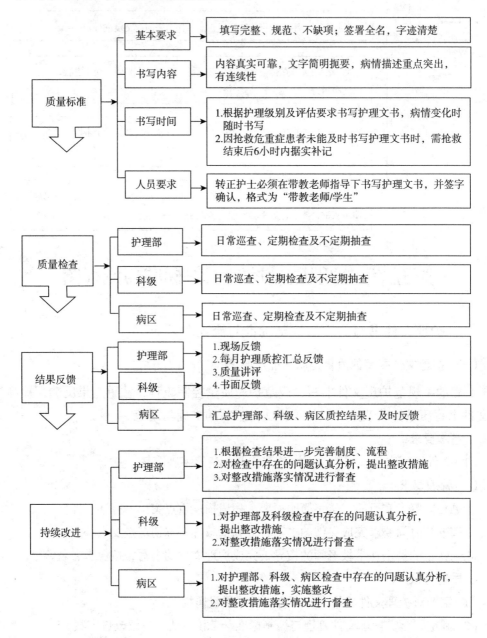

二、消毒隔离的质量控制标准与流程图

（一）消毒隔离的质量控制标准及要求

1.目的　落实岗位职责，执行消毒隔离程序，规范操作行为，降低院感的发生。

2.基本要求

（1）资质：在临床一线至少工作3年，取得护师资格，掌握质控标准并通过质控培训考核。

（2）管理要求

①定岗专责：岗位职责明确，熟悉消毒隔离工作程序及要求。

②有规章制度，各岗位人员按岗位职责有落实措施。

③有管理组织和评价体系，有健全的登记、统计制度，定期总结、分析、改进。

④掌握责任区综合情况，明确安全责任。

⑤坚持预防为主，坚持前馈控制。

⑥严格遵守职业道德和工作纪律。

3.工作内容

（1）根据所处环境情况选择防护标准，认真执行岗位职责。

（2）按照规章制度实施消毒隔离流程。

（3）一旦发现传染病例，做到立即逐级汇报。

（4）明确风险管理防范措施及处理程序。

（5）加强院感管理，熟悉应急处理预案，对出现的过失及缺陷进行分析，并做出改进措施。

4.质量考核

（1）定期对消毒隔离工作质量进行评价，做好质量监控记录。

（2）制定并落实消毒隔离管理与控制标准、考核办法和持续改进方案。

（3）熟知岗位职责、工作标准和工作流程，并在工作中付诸实施。

（5）实现监督、反馈、改进管理目标。

5.效果评价

（1）消毒隔离规范。

（2）不发生医源性感染、聚集性感染。

（3）防止病毒传播扩散。

（二）消毒隔离的质量控制流程图

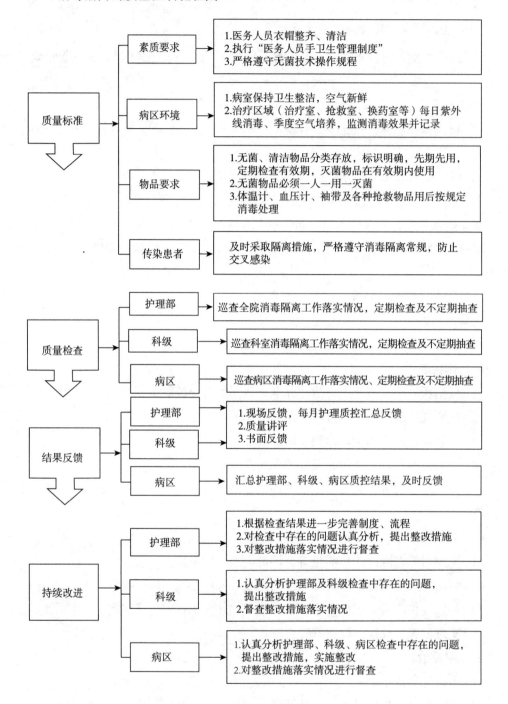

质量标准

素质要求	1.医务人员衣帽整齐、清洁 2.执行"医务人员手卫生管理制度" 3.严格遵守无菌技术操作规程
病区环境	1.病室保持卫生整洁，空气新鲜 2.治疗区域（治疗室、抢救室、换药室等）每日紫外线消毒、季度空气培养，监测消毒效果并记录
物品要求	1.无菌、清洁物品分类存放，标识明确，先期先用，定期检查有效期，灭菌物品在有效期内使用 2.无菌物品必须一人一用一灭菌 3.体温计、血压计、袖带及各种抢救物品用后按规定消毒处理
传染患者	及时采取隔离措施，严格遵守消毒隔离常规，防止交叉感染

质量检查

护理部	巡查全院消毒隔离工作落实情况，定期检查及不定期抽查
科级	巡查科室消毒隔离工作落实情况，定期检查及不定期抽查
病区	巡查病区消毒隔离工作落实情况、定期检查及不定期抽查

结果反馈

护理部	1.现场反馈，每月护理质控汇总反馈 2.质量讲评 3.书面反馈
科级	
病区	汇总护理部、科级、病区质控结果，及时反馈

持续改进

护理部	1.根据检查结果进一步完善制度、流程 2.对检查中存在的问题认真分析，提出整改措施 3.对整改措施落实情况进行督查
科级	1.认真分析护理部及科级检查中存在的问题，提出整改措施 2.督查整改措施落实情况
病区	1.认真分析护理部、科级、病区检查中存在的问题，提出整改措施，实施整改 2.对整改措施落实情况进行督查

三、安全管理的质量控制标准与流程图

（一）安全管理的质量控制标准及要求

1.目的 落实岗位职责，执行护理程序，规范护理行为，提高患者对护理的满意度，降低不良事件的发生。

2.基本要求

（1）资质：在临床一线至少工作3年，取得护师资格，掌握质控标准并通过质控培训考核。

（2）管理要求

①定岗专责：岗位职责明确，熟悉工作程序及要求。

②有年度工作计划、季安排、月重点、周安排。

③有规章制度，各级各类护理人员岗位职责有落实措施。

④有管理组织和评价体系，有健全的登记、统计制度，定期总结、分析、改进。

⑤掌握责任区综合情况，明确医疗安全责任。

⑥坚持预防为主，坚持前馈控制。

⑦严格遵守职业道德和工作纪律。

3.工作内容

（1）着装整洁，仪表端庄，认真执行岗位职责。

（2）按照规章制度实施工作流程。

（3）细心观察，在医疗过程中发生或发现问题，做到立即逐级汇报。

（4）明确风险管理防范措施及处理程序。

（5）加强重点环节评估管理，坚持"以人为本"。

（6）按时完成任务，熟悉应急处理预案。

（7）对出现的过失及缺陷进行分析，并做出改进措施。

4.质量考核

（1）定期对护理工作质量进行评价，做好质量监控记录。

（2）制定并落实质量管理与控制标准、考核办法和持续改进方案。

（3）实行"首问责任制"，树立"以患者为本"的工作理念。

（4）熟知岗位职责、工作标准和工作流程，并在工作中付诸实施。

（5）明确风险因素及应急预案，落实各项规章制度。

（6）实现监督、反馈、改进管理目标。

5.效果评价

（1）落实安全管理措施，维护患者安全。

（2）维护医疗环境正常诊疗秩序。

（3）维护职业安全。

（二）安全管理的质量控制流程图

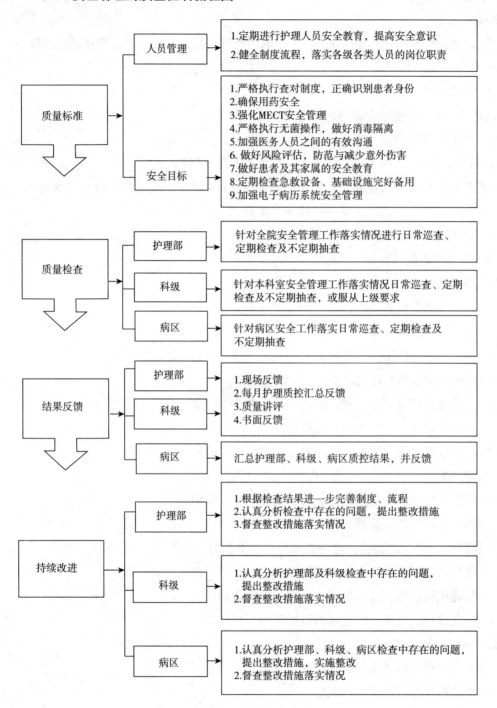

四、重点环节的质量控制标准与流程图

（一）重点环节的质量控制标准及要求

1.目的 加强重点患者的治疗控制，降低医疗风险，维护医疗安全。

2.管理要求

①落实岗位职责，熟悉明确重点环节工作程序及要求。

②严格落实规章，加强安全防控。

③工作衔接有序，避免沟通不畅。

④明确责任，严格工作纪律。

⑥坚持预防为主，坚持前馈控制。

3.工作内容

（1）着装整洁，仪表端庄，认真执行岗位职责。

（2）按照规章制度实施工作流程。

（3）细心观察，在医疗过程中发生或发现问题，做到立即逐级汇报。

（4）明确风险管理防范措施及处理程序。

（5）加强重点环节评估管理，坚持"以人为本"。

（6）按时完成任务，熟悉应急处理预案。

（7）对出现的过失及缺陷进行分析，并做出改进措施。

4.质量考核

（1）针对环节进行指控，及时发现隐患。

（2）制定与重点工作相关的管理与控制标准、考核办法和持续改进方案。

（3）实行"首问责任制"，树立"以患者为本"的工作理念。

（4）熟知重点环节的风险，针对性防范。

（5）明确风险因素及应急预案，严格培训。

（6）实现监督、反馈、改进管理目标。

5.效果评价

（1）落实安全管理措施，维护患者安全。

（2）维护医疗环境正常诊疗秩序。

（3）维护职业安全。

（二）重点环节的质量控制流程图

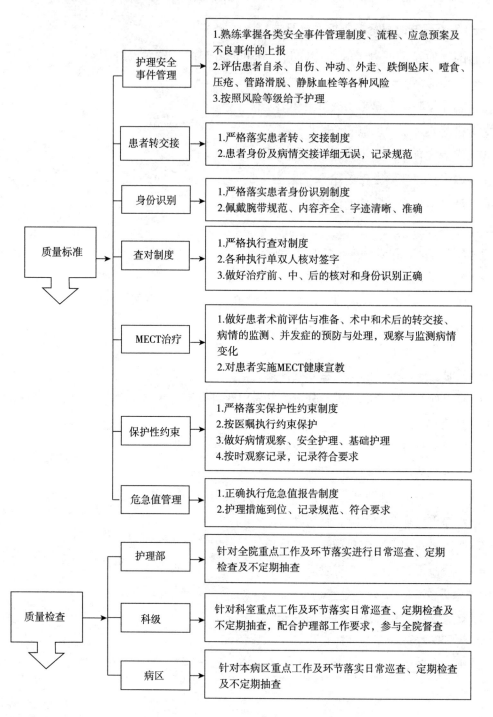

质量标准

护理安全事件管理
1. 熟练掌握各类安全事件管理制度、流程、应急预案及不良事件的上报
2. 评估患者自杀、自伤、冲动、外走、跌倒坠床、噎食、压疮、管路滑脱、静脉血栓等各种风险
3. 按照风险等级给予护理

患者转交接
1. 严格落实患者转、交接制度
2. 患者身份及病情交接详细无误，记录规范

身份识别
1. 严格落实患者身份识别制度
2. 佩戴腕带规范、内容齐全、字迹清晰、准确

查对制度
1. 严格执行查对制度
2. 各种执行单双人核对签字
3. 做好治疗前、中、后的核对和身份识别正确

MECT治疗
1. 做好患者术前评估与准备、术中和术后的转交接、病情的监测、并发症的预防与处理，观察与监测病情变化
2. 对患者实施MECT健康宣教

保护性约束
1. 严格落实保护性约束制度
2. 按医嘱执行约束保护
3. 做好病情观察、安全护理、基础护理
4. 按时观察记录，记录符合要求

危急值管理
1. 正确执行危急值报告制度
2. 护理措施到位、记录规范、符合要求

质量检查

护理部
针对全院重点工作及环节落实进行日常巡查、定期检查及不定期抽查

科级
针对科室重点工作及环节落实日常巡查、定期检查及不定期抽查，配合护理部工作要求，参与全院督查

病区
针对本病区重点工作及环节落实日常巡查、定期检查及不定期抽查

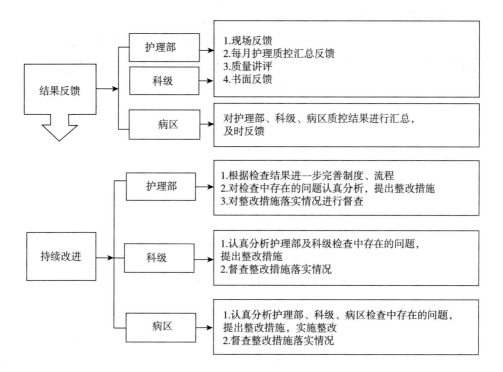

（安凤荣）

第四章　护理教学与科研工作标准与流程图

一、临床见习带教工作标准与流程图

(一)临床见习带教工作标准及要求

1.目的　规范临床见习带教流程,根据见习大纲及要求帮助学生理论结合临床实践,培养学生临床思维、实践、护患沟通及人文关怀等综合素质。

2.基本要求

(1)临床带教老师条件

①带教老师要具有大专或以上学历,具有主管护师或以上任职资格。

②教学病区责任组长(主班护士)应具有大专学历,中级技术职称。

③从事精神科护理工作五年以上,具有丰富的临床护理工作经验,无差错事故。

④护理部年度理论考试、操作考试成绩90分以上。

⑤能自觉遵守各项规章制度及护理操作规范。

⑥工作认真负责,能够以身作则,为人师表,廉洁行医。

(2)管理要求

①带教老师具备临床带教资格。

②根据见习大纲及要求制定见习带教计划,合理安排学时及见习内容。

③在临床见习带教过程中,严格落实各项护理规章制度、各项护理技术操作规范。

④带教老师以身作则、为人师表。严格管理、要求临床见习学生,保证临床见习带教教学质量。

3.工作内容

(1)护理部根据见习大纲与要求,拟定见习病房,再由病房统一分配带教老师。

(2)带教老师应熟悉见习大纲、见习要求、学生心理特点、见习注意事项等,初步制定见习带教计划。

(3)入病房前,护理部对学生进行培训,介绍医院概况、说明见习要求及注意事项,后由护士长带领各组学生入病房。

(4)入科后,由护士长介绍学生的带教老师、病房特点及环境、病房管理制度和要求;由带教老师带领学生进入工作区,熟悉工作环境及要求。

(5)在带教老师的指导下,学生由观摩到协助完成简单的辅助工作逐渐过渡到初级的护理工作,并安排知识讲座。

(6)护理部每季度召开见习生和带教老师座谈会,发现问题及时解决。

（7）出科前，带教老师根据学生见习情况进行综合评价并完成见习鉴定，签字并盖章。

4.质量考核

（1）教学态度严肃认真、仪表端正、举止文明，为人师表，严格要求。

（2）见习带教计划符合见习大纲要求、时间安排合理、准备充分、内容丰富。

（3）结合自身临床经验，注重培养学生的临床思维、沟通技巧及人文关怀能力。

（4）定期组织知识讲座、教学查房。

（5）及时安排出科并完成学生的综合评价及鉴定。

（6）出科时护理部采取带教老师及学生双向满意度考评。

5.效果评价

（1）学生对理论知识、临床实践的兴趣得到激发。

（2）学生建立了临床思维，具备良好的护患沟通、人文关怀能力。

（4）学生见习结束考核合格。

（二）临床见习带教流程图

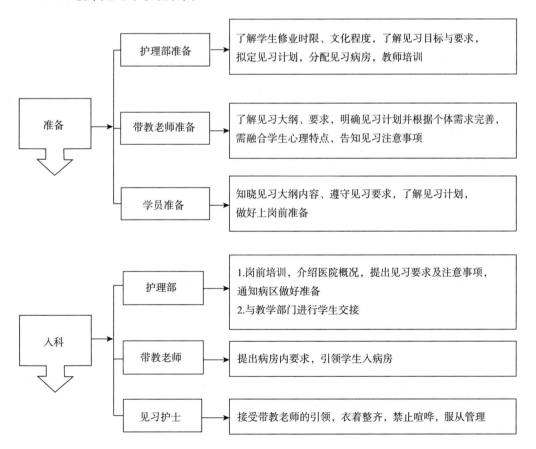

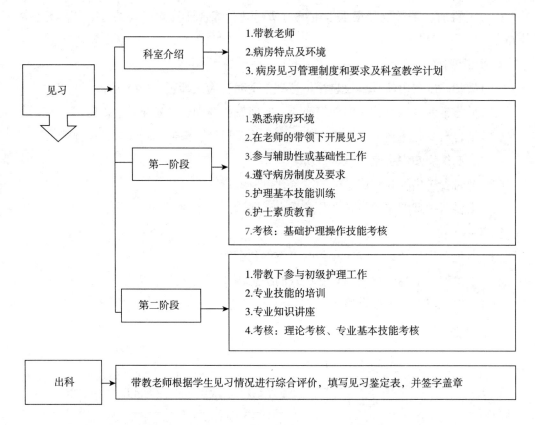

二、临床实习带教工作标准与流程图

（一）临床实习带教工作标准及要求

1.目的　引导临床实习学生尽快适应医院临床护理工作，培养其责任心及慎独精神，完成从护生到临床护理人员的角色转换。

2.基本要求

（1）资质

①带教老师要具有大专或以上学历，具有主管护师或以上任职资格。

②教学病区责任组长（主班护士）应具有大专学历、中级技术职称。

③从事精神科护理工作5年以上，具有丰富的临床护理工作经验，无差错事故。

④护理部年度理论考试、操作考试成绩90分以上。

⑤能自觉遵守各项规章制度及护理操作规范。

⑥工作认真负责，能够以身作则，为人师表，廉洁行医。工作5年以上，大专或以上学历，护师及以上职称，具有临床带教资格。

（2）管理要求

①具备临床带教资格。

②根据实习大纲及要求制定实习带教计划，合理安排学时及实习内容。

③在临床实习带教过程中，严格落实各项护理规章制度、各项护理技术操作规范。

④严格管理临床实习学生，保证临床实习带教教学质量。

3. 工作内容

（1）护理部根据实习大纲与要求，制定实习计划，拟定实习病房，再由病房统一分配带教老师。

（2）带教老师应熟悉实习大纲、实习要求、学生心理特点、实习生管理规定等，根据护理部带教计划初步制定本病区实习带教计划。

（3）入病房前，护理部对学生进行培训，介绍医院概况、说明实习要求及注意事项，后由护士长带领各组学生入病房。

（4）入科后，由护士长介绍学生的带教老师、病房特点及环境、病房管理制度和要求；由带教老师带领学生进入工作区，熟悉工作环境及要求。

（5）在带教老师的指导下，学生由完成简单的辅助性工作逐渐过渡到初级的护理工作，根据学生进展和理解程度，循序渐进实施各项护理工作，并安排知识讲座。

（6）根据实习大纲要求安排理论知识、技能操作的培训及指导，安排护理教学查房。

（7）出科前，及时安排出科考核，进行学生的综合评价、鉴定。

4. 质量考核

（1）认真负责，尊重学生，严格执行实习生带教、管理等制度。

（2）实习带教计划符合实习大纲要求、教学方法及方式得当、合理安排时间、准备充分、内容丰富。

（3）注重培养学生责任心与慎独精神及分析问题、解决问题的能力，各种护理技术操作规范。

（4）定期组织理论与操作培训及考核，安排知识讲座、教学查房。

（5）及时安排出科并完成学生的综合评价及鉴定，同时由学生为带教老师满意度打分。

5. 效果评价

（1）按照临床实习带教计划完成带教内容。

（2）能够调动学生学习积极性，良好掌握相关知识与技能。

（3）学生平日及出科成绩纳入带教老师资格考评。

（4）学生对于实习带教过程评价满意。

（二）临床实习带教流程图

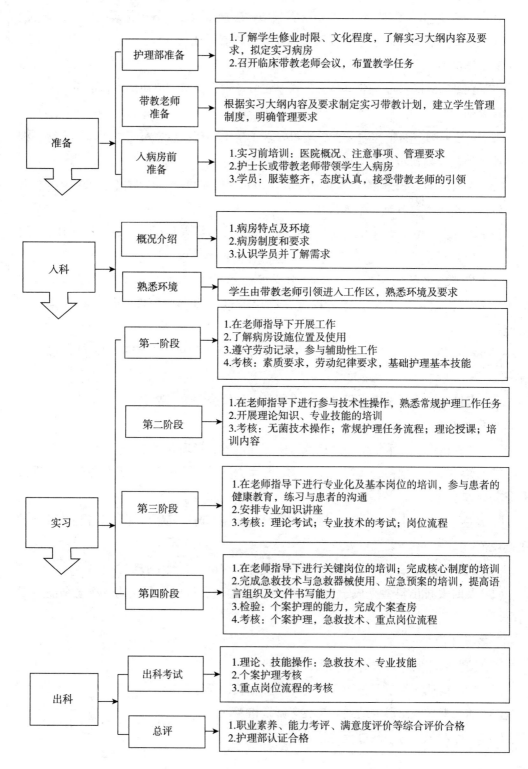

准备	护理部准备	1.了解学生修业时限、文化程度，了解实习大纲内容及要求，拟定实习病房 2.召开临床带教老师会议，布置教学任务
	带教老师准备	根据实习大纲内容及要求制定实习带教计划，建立学生管理制度，明确管理要求
	入病房前准备	1.实习前培训：医院概况、注意事项、管理要求 2.护士长或带教老师带领学生入病房 3.学员：服装整齐，态度认真，接受带教老师的引领

| 入科 | 概况介绍 | 1.病房特点及环境
2.病房制度和要求
3.认识学员并了解需求 |
| | 熟悉环境 | 学生由带教老师引领进入工作区，熟悉环境及要求 |

实习	第一阶段	1.在老师指导下开展工作 2.了解病房设施位置及使用 3.遵守劳动记录，参与辅助性工作 4.考核：素质要求，劳动纪律要求，基础护理基本技能
	第二阶段	1.在老师指导下进行参与技术性操作，熟悉常规护理工作任务 2.开展理论知识、专业技能的培训 3.考核：无菌技术操作；常规护理任务流程；理论授课；培训内容
	第三阶段	1.在老师指导下进行专业化及基本岗位的培训，参与患者的健康教育，练习与患者的沟通 2.安排专业知识讲座 3.考核：理论考试；专业技术的考试；岗位流程
	第四阶段	1.在老师指导下进行关键岗位的培训；完成核心制度的培训 2.完成急救技术与急救器械使用、应急预案的培训，提高语言组织及文件书写能力 3.检验：个案护理的能力，完成个案查房 4.考核：个案护理，急救技术、重点岗位流程

| 出科 | 出科考试 | 1.理论、技能操作：急救技术、专业技能
2.个案护理考核
3.重点岗位流程的考核 |
| | 总评 | 1.职业素养、能力考评、满意度评价等综合评价合格
2.护理部认证合格 |

三、进修护士带教工作标准与流程图

（一）进修护士带教标准及要求

1.目的 指导进修护士掌握相关护理工作流程，提高理论水平和业务技术能力，熟悉相关护理管理及质量控制。

2.基本要求

（1）临床带教老师条件

①带教老师要具有大专或以上学历，具有主管护师或以上任职资格。

②教学病区责任组长（主班护士）应具有大专学历、中级技术职称。

③从事精神科护理工作五年以上，具有丰富的临床护理工作经验，无差错事故。

④护理部年度理论考试、操作考试成绩90分以上。

⑤能自觉遵守各项规章制度及护理操作规范。

⑥工作认真负责，能够以身作则，为人师表，廉洁行医。

（2）管理要求

①护理人员进修必须具有护士执业资格，带教老师必须具备临床带教资格。

②根据进修申请制定培训计划与管理。

③严格落实各项护理规章制度、各项护理技术操作规范，进修人员需在带教老师指导下完成各项操作。

④各种护理记录、医嘱单、表单必须由带教老师签字。

⑤严格管理进修护士，保证带教教学质量。

3.工作内容

（1）护理部根据进修护士申请安排进修病房并进行培训，学习相关制度、知识与技能，领入病房。

（2）护士长根据进修培养需求拟定培养目标，安排带教老师。

（3）护士长应对进修护士进行工作能力评估，护士长、带教老师、进修护士共同拟定进修计划。

（4）入科后熟悉工作环境及要求，在带教老师的指导下完成进修计划，定期参与学术讲座等。

（5）考核进修护士的考勤、医德医风等内容。

（6）进修期满前考核理论、操作等内容。

（7）根据进修期间表现及考核情况进行评价。

4.质量考核

（1）认真负责，态度亲和，严格执行带教、管理等制度。

（2）带教过程中语速适中、讲解清晰、能够耐心指导。

（3）加深理论知识理解，注重提高业务技术能力。

（4）结合个人临床经验，适当增加新知识、新技术的教学。

（5）及时完成进修护士综合评价及鉴定。

5.效果评价

（1）按照进修计划完成带教内容。

（2）带教内容实用性强，带教方式方法灵活多样。

（3）重视理论知识学习及业务能力提升。

（二）进修护士带教工作流程图

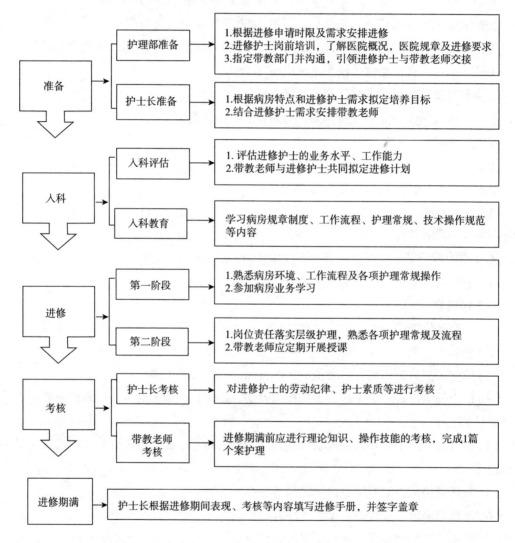

准备	护理部准备	1.根据进修申请时限及需求安排进修 2.进修护士岗前培训，了解医院概况，医院规章及进修要求 3.指定带教部门并沟通，引领进修护士与带教老师交接
	护士长准备	1.根据病房特点和进修护士需求拟定培养目标 2.结合进修护士需求安排带教老师
入科	入科评估	1.评估进修护士的业务水平、工作能力 2.带教老师与进修护士共同拟定进修计划
	入科教育	学习病房规章制度、工作流程、护理常规、技术操作规范等内容
进修	第一阶段	1.熟悉病房环境、工作流程及各项护理常规操作 2.参加病房业务学习
	第二阶段	1.岗位责任落实层级护理，熟悉各项护理常规及流程 2.带教老师应定期开展授课
考核	护士长考核	对进修护士的劳动纪律、护士素质等进行考核
	带教老师考核	进修期满前应进行理论知识、操作技能的考核，完成1篇个案护理
进修期满		护士长根据进修期间表现、考核等内容填写进修手册，并签字盖章

四、专科护士带教工作与流程图

（一）专科护士带教工作及要求

1.目的　培养专业化的临床护理骨干，提高护士在临床专科护理领域的专业技术水平。

2.基本要求

（1）资质

①带教老师要具有大专或以上学历，具有主管护师或以上任职资格，具备专科护士资格。

②从事精神科护理工作五年以上，具有丰富的临床护理工作经验，无差错事故。

③护理部年度理论考试、操作考试成绩90分以上。

④能自觉遵守各项规章制度及护理操作规范。

⑤工作认真负责，能够以身作则，为人师表，廉洁行医。

（2）管理要求

①具备临床带教资格。

②根据专科护士培训大纲要求落实培训计划与管理。

③严格落实各项护理规章制度、各项护理技术操作规范，加强专科化指导。

④严格管理，保证临床带教教学质量。

3.工作内容

（1）护理部进行岗前培训，由病房统一分配带教老师。

（2）根据专科护士培训目标制定培训计划。

（3）理论结合实践，独立承担临床护理工作，强化专科知识、技术和职业素养的实践。

（4）定时定期点评工作情况，反馈培训效果，有针对性改进调整。

（5）及时进行理论、技能考核与评价。

4.质量考核

（1）良好的医德医风，严格要求，认真负责。

（2）带教内容合适、表达清楚、讲解清晰。

（3）深化理论、技术与临床实践的结合，全面提升专科素养。

（4）融入新进展、新技术的介绍。

（5）及时总结、反馈、改进。

5.效果评价

（1）按计划完成带教内容。

（2）基础理论、技术扎实，专科护理能力提升。

（3）学员满意度评价合格。

（二）专科护士带教流程图

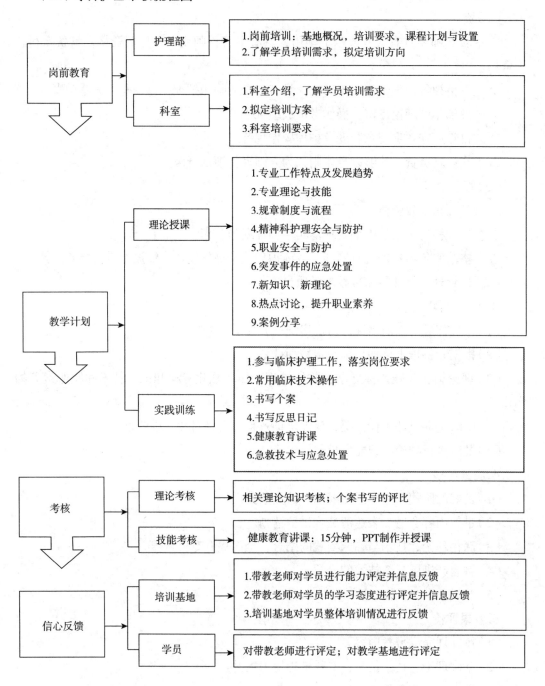

五、教师资质认证标准与流程图

（一）教师资质认证标准及要求

1.目的 从事教学工作的任职条件，培养临床教学能力，规范、加强师资管理工作。

2.基本要求

（1）资质：科室护理骨干，工作5年以上，本科或以上学历，取得主管护师资格，具备N3及以上层级护理能力，独立承担临床教学满5年，专科护士。

（2）管理要求

①具备承担教学工作的基本素质和能力。

②普通话水平达到国家等级标准。

③具有良好身体素质和心理素质，适应教学工作需要。

④经考核合格、培训后方可上岗。

3.工作内容

（1）符合准入条件者，应向护理部提出书面申请。

（2）经考核、培训合格后上岗。

（3）认证后应向人力资源部审核备案。

4.质量考核

（1）普通话水平达标。

（2）专业知识、操作技能考核优秀。

（3）态度认真，考核、培训达标。

5.效果评价

（1）通过教师资质认证。

（2）学生出科考试合格。

（二）教师资质认证流程图

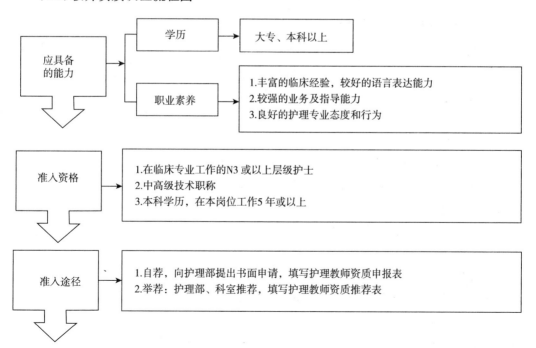

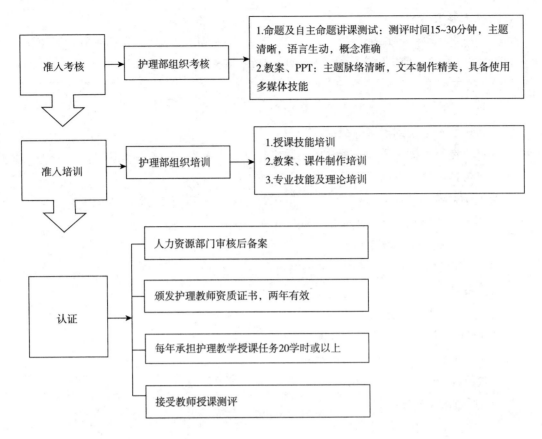

六、护理新技术、新项目申报与开展流程图

(一)护理科研项目申报标准与要求

1.目的 开展精神卫生学科的科研项目,以书面形式上报主管或资助部门,以便获得主管或资助部门在经济、设备和管理等方面的支持,从而提高精神科护理人员的科研能力,推动精神卫生护理学科发展。

2.基本要求

(1)资质

①申请者需具备良好的科研与组织能力,具体要求视科研项目而定。

②申请者要具备有关的研究工作积累和已取得的研究工作成绩。

(2)管理要求

①申报人根据项目申报表如实填写相关条目。

②课题负责人做好课题组成员间工作统筹,确保工作的有效衔接及一致性。

③课题组成员之间排序无争议。

④撰写项目申报表加盖公章后提交上级部门审核。

3.工作内容

(1)确立研究方向,了解课题申报具体要求,确定研究课题。

（2）组织研究成员，课题负责人按研究组成员能力及专科特长合理安排研究工作。

（3）如实报告本单位的研究工作基础、条件装备、技术力量情况，以及工作进度安排，不可夸大，不可缩小，实事求是地说明。

（4）时间安排上不可拖得太长，否则失去时效性，也不宜太短，要适当留有余地。

（5）学习课题申报指南，参照指南要求撰写课题申报书并提交上级部门审核等待审批。

3.质量考核及工作标准

（1）课题申报者具备申报资格。

（2）撰写申报书内容真实且具有可操作性。

（3）符合招标指南要求的标书。

4.效果评价

（1）课题具备科学性、先进性和可行性。

（2）科研产出。

（3）有效指导临床工作。

（二）护理科研成果申报标准与流程图

1.护理科研成果申报标准及要求

（1）目的：开展精神卫生学科的科学研究，提高精神科护理人员的科研创新能力，解决临床实际问题，推动精神卫生护理学科发展。

（2）基本要求

①申报成果基本要求

·科技成果应具有创新性、科学性、先进性、系统性。

·成果名称要切题，不要随意夸大，忌无特征。

·理论或基础理论研究成果必须以论文、专著形式公开发表一年以上，并得到国内外同行的引用或应用。

·应用性技术成果必须经过试验验证并已进行较大面积的推广应用，已经产生较好的社会效应及经济效应。

·应用证明要求使用规定的申报书，并加盖公章提交上级部门审批。

②管理要求

·申报人根据项目申报表如实填写相关条目，不能过于吹捧或谦虚。

·确保完成人、完成单位间排序无争议，涉及多个单位必须提供联合申报声明。

·撰写成果申报表后加盖公章提交上级部门审核。

（3）工作内容

①确立研究方向，了解课题申报具体要求。

②组织研究成员，负责人按研究组成员能力及专科特长合理安排研究工作，确保成员间排序无争议。

③学习课题申报指南，参照指南要求撰写课题申报书并提交上级部门审核等待审批。

（4）质量考核

①成果申报者具备申报资格。

②撰写申报书内容真实且具有可操作性。

（5）效果评价

①成果申报成功。

②科研产出。

③有效应用于临床。

2. 护理科研成果申报流程图

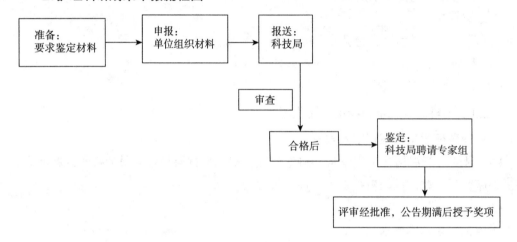

（三）护理科研论文投稿标准与流程图

1. 护理科研论文投稿标准及要求

（1）目的：开展精神卫生学科的科学研究，提高精神科护理人员的科研创新能力，解决精神卫生护理中存在的问题，推动精神卫生护理学科发展。

（2）基本要求

①研究要求及基础

·撰写论文应具备科学性，不抄袭他人成果。

·论文观点正确，中心突出，层次分明，论点明确，论据充分，力求有个人观点及见解。

·作者排序不存在争议。

·论文在院科技处进行备案，伦理委员会审批。

·单位开具介绍信，盖公章，投稿期刊网站。

②管理要求

·作者如实科学撰写文章，不能抄袭或找人代写文章。

·确保撰写人、撰写单位间排序无争议。

③撰写成果申报表后加盖公章提交上级部门审核。

（3）工作内容

①确立研究方向，了解网站、杂志投稿须知。

②组织研究成员，负责人按研究组成员能力及专科特长合理安排研究工作，确保成员间排序无争议。

③学习课题申报指南，参照指南要求撰写课题申报书并提交上级部门审核等待审批。

（4）质量考核

①科研论文符合伦理审查。

②撰写内容真实且具有可操作性。

（5）效果评价

①文章发表。

②有效指导临床工作。

2.护理科研论文投稿流程图

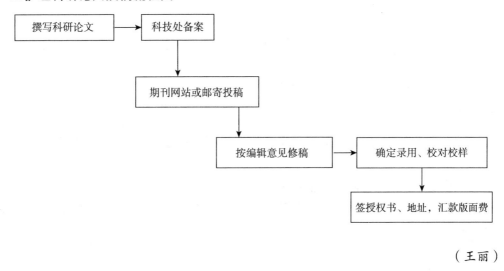

（王丽）

附录：风险评估量表

附录1 住院精神疾病患者噎食风险评估表

序号	可能导致噎食的因素		评估结果
1	既往发生过噎食现象者		
2	药物副反应	锥体外系反应者	
		唾液分泌减少、口干者	
3	脑器质性疾病	中、重度痴呆者	
		抢食者	
		脑血管意外后遗症者	
		有癫痫发作史者	
4	精神症状	极度兴奋者	
		躁狂饥饿感增加者	
		暴饮暴食者	
		进食速度过快者	
		言语过多者	
5	生理因素	老年人牙齿脱落影响咀嚼功能者	
		老年人咳嗽、吞咽反射减退者	

注：上述风险因素之一者均列为噎食危险者，具有上述2种以上风险因素者列为噎食高风险者，需制订相应护理措施防范意外发生。

附录2 自杀风险因素评估量表

本量表分为三个模块，一类危险因素主要由疾病症状导致，通过治疗及护理是可以逐渐变化减轻的。

项目			评定说明	得分
一类危险因素（26分）	抑郁症		1轻；　　2中；　　3重	
	自杀观念频度程度时程	有无	0无；　　1有	
		1偶尔；　2经常		
		1轻度；　2强烈		
		1短暂；　2持续		
	自杀企图计划性坚定性	频度	1偶尔；　2多次	
		1盲目；　2有计划		
		1犹豫；　2下决心		
	自我评价		1自责，自我评价低；　2自罪	

续表

项目			评定说明	得分
一类危险因素（26分）	自杀方式	有；无	1 无具体的方式；　　2 方法容易达到和实施	
		可救治性	1 容易发现，可救治；　　2 隐秘难以救治	
	无望		0 无；　　2 有	
	无助		0 无；　　2 有	
	酒药、药物滥用		0 无；　　2 有	
二类危险因素（8分）	年龄		0 小于45岁；　　1 大于等于45岁	
	性别		1 女；2 男	
	婚姻状况		0 已婚；　　1 未婚；　　2 离异或丧偶	
	职业情况		0 在职、在校；　　1 失业、无业	
	健康状况 1 患病多年（未影响功能） 2 患病多年（影响功能）		0 身体健康	
三类危险因素（7分）	人际关系不良		0 无；　　1 有	
	性格特征		0 积极乐观；　　1 内向、自卑、冲动	
	家庭支持		0 良好；　　1 差	
	事业成就		0 事业有成；　　1 一事无成	
	人际交往		0 交友多；　　1 交友少	
	应激事件		0 无；　　1 有	
	自知力		0 良好；　　1 自知力差	

总分：10分以下为较安全，每月评估一次；11~20分为危险，每周评估一次；21~30分为很危险，每天评估一次；31~43分为极度危险，每天评估一次

附录3.1　攻击风险因素评估量表

I级	有下列情况之一者，若为男性则有两项		
	（1）男性	（2）精神分裂症伴有幻听或被害妄想	（3）躁狂
	（4）酒药依赖的脱瘾期	（5）意识障碍伴行为紊乱	（6）痴呆伴行为紊乱
	（7）既往人格不良者（有冲动、边缘型人格障碍）		
处理	密切观察病情，防冲动，遵医嘱对症治疗		
II级	被动的言语攻击行为，表现为激惹性增高，如无对象的抱怨、发牢骚、说怪话	交谈时态度不好、抵触、有敌意或不信任	精神分裂症有命令性幻听者
处理	防冲动、密切观察、安置在重症监护室。遵医嘱使用抗精神病性药物降低激惹性；对症治疗。		
III级	主动的言语攻击行为（如有对象的辱骂）或被动的躯体攻击行为（如毁物）	在交往时出现社交粗暴（交谈时突然离去、躲避、推挡他人善意的躯体接触）	既往曾有过主动的躯体攻击行为

处理	防冲动，安置在重症监护室。遵医嘱实施保护性约束，必要时陪护，使用抗精神病性药物降低激惹性		
Ⅳ级	有主动的躯体攻击行为，如踢、打、咬或使用物品打击他人	攻击行为在一天内至少出现两次以上或攻击行为造成了他人肉体上的伤害	
处理	防冲动，安置在重症监护室。及时报告医生，遵医嘱实施保护性约束，对症处理，必要时陪护，使用抗精神病药降低激惹性		

附录3.2 布罗塞特暴力风险评估量表（Broset-Violence-Checklist，BVC）

识别患者的暴力高风险行为

布罗塞特暴力风险评估量表（BVC）

混乱	出现明显的混乱和定向力丧失，如分不清时间、地点、人物等
易激惹	容易被惹恼或被激怒，不能忍受别人的出现
喧闹	行为具有明显的引人注意性或喧闹性，比如用力关门、交谈中大声喊叫等
口头威胁	突然大声喊叫，不仅仅是提高声音说话，目的是威胁或恐吓他人，如语言攻击、辱骂、骂人、用咆哮的方式说出比较中立的意见等
伤人行为	有明显意图地用肢体威胁他人。比如采用挑衅的站姿，拽他人衣服，摆出用手打、用脚踹、用头撞人的姿势
毁物行为	攻击对象为物体而非人，如不加考虑随便乱扔东西，敲打或砸窗户，踢、敲打、用头撞某物，砸家具

评分说明：

不出现某种行为评分为0，出现某种行为评分为1，总分最高为6分。对病情熟悉的患者，行为严重程度加重时评分为1。如患者行为总是混乱（较长时间一直如此），则评分为0，如混乱程度加重，则评分为1。得分=0，攻击风险很小；得分=1~2，攻击风险中等，应采取预防措施；得分＞2，攻击风险很高，应采取预防措施并制定计划以处理可能发生的攻击。

附录4 Morse跌倒风险评估量表

项目	评分标准	得分
近三个月内跌倒史	否＝0	
	是＝25	
超过一个医疗诊断	否＝0	
	是＝15	
行走是否使用辅助用具	不需要/卧床休息/护士协助＝0	
	拐杖/手杖/助行器＝15	
	轮椅、平车＝30	
是否接受药物治疗	否＝0	
	是＝20	

项目	评分标准	得分
步态 / 移动	正常 / 卧床不能移动 = 0	
	双下肢虚弱乏力 = 10	
	残疾或功能障碍 = 20	
认知状态	自主行为能力 = 0	
	无控制能力 = 15	
总 得 分		

危险程度	分值
高度危险	≥ 45
中度危险	25~45
低度危险	0~24

附录5 外走危险因素筛查表

项 目	无证据0分	部分证据1分	明显证据2分
1. 有外走历史			
2. 寻找外走机会的言语表现：直接、间接			
3. 无自知力、拒绝住院			
4. 明显精神症状，如妄想、命令性幻听或其他幻觉等			
5. 被动（或哄骗）或强迫（或约束）入院			
6. 对治疗拒绝、不配合或感到恐惧			
7. 强烈思念亲人			
总分			

注：单项分数2分或总分高于3分，提示患者存在外走危险，分数越高其外走危险性越高。

附录6 Branden压疮风险评估表

项目		评估标准	分值	评估得分
感知能力	完全受限	对疼痛刺激无反应	1	
	非常受限	对疼痛刺激有反应，但不能用语言表达，只能用呻吟、烦躁不安表示	2	
	轻度受限	对指令性语言有反应，但不能总是用语言表达不适，或部分肢体感受疼痛能力或不适能力受损	3	
	未受限	对指令性语言有反应，无感觉受损	4	
潮湿度	持续潮湿	每次移动或翻动患者时总是看到皮肤被分泌物、尿液浸湿	1	
	非常潮湿	床单由于频繁受潮至少每班更换一次	2	
	偶尔潮湿	皮肤偶尔潮湿，床单约每日更换一次	3	
	很少潮湿	皮肤通常是干的，床单按常规时间更换	4	

项目		评估标准	分值	评估得分
活动能力	卧床不起	被限制在床上	1	
	能坐轮椅	不能步行活动，必须借助椅子或轮椅活动	2	
	扶助行走	白天偶尔步行，但距离非常短	3	
	活动自如	能自主活动，经常步行	4	
移动能力	完全受限	患者在他人帮助下方能改变体位	1	
	重度受限	偶尔能轻微改变身体或四肢的位置，但不能独立改变位置	2	
	轻度受限	只是轻微改变身体或四肢位置，可经常移动且独立进行	3	
	不受限	可独立进行随意体位的改变	4	
营养摄取能力	非常差	从未吃过完整一餐，或禁食和（或）进无渣流质饮食	1	
	可能不足	每餐很少吃完，偶尔加餐或少量流质饮食或管饲饮食	2	
	充足	每餐大部分能吃完，但会常常加餐；不能经口进食患者能通过鼻饲或静脉营养补充大部分营养需求	3	
	良好	三餐基本正常	4	
摩擦力剪切力	有问题	需要协助才能移动患者，移动患者时皮肤与床单表面没有完全托起，患者坐床上或椅子上经常会向下滑动	1	
	有潜在问题	很费力地移动患者，大部分时间能保持良好的体位，偶尔有向下滑动	2	
	无明显问题	在床上或椅子里能够独立移动，并保持良好的体位	3	

评估说明：评分≤9分为极高危，需每天评估；10~12分为高危，需隔日评估；13~14分为中度高危，需每周评估两次；15~18分为低度高危，需每周评估一次

附录7 管路滑脱的评估

对于管路在非计划的情况下脱出的风险进行评估，如胃管、各种引流管及深静脉导管等，另外由于老年精神障碍患者经常伴有兴奋、激越、谵妄、妄想、幻觉等精神症状，其管路滑脱的风险较其他疾病患者的风险较高，所以即使管路滑脱没有达到风险标准，也应采取相应的预防措施，防止管路滑脱给患者造成的伤害及延误治疗的情况。

项目		分值	得分
管路分类	胃管　深静脉导管　导尿管	3	
意识状态	清醒　昏迷	1	
	嗜睡　朦胧	2	
	躁动	3	
活动能力	行动受限	3	
	活动正常	2	
	不能自主活动	1	

续表

项目		分值	得分
固定方法	胶布固定	3	
	缝合　球囊	1	
导管不适	难以耐受	3	
	可耐受	1	
合作程度	不配合	3	
	配合	1	
管路数量	≥ 2	3	
	< 2	1	

注：评估患者所得分越高表示导管滑脱风险性越高。评分 ≤ 10 分的患者存在导管滑脱Ⅰ度风险，有发生导管滑脱的可能但风险低。评分 > 10 分且 < 15 分为Ⅱ度风险。评分 ≥ 15 分存在Ⅲ度风险，随时有发生导管滑脱的可能。躁动患者应列入高危风险。

附录8.1　标准吞咽功能评定

评估步骤	评估项目	评分标准				得分
第一步：临床检查（8项）（各项评分均达1分进行下一步）	意识	1= 清醒	2= 嗜睡，可唤醒并做出言语应答	3= 呼唤有反应，但闭目不语	4= 仅对疼痛刺激有反应	
	头与躯干的控制	1= 能正常维持坐位平衡	2= 能维持坐位平衡但不能持久	3= 不能维持坐位平衡，但能部分控制头部平衡	4= 不能控制头部平衡	
	呼吸方式	1= 正常	2= 异常			
	唇控制	（唇闭合）				
	软腭运动	1= 对称；2= 不对称				
	喉功能	1= 正常；2= 减弱；3= 消失				
	咽反射	1= 存在；2= 缺乏				
	自主咳嗽	1= 正常；2= 减弱；3= 缺乏				
第二步：饮水（量约5ml）重复3次（各项评分均达1分进行下一步）	口角流水	1= 无 /1 次；2 ≥ 1 次				
	吞咽时	有喉部运动：1= 有；2= 没有				
	吞咽时	有反复的喉部运动（重复吞咽）				
	咳嗽	1= 无 /1 次；2 ≥ 1 次				
第三步：饮一杯水（量约60ml）（各项评分均达1分进行下一步）	全部饮完	1= 是；2= 否（饮完需要的时间为　　秒）				
	咳嗽	1= 无 /1 次；2 ≥ 1 次				
	哽咽	1= 无；2= 有				
	声音质量	吞咽后喉功能 1= 正常；2= 减弱或声音嘶哑；3= 发音不能				

附录8.2 格拉斯哥昏迷指数（GCS，Glasgow Coma Scale） 医学上评估患者昏迷程度的指标

评估	记分					
	1	2	3	4	5	6
睁眼动作	自动睁眼 4分	言语呼唤后睁眼 3分	痛刺激后睁眼 2分	对疼痛刺激无睁眼 1分		
言语反应	有定向力5分	对话混乱4分	不适当的用语 3分	不能理解语言 2分	无言语反应1分	
运动反应	能按吩咐做肢体活动6分	肢体对疼痛有局限反应5分	肢体有屈曲逃避反应4分	肢体异常屈曲 3分	肢体直伸 2分	肢体无反应 1分

备注：格拉斯哥昏迷评分法最高分为15分，表示意识清楚；12~14分为轻度意识障碍；9~11分为中度意识障碍；8分以下为昏迷；分数越低则意识障碍越重。选评判时的最好反应计分。注意运动评分左侧右侧可能不同，用较高的分数进行评分。

附录8.3 肌力评定

等级	评分	
0	未触及肌肉的收缩	
1	可触及肌肉的收缩	但不能引起关节的收缩
2	解除重力的影响	能完成全关节活动范围的运动
3	能抗重力完成全关节活动范围的运动	但不能阻抗
4	能抗重力及轻度阻力	完成全关节活动范围的运动
5	能抗重力及最大阻力	完成全关节活动范围的运动

备注：prn：长期备用医嘱

st：即刻医嘱

s.o.s：临时执行医嘱，12小时内有效

C.P.R：心肺复苏术

EC手法：进行全身麻醉诱导和面罩通气时会用到的一种扣面罩手法，因其单手和面罩的动作形似EC两个字母而得名。操作中左手中指、无名指、小指呈E字形，托住患者下颌，大拇指和示指呈C形按住面罩的两端。

MECT（无抽搐电休克治疗）：是多参数监测下无抽搐电休克治疗的简称，为精神科常用的物理治疗方法，其原理是通过适量的脉冲电流刺激使大脑皮层广泛性放电，促使脑细胞发生一系列生理变化反应，从而达到治疗的目的。

参考文献

［1］张道龙，等译.精神障碍诊断与统计手册［M］.第5版/美国精神医学学会编.北京：北京大学出版社，2014.

［2］范肖冬，等译.ICD-10精神与行为障碍分类［M］.北京：人民卫生出版社，1993.

［3］曹新妹.精神科护理学［M］.北京：人民卫生出版社，2009.

［4］沈渔邨.精神病学［M］.5版.北京：人民卫生出版社，2009.

［5］李小妹.精神科护理学［M］.北京：人民卫生出版社，2006.

［6］蔡红霞，王晓慧.现代精神病护理学［M］.北京：人民军医出版社，2004.

［7］张本，译.轻松精神病护理［M］.北京：北京大学医学出版社，2010.

［8］何香娟，李晶晶，陈新贵.36例抗精神病药物所致尿潴留患者的护理［J］.护理学报，2010，17（8）：35-36.

［9］王英群.抗精神病药物所致尿潴留的调查与护理［J］.山东医药高等专科学校学报，2001，33（4）：307-309.

［10］王芬.抗精神病药物所致尿潴留的分析与护理［J］.中国实用神经病杂志，2003，6（2）：106-107.

［11］王英群.1例恶性综合征患者的护理［J］.当代护士，2016（2）：132.

［12］王芸，刘宁.1例恶性综合征患者的综合护理［J］.滨州医学院学报，2012，35（4）：310-311.

［13］刘哲宁，杨芳宇.精神科护理学，第4版，［M］.北京：人民卫生出版社，2017.

［14］刘天艳.精神分裂症合并恶性综合征患者的护理［J］.当代护士（学术版）.2017（11）：96-98.

［15］陈琼妮.心理联络护士临床工作手册［M］.北京：人民卫生出版社，2018.

［16］刘哲宁，杨芳宇.精神科护理学［M］.4版.北京：人民卫生出版社，2017.

［17］许冬梅，马莉.精神卫生专科护理［M］.北京：人民卫生出版社，2018.

［18］李小麟.精神科护理学［M］.成都：四川大学出版社，2001.

［19］马辛，毛富强.精神病学［M］.3版.北京：北京大学医学出版社，2013.

［20］许冬梅，邵静.精神科护理风险评估手册［M］.中国医药科技出版社，2019.

［21］中国医师协会神经调控专业委员会电休克与神经刺激学组，中国医师协会睡眠专业委员会精神心理学组，中国医师协会麻醉学医师分会.改良电休克治疗专家共识（2019版）［J］.转化医学杂志，2019，8（3）：129-134.

［22］中华医学会精神医学分会精神分裂症协作组.激越患者精神科处置专家共识［J］.中华精神科杂志，2017，50（6）：401-410.

［23］李金鑫，李宁，高婷，等.社区老年人群预防跌倒干预措施：美国预防服务工作组推荐声明［J］.中国卒中杂志，2018，13（10）：1063-1071.

［24］Jan Kottner，Janet Cuddigan，Keryln Carville，etal. Prevention and treatment of pressure ulcers/injuries: The protocol for the second update of the international Clinical Practice Guideline 2019［J］. Elsevier Ltd，2019，28（2）.